医易生命密码

田合禄　赵振亚　田　蔚　著

中国科学技术出版社
·北京·

图书在版编目（CIP）数据

医易生命密码 / 田合禄，赵振亚，田蔚著 . — 北京：中国科学技术出版社，2022.1（2024.4 重印）

ISBN 978-7-5046-9098-2

Ⅰ . ①医… Ⅱ . ①田… ②赵… ③田… Ⅲ . ①中医学Ⅳ . ① R2

中国版本图书馆 CIP 数据核字 (2021) 第 131024 号

策划编辑	韩　翔　于　雷
责任编辑	王久红
文字编辑	秦萍萍
装帧设计	佳木水轩
责任印制	李晓霖

出　　版	中国科学技术出版社
发　　行	中国科学技术出版社有限公司发行部
地　　址	北京市海淀区中关村南大街 16 号
邮　　编	100081
发行电话	010-62173865
传　　真	010-62179148
网　　址	http://www.cspbooks.com.cn

开　　本	710mm×1000mm　1/16
字　　数	319 千字
印　　张	21.5
版　　次	2022 年 1 月第 1 版
印　　次	2024 年 4 月第 2 次印刷
印　　刷	北京顶佳世纪印刷有限公司
书　　号	ISBN 978-7-5046-9098-2/R・2741
定　　价	45.00 元

内容提要

《周易》言："人与天地合其德，与日月合其明，与四时合其序。"即人之有生，离不开阴阳、宇宙和自然环境，一切要取法于天地，阴阳变化统一而顺行合序。生命是自然赋予我们的，其与自然休戚相关。自然赋予了生命生存、繁衍的最大空间，生命在自然怀抱中形成完美的形体，因此生命的奥秘也必须到大自然中寻找。

本书共分为三卷，上卷介绍了人体生命科学，将古代文明与现代科学技术相结合，回答了人从哪里来、要到哪里去、如何生长、为什么会死亡等人们常会发问并反思的问题；中卷阐释了脑与生命科学，提出头脑说和腹脑说两脑调控系统；下卷以《周易参同契》和《黄庭经》为理论根据，强调了养形与养神的重要性，进而达到"形与神俱，而尽终其天年"。卷后附有五运六气治验医案，总以"变法为治"，提示医者在临床中应知常达变，才能运用自如。全书引经据典、旁求博考，将周易理论与生命科学完美结合，适合广大中医爱好者与生命科学研究者阅读参考。

前　言

2006年2月9日国务院发布了《国家中长期科学和技术发展规划纲要》，其中之一就是关于人体生命的两项研究：一是对蛋白质的研究，二是对发育与生殖的研究。蛋白质研究是目前发达国家激烈争夺的生命科学制高点，重点研究重要生物体系的转录组学、蛋白质组学、代谢组学、结构生物学等。发育与生殖研究则侧重于干细胞增殖、分化和调控，生殖细胞发生、成熟与受精，人体生殖功能衰退与退行性病变的机制等。

既然国家将人体生命科学研究置于如此重要的地位，我们中医界必须闻风而动，担当起重任，用中医理论揭示人体生命之谜。关于人体生命科学，中医学有自己独特的理论体系，与西医理论有很大差别。如对脏腑、经络、脑等的认识，特别是中医学通过养生对人体生命科学进行探讨，更是值得西医学习与借鉴。

我们编写本书的目的，就是整理几千年来中医研究人体生命科学的成果，为现在及未来研究人体生命科学提供资料，为西医学现代研究途径和方法提供新思路，既要重视人体生命科学物理和化学的有形研究，又要借鉴中医学对人体生命科学的无形研究，此外还应重视对中医养生生命科学的研究。

生命是自然赋予我们的，生命与自然休戚相关，自然赋予了生命生存、繁衍的最大空间，生命在自然怀抱中形成完美的形体，因此生命的奥秘也必须到大自然中寻找。我们相信，通过科学家的不懈努力、求索与思考，在不久的将来一定能揭开人体生命科学最玄妙的奥秘，解答人体生命最本质的疑问。

我们进行的是医易生命科学的研究，包括人体生命的起源、生命的繁殖传代、生命的过程节律及脑科学等。

人类生命的起源包括两方面：一是父母遗传物质，二是自然遗传物质。这两种物质相互结合共生，即天人合一，决定了人一生的历程。谈起天人合一，人人言之，然而天与人合在哪里呢？什么时间开始相合？相合反映的是什么？合的表现有哪些？却没有人能谈得上来，这是本书重点要解决的问题。

生命的延续，即繁殖传代，主要取决于父母遗传物质。而生命的过程节律，则主要取决于自然遗传物质，即宇宙运动节律。

关于脑科学的研究，现代医学提出了头脑和腹脑两个脑的概念，其实这正是医易生命科学固有的东西，早在《黄帝内经》及《黄庭经》时代就已有此概念了，并创建了小周天功法调动任督二脉，沟通、调节两脑命门，从而促进人体生命的健康发展，达到延年益寿的目的。这是本书的又一重点内容。

我国古人对医易生命科学的研究，有很大的超前性，且卓有成效，我们应该对其做深入研究，并发扬光大。

滑县田合禄
于龙城桃园书屋

目　录

上 卷　人体生命科学

中　卷　脑与生命科学

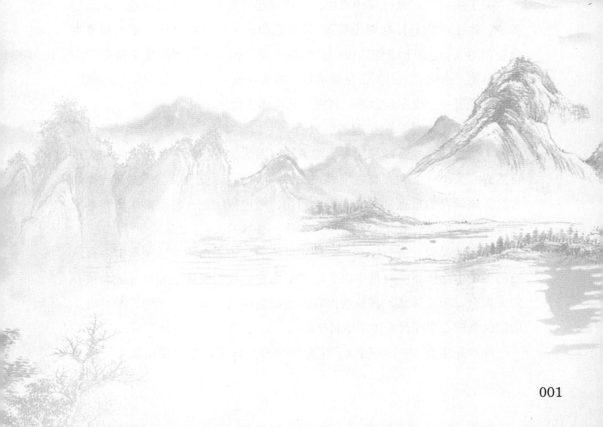

上　卷

人体生命科学

第1章 人体生命起源

　　人从哪里来？又到哪里去？是如何生长的？为什么会死亡？人人都会发问并反思这类问题，即便是在科学昌盛发达的今天，在人类完成遨游太空梦想的盛世，人类对生命科学仍然知之甚少，人体生命科学依旧是最令科学家头痛的一门学科。我们的祖先对生命科学的探讨起源很早，最早的文献记录可见于《周易》，到了《黄帝内经》则集大成之说，其后历代都有探究者，展现了东方文化推动人体生命科学发展的辉煌成就。

　　关于生命的起源有多种说法，有地球起源说（如海洋起源说、火山起源说、黏土矿物晶体起源说等），外星起源说（如星际分子、陨石带来生命物质等），还有上帝创造说、自然发生说、孢子理论说、化学进化学说等。目前"进化说"占据了主导地位，其实这是一个说不清道不明的问题，索性就开展一个生命起源断代研究，从人体生命之源说起。

　　人这个生命体，包括起源、发育、生长、壮大、衰老、死亡等过程，研究人体生命科学，最好用发生学方法。因为"发生学方法是反映和揭示自然界、人类社会和人类思维形式发展、演化的历史阶段、形态和规律的方法。该研究的重点是对象的成长问题，即过程问题，着重揭示研究对象赖以存在、发展、变化的，重要、本质、必然的因素"。从发生学方法看，人体生命的起源有两套体系：一是父母给的有形生命体系，二是宇宙自然给的无形生命体系。这是中医学的核心内容，我们概称之为以五脏为核心的天人合一理论体系，其他的内容都是根据该核心展开论述的，本书也是依据这个核心来探讨人体生命科学的。

　　计沙先生在1997年创立了生命定律理论体系，并先后出版了《未来医学思维》《探寻病之源：临床第三只眼》等生命定律在临床医学应用方面的专著。他认为，人体生命都是由以蛋白质为载体的时空结构和以场为载体的衍生结构两套体系有机构成的。蛋白质是有形的实物粒子，故称为时空结构（实物占有空间的形态与大小是生命的空间结构，实物粒子的新陈代谢和生理生化过程是生命的时间结构）。以实物粒子为载体的时空结构，其最大特点是可以通过解剖分析等还原方法去研究和认识。"场"由生物信息和生物场有机构成，生物场包括生物电场、磁场、电磁波及生物光等，有人称之为衍生结构。人适应的环境场包括地磁场、引力场、可见光，还有周围环境中的电场、磁场、电磁波等。于是姚鼎山等提出了"利用生态健康睡眠系统让阳光、空气、水和磁等生物物理因子，给细胞充磁、充电、充氧"的生命健康观点。李卫东先生则在 1997 年就出版了《人有两套生命系统》一书，慧眼卓识，对人很有启发。李先生进一步研究，并于 2006 年年初出版了《生命终极之门》，根据"人有两套生命系统"的观点，提出了"人类其实是个共生体"的概念，并且该观点得到了现代科学的证明。2006 年 6 月 2 日出版的《自然》杂志载文，曾在"基因组研究所"工作的分子生物学家史蒂文·吉尔说："我们多少有些像一个由细菌和人类细胞组成的混合体。有人估计，在人体内的细胞中，90% 是细菌。"因此科学家说，人类粪便的 50% 或更多是由内脏里的细菌构成。在人出生后不久，细菌就开始占据人体内的肠器官，在成人体内有 100 万亿个细菌，属于 1000 多个不同的种类。基因专家在研究了人体内几百种不同细菌的DNA 后发现，我们也不能称为人，而是共生体生物。请注意，细菌在人出生后才会进入体内，与我们祖先所说的"天地合气生人"的生命系统相吻合。当自然界的细菌进入人体居住后，有一个与人体相处的磨合期，这便是小儿的变蒸期。据此我们推测，进入人体的不仅是细菌，可能还有病毒，细菌和病毒都是五运六气环境下的产物。因此，在不同的气候环境下，可能对某种细菌或病毒有促进生长繁殖的作用，而对某种细菌或病毒却有抑制其生长繁殖的作用，于是就发生了人体病变。而五运六气有着明确的天文背景，有各种周期。这应是五运六气的科学理论根据。古人用肉眼是看不见细菌和病毒的，且细菌和病毒的生存繁殖又受限于气候，因此我们的祖先发明了五运六气理论，真是高明啊！

《中国中医药报》于 2006 年 10 月 13 日报道，现在英国科学家通过临床对照组研究发现，俗话说的"不干不净，吃了没病"是有科学道理的，太干净组比不干净组容易发病。

徐宝德于 2006 年 10 月 9 日在《中国中医药报》报道，日本医学研究机构的研究也发现，正是由于日本人过多使用"抗菌"产品，使周围环境中致病的细菌及病毒情况发生了变化，而太"干净"了，则使日本人的免疫力下降。

美国遗传学家认为，有时候，细菌是对健康有益的微生物，它们可以增强人体防御病菌的能力。过多地清洗皮肤将减弱人体自身的免疫能力，从而给有害突变型病菌创造一个有利于繁殖的环境。他们指出，"清洗就是干净""杀菌就是健康"是错误的观念。以前那些成天和泥沙打交道、浑身上下脏兮兮的孩子们的免疫能力，比现在这些天天坐在电视和电脑前的孩子要强得多。

波兰微生物协会主席达努塔·杰热诺夫斯卡教授说：上厕所后洗手，或者在给孩子喂饭时用消过毒的干净勺子，都会降低孩子对细菌的抵抗力。这位教授说，勺子要干净，但不必是无菌的。手要洗，但可不必用消毒剂，小孩玩耍时弄脏了手不是什么大问题，人体不会因为细菌少就健康。以大肠埃希菌为例，食物中大肠埃希菌超标会引起腹泻，但同时它又是人体消化系统中必然存在的菌种。正常菌群对人体来说非常重要，当正常细菌变得难以对付时，那样将会更加可怕。

教授们的观点得到了其他一些专家的认可，人类不可能在绝对无菌的环境里生活，细菌在人的皮肤上、腹腔内，在周围的环境中，可以说是无处不在。美国慎服用抗生素联合会的执行主席凯西·扬就提醒美国公众，要谨慎服用抗生素之类的杀菌药物，因为过量服用将促使更加强壮、更加危险的病菌形成变异体。他形象地说："如果我是病菌，我就不会坐以待毙，我只有通过生长和变异来适应药品的功效。"因此，太干净对健康并无益处。我们不要企图杀死家里所有的细菌，无视病毒的抵抗力，这只会对人类更为不利。

世界长寿会曾组织 30 多位专家对世界五大长寿之乡之一的格鲁吉亚长寿老人进行了长达 3 年半的深入调查研究，结果发现，长寿老人有三大共同之处：一是长寿老人肠道内含有大量的双歧杆菌，这是一种有益菌；二是长寿老人一生中没有得过任何肠胃病；三是长寿老人长年坚持低脂肪、高纤维、高蛋白饮食，多饮用山泉水，多食山中野生果、野生草药。饮食习惯大大有利于体内双歧杆菌的增殖。这证明双歧杆菌是长寿老人健康和不得肠胃病的根本原因。因此，人类要想健康肠胃，双歧杆菌必须占绝对优势。双歧杆菌具有清除胃肠道有害菌毒素、增强胃肠免疫的神奇功效。而当胃肠道幽门螺杆菌、大肠埃希菌、痢疾杆菌等有害菌占上风时，就会引起胃肠菌群失调，导致各种胃肠疾病。

2006 年 6 月 15 日《中国中医药报》刊登了英国《新科学家》网站的报道，美国俄勒冈州国家灵长类动物研究中心的亨里克·乌尔班斯基及其同事经研究发现，人体有两个生物钟，即位于肾上腺的肾上腺钟和位于丘脑下部的超交叉核子（SCN）。这是乌尔班基斯和同事在研究猕猴肾上腺时发现的，猕猴的肾上腺至少有 322 个基因在 24 小时内有规律地活动着，其中包括 6 个对丘脑下部生物钟活动至关重要的基因。猕猴肾上腺与人类肾上腺功能相似。乌尔班斯基说，肾上腺钟在一些重要时刻可能会释放一些能改变情绪的激素，如早晨醒来，人体肾上腺分泌的皮质醇水平最高，人会感到精力充沛；到了晚上，皮质醇水平最低，就会出现睡意。乌尔班斯基认为，超交叉核子可能是人体的主生物钟，但肾上腺钟也有定时机制。他说，这一发现可以帮助克服飞行时差综合征。

这一发现说明，人体有两个脑子，就有两个生物钟。腹脑命门与肾通，所以肾上腺生物钟可能与腹脑有关。今后随着科学的发展，可能还会发现更多的人体第二生命体系的东西。

一、天地合气生人

生命是可贵的，生命造就了人类，有了人类才有了世界的灿烂文明社会。但是，生命从哪里来？它又是如何进化的？为何有千差万别？这些都是十分奥秘的问题。

（一）《周易》天地合气生物说

关于生命起源，我们的祖先有自己的观点，《周易》中有明确地阐述。《序卦传》说："有天地，然后万物生焉。"《系辞传》说："天地之大德曰生""生生之谓《易》"。由此说明，生是《易》研究的主题，《易》就是研究生命科学最早的书籍。生命来源于天地，"天地交而万物通"（泰卦《彖传》），"天地不交而万物不通"（否卦《彖传》），"天地氤氲，万物化醇"（《系辞传》）。然而《说卦传》说"乾为天""坤为地"。

乾，阳物也。坤，阴物也。阴阳合德，而刚柔有体。

夫乾，其静也专，其动也直，是以大生焉。

夫坤，其静也翕，其动也辟，是以广生焉。

广、大配天地，变通配四时，阴阳之义配日月，易简之善配至德。（《系辞传》）

由此说明，生命起源于乾天坤地、阴阳二气的交合，即所谓"氤氲"之气，或称为"精气"，故曰"精气为物"（《系辞传》）。阳就是乾，阴就是坤。

乾，天也，故称为父。坤，地也，故称为母。

震一索而得男，故谓之长男。巽一索而得女，故谓之长女。

坎再索而得男，故谓之中男。离再索而得女，故谓之中女。

艮三索而得男，故谓之少男。兑三索而得女，故谓之少女。（《说卦传》）

《系辞传》称此为"乾道成男，坤道成女"。乾坤是自然界的代表，男女是人类的代表，乾坤生六子，六子分男女，即言天地生万物，万物可分成阴阳两大性，故《系辞传》曰"一阴一阳之谓道"，说明《周易》一书是阴阳运动规律的总结。张介宾对此在《医易义》中进行了如下的解释。

以生育言之，则天地氤氲，万物化醇，男女媾精，万物化生。天尊地卑，乾父坤母，乾道成男，坤道成女，震坎良是为三男，巽离兑是为三女。

《周易》不仅用八卦解说了人体生命起源问题，还"近取诸身"解说了人体生理。

《说卦传》说：乾为首，坤为腹，震为足，巽为股，坎为耳，离为目，艮为手，兑为口。

《医易义》说：以形体言之，则乾为首，阳尊居上也；坤为腹，阴广容物也；坎为耳，阳聪于内也；离为目，阴明在外也；兑为口，拆开于上也；巽为股，两垂而下也；艮为手，阳居于前也；震为足，刚动于下也。

然而"阴阳之义配日月"，《说文解字》引《秘书》曰"日月为易"，可知阴阳之气来源于日月运动规律，日月运动是宇宙运动的象征。由此可知，《周易》说生命之源，源于宇宙阴阳运动。

《说卦传》说：乾为金，坤为地（土），巽为木，坎为水，离为火，以具五行之数。

由上述可知，《周易》已建立起了气－阴阳－五行－八卦为模型的一整套生命哲学体系观。气－阴阳－五行－八卦这一模型的实物就是八卦太极图（图 1-1）。

这幅阴阳八卦太极图，既凝聚着宇宙万物发生的道理，也凝聚着生命起源的道理。《周易》论述生命起源的理论全部凝聚在这幅阴阳八卦太极图之中，乾阳为天在上"以大生"，坤阴为地在下"以广生"，阴阳合德，刚柔有体，而万物生焉。太极图外部的大圆圈是太阳运动轨迹之黄道，其中的 S 形曲线既是太阳光芒照射到地球上的运动轨迹线，也是一条阴阳合抱的生命线，并且显示万物化生的不同时空"形态发生场"，以及生命成长的生长化收藏过程。太极图阴阳消长合抱的征象，显示了万物所含阴阳量的多少及阴阳互根的相互作用。

不难看出，八卦太极图含有三才之道，故《说卦传》说："昔者圣人

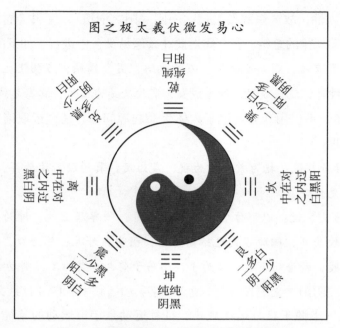

图 1-1 伏羲太极之图（《易经来注图解》载）

之作《易》也，将以顺性命之理。是以立天之道曰阴与阳，立地之道曰柔与刚，立人之道曰人与义。"

总之，太极图揭示了日月地体系，即太阳系的运动规律，它代表了宇宙本体运动规律。太极图黄道日月五星的运动及二十八宿的布列是制定历法的基础，是气象变化的根源。太极图赤道 S 形曲线所表示的回归运动、四时代谢、昼夜阴阳消长、节候交替、日光照时间长短与寒暑，揭示了宇宙万物生命循环往复、对待互补、对立转化的基本规律。太极图表示的是一幅时空图，黄道"○"表示时间，赤道"S"表示空间。

张其成先生说：太极图结构是直观唯象的，它可以在整个宇宙自然及生命领域得到广泛的证实，甚至可以在科学实验中得到检验，因为它毕竟是"规律"。

太极图是大道，是规律，是用来描述和解释各种物质运动大规律的理想图示。

太极图既然是大道大规律，能在科学实验中得到检验与证实，那它就不是抽象的东西，必有其物质基础，那就是日月地体系的运动规律。因为这是一种宇宙自然界的普适规律，故能成为描述和解释各种物质运动大规律的理想图示。

太极图模型是宇宙的动态模型，是古圣人探索天地自然的知识积累和原始反终的理性推求的产物，体现了宇宙运动变化的基本规律——"一阴一阳之谓道"，揭示了决定万事万物运动轨迹的内在作用力——"阴阳不测之谓神"。而"阴阳之义配日月"，所以这"神"不是别的，就是太阳神、月亮神，即日月之神。日月运动对地球产生一种特殊作用力，行于万物运动变化的过程之中，造化万物，决定着万物的生命和特性，故《系辞传》曰"知变化之道者，其知神之所为乎"。所谓"神道设教"，即讲人道要法天道——日月之道。

太极图来源于古人立杆测日影的实践活动。太极图既然是宇宙的动态模型，以日月地体系为模拟对象，故可以与天地齐准，包含自然界万物运动变化规律。所以《系辞传》据此太极理论提出"一阴一阳之谓道""阴阳不测之谓神"两个命题，受到历代思想家的重视，并不断丰富与发展，成为中国传统哲学辩证思维的独特表达形式。

（二）《内经》天地合气生人说

《黄帝内经》继承了《周易》天地合气生物的思想而论说人体生命科学。

《素问·宝命全形论》说：天覆地载，万物悉备，莫贵于人；人以天地之气生，四时之法成……夫人生于地，悬命于天，天地合气，命之曰人。人能应四时者，天地为之父母……人生有形，不离阴阳。

《素问·四气调神大论》说：阴阳四时者，万物之终始也，死生之本也。

《灵枢·本神》说：天之在我者德也，地之在我者气也，德流气薄而生者也。

与《周易》所说一样，人是由气生成的。《灵枢·决气》也说："人有精、气、津、液、血、脉，余意以为一气耳。"这种观点和《庄子·知北游》所说"人之生，气之聚也"及《论衡·言毒》所说"万物之生，皆禀元气"等观点是完全一致的，显示了气学理论在人体生命科学中的重要性。所以《周易·文言传》说："人与天地合其德，与日月合其明，与四时合其序。"《吕氏春秋·情欲》说："人之与天地也同……其情一体也。"《淮南子·泰族训》说："天之与人有以相通也。"《灵枢·邪客》说："人与天地相应也。"《灵枢·岁露》说："人与天地相参也，与日月相应也。"因此《丹台玉案》卷四虫门说："人之气，即天地之气也。"《医门棒喝·温暑提纲》说："人身一小天地。"

再者，人之有生，离不开阴阳宇宙自然环境，故《素问·生气通天论》说："生之本，本于阴阳。"《素问·六节藏象论》说：日月运动为天度，阴阳气数"纪化生之用"。这样看来，气－阴阳－五行－八卦这一思想体系在《内经》中得到了充分发挥。

《素问·天元纪大论》说：故在天为气，在地成形，形气相感而化生万物矣。

太虚寥廓，肇基化元。万物资始，五运终天，布气真灵，总统坤元。九星悬朗，七曜周旋，曰阴曰阳，曰柔曰刚，幽显既位，寒暑弛张，生生化化，品物咸章。

张介宾《太极图论》解释说："太虚者，太极也""太极者，天地万物之始也……太极之初，廓然无象，自无而有，生化肇焉，化生于一，是名太极，太极动静而阴阳分，故天地只此动静，动静便是阴阳，阴阳便是太极，此外便无余事"。又说："太极动而生阳，静而生阴；天生于动，地生于静；阳为阴之偶，阴为阳之基；以体而言为天地，以用而言为乾坤，以道而言为阴阳；一动一静，互为其根，分阴分阳，两仪立焉。"

用现代的话说，太虚即太空，指整个宇宙。寥廓，指太空辽阔无垠。肇基，指最原始的基础。化，指变化。元，指根源。意思是说，万物万事变化最原始的基础就是空广无垠的太空。一切事物的千变万化都是太虚元气的作用。

气始而生化，气散而有形，气布而蕃育，气终而象变，其致一也。

（《素问·五常政大论》）

"一"者何？即一元气也，太极也，古人称太极为太一。中国古代哲学以太极之气为宇宙的根本、生命的源泉。

"万物资始，五运终天，布气真灵，总统坤元"，是言太极之两仪——乾坤之事也。

大哉乾元，万物资始，乃统天。云行雨施，品物流形。大明始终，六位时成，时乘六龙以御天。乾道变化，各正性命。保合大和，乃利贞。首出庶物，万国咸宁。

至哉坤元，万物资生，乃顺承天。坤厚载物，德合无疆。含弘光大，品物咸亨。牝马地类，行地无疆，柔顺利贞。（《周易·乾卦·彖传》）

《内经》言简意赅地概述了乾坤两卦之义及其相互作用，乾坤合而为太极，分而为两仪阴阳。此"曰阴曰阳，曰柔曰刚"，即"阴阳合德，刚柔有体"之义。

幽显，即是"幽明"。

阳明何谓也……两阳合明也……厥阴何也……两阴交尽也。

帝曰：幽明何如？岐伯曰：两阴交尽，故曰幽；两阳合明，故曰明。幽明之配，寒暑之异也。（《素问·至真要大论》）

《系辞传》则谓"知幽明之故，原始反终，故知生死之说"。"幽显"表示春秋阴阳之升降，"寒暑"表示冬夏水火之征兆。春、夏、秋、冬一年四季之象皆括其中，即太极之四象。然后八卦相错，"生生化化，品物咸章"。这不正是对《系辞》中"《易》有太极，是生两仪，两仪生四象，四象生八卦，八卦定吉凶，吉凶生大业"的写照吗。

《灵枢·本神》也说："天之在我者德也，地之在我者气也。德流气薄而生者也。"天赋我们以德，地赋我们以气，天地上下交流，而使万物化生成形。

阴阳者，天地之道也。万物之纲纪，变化之父母，生杀之本始，神明之府也。（《素问·阴阳应象大论》）

两仪者既指天地，也指阴阳。新版《辞源》《辞海》"两仪"条下，即训"两仪"为天地。其疏是，"不言天地而言两仪者，指其物体，下与四象相对，故曰两仪，谓两体容仪也。"《素问·阴阳离合论》就明确指出"天为阳，地为阴"。所以，天地与阴阳确实是同一事物两个不同方面的概念，而不是两个不同事物的概念。天地与阴阳二者是对立的统一关系。天地是指两仪的仪容（形体），阴阳是指两仪的势力（能量）。

四象者，四时也，即四季之象。

天地者，万物之上下也。左右者，阴阳之道路也。水火者，阴阳之征兆也。金木者，生成之终始也。(《素问·天元纪大论》)

阴阳四时者，万物之终始也，死生之本也。逆之则灾害生，从之则苛疾不起，是谓得道。(《素问·四气调神大论》)

《黄帝内经》不但对太极，两仪、四象有论述，对八卦也有论述。

天地合气，六节分而万物化生矣。(《素问·至真要大论》)

天地者，乾坤也。六节分，指震、离、艮、兑、巽、坎六子卦，六卦配三阴三阳之六经。《灵枢·阴阳系日月》除有太少阴阳提法外，尚有"阳明""厥阴"二名，合之则为三阴三阳。"三阴三阳"更清晰地揭示了阴阳变化发展的渐变过程，广泛用于说明气候变化规律，人体经脉气血的盛衰，以及热病证候的归类和经络的命名。《黄帝内经》在《阴阳应象大论》和《六节藏象论》两篇文章中，都阐述了中医学的基础理论——阴阳五行学说、藏象学说、天人合一的五运六气学说的基本内容。

二、父母精合生人

（一）《周易》精合说

孔子《易传》认为，人体发生的物质基础是精气。

精气为物。

阴阳合德，刚柔有体。

男女媾精，万物化生。(《系辞传》)

　　我们的祖先不相信上帝神创造人类，他们是唯物主义者，认为人类是来源于"精气"，是男女合德产生的"精气"所致。所谓的"精气"，就是受精的卵子，所含为细胞。

　　由受精卵子成长发育为人体，就是生命体自身细胞繁衍传代的过程，同样遵守着宇宙的繁衍规律，即太极生两仪，两仪生四象，四象生八卦，八卦生六十四卦的规律。受精卵子初始时分裂为两个子细胞裂球，再由两个分裂为四个细胞期，四个分裂为八个细胞期，八个分裂为十六个细胞期，十六个分裂为三十二个细胞期，从而组成一个类似八卦圆形图的早期胚泡。这就充分证实了太极－八卦宇宙繁衍律的普遍意义。生物遗传密码与太极－八卦体系的关系见图1-2。

　　我们在研究六十甲子时惊奇地发现，它与遗传密码有着十分密切的关系。我们在《中医运气学解秘》一书中说，四象周期是朔望月

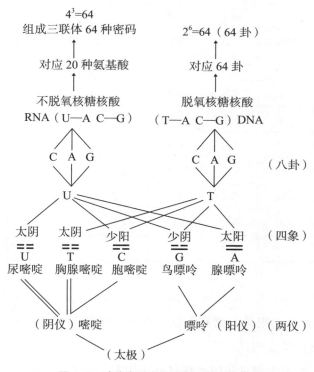

图1-2　遗传密码太极两仪四象八卦图

相位复原的周期，五行周期是朔望月始点复原的周期。现在假设朔望月的五行周期数与生物遗传密码的五种碱基相配应，就会有许多惊人的发现。我们将一个封闭型的朔望月五行周期分成两个对应的四象周期相位朔望月，这两个四象周期相位周期朔望月与六十甲子的关系见表1–1。

表1–1　四碱基四象与六十甲子关系表

胸腺嘧啶	胞嘧啶	腺嘌呤	鸟嘌呤	尿嘧啶	胞嘧啶	腺嘌呤	鸟嘌呤
T	C	A	G	U	C	A	G
⚏	⚎	⚌	⚍	⚏	⚎	⚌	⚍
始朔	下弦	望	上弦	终朔	下弦	望	上弦
甲子	乙丑	丙寅	丁卯	戊辰	乙丑	丙寅	丁卯
己巳	庚午	辛未	壬申	癸酉	庚午	辛未	壬申
甲戌	乙亥	丙子	丁丑	戊寅	乙亥	丙子	丁丑
己卯	庚辰	辛巳	壬午	癸未	庚辰	辛巳	壬午
甲申	乙酉	丙戌	丁亥	戊子	乙酉	丙戌	丁亥
己丑	庚寅	辛卯	壬辰	癸巳	庚寅	辛卯	壬辰
甲午	乙未	丙申	丁酉	戊戌	乙未	丙申	丁酉
己亥	庚子	辛丑	壬寅	癸卯	庚子	辛丑	壬寅
甲辰	乙巳	丙午	丁未	戊申	乙巳	丙午	丁未
己酉	庚戌	辛亥	壬子	癸丑	庚戌	辛亥	壬子
甲寅	乙卯	丙辰	丁巳	戊午	乙卯	丙辰	丁巳
己未	庚申	辛酉	壬戌	癸亥	庚申	辛酉	壬戌

表1–1显示，T—A、U—A的结合对应，原来是朔月和望月的对应，C—G的结合对应则是上弦和下弦的对应。这是否可以说明U—A、T—A配对连接的碱基受朔月和望月的影响大？C—G配对连结的碱基受上下弦月的影响大？因为朔月和望月在日地连线上，对地球和地球上的生物影响

大，特别是朔月，故胸腺嘧啶（T）和尿嘧啶（U）在生物的遗传结构中起着分类的作用。

古人发明的六十甲子系统，却有标示生物密码结构的功能。以天干标示碱基，以地支标示连接碱基的键，可将它们概括为图1-3。

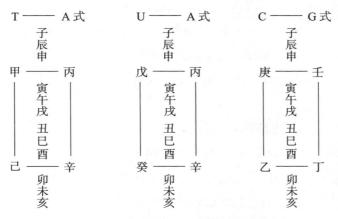

图 1-3　碱基与键连接六十甲子示意图

不难看出，连接碱基的键，却呈现出日月岁气会同的规律。子辰申、寅午戌、丑巳酉、卯未亥是岁气会同的三角格局，即三联体关系。这证明碱基的结合是受日月岁气会同规律影响的。而且胸腺嘧啶（T）受甲己土运的影响，尿嘧啶（U）受戊癸化火运的影响，胞嘧啶（C）受乙庚金运的影响，腺嘌呤（A）受丙辛水运的影响，鸟嘌呤（G）受丁壬木运的影响。这是否说明胸腺嘧啶（T）与脾胃功能有关，尿嘧啶（U）与心、小肠功能有关，胞嘧啶（C）与肺、大肠功能有关，腺嘌呤（A）与肾、膀胱功能有关，鸟嘌呤（G）与肝胆功能有关？而五运上应五星，这是否说明五种碱基与五星有关？我国生命化学家王文清先生，根据近代星化学的研究，探测到三氢化磷（PH_3）存在木星和土星的大气层中，在模拟原始大气中引入了 PH_3，进行了甲烷、氮、三氢化磷、氨、水蒸气的火花放电实验，结果产生19种氨基酸，氨基酸是构成生命蛋白质的零件。请有关专家研究之。

从表1-1中还可以看出 U、C、A、C 四象系统和 T、C、A、G 四象系统，各有 48 个甲子符号所代表的朔望月运动的 48 个特征点，这正是一年十二个朔望月的特征点数。说明朔望月有两年互相对立的周期。

《内经》告诉我们，甲己化土运，丙辛化水运，乙庚化金运，戊癸化火运，丁壬化木运。从图 1-3 可见，凡是同一键相结合的碱基之间存在着一种相克的关系，土克丙水，丙水克戊火，庚金克壬木等。假如阳天干对应的是阳碱基，阴天干对应的是阴碱基，则阳碱基与阳碱基结合，阴碱基与阴碱基结合。若以阳性干、支为强，阴性干、支为弱，则可分为强型和弱型两类。甲 – 丙、戊 – 丙、庚 – 壬为强行类，己 – 辛、癸 – 辛、乙 – 丁为弱型类。

朔望月的四象周期和五运周期的调谐周期是二十年，对应的可能是 RNA 相应的二十种氨基酸。RNA 含有 64 种密码对应 64 卦，那么六十甲子就可以通过与 64 卦的关系，看它与 64 种遗传密码的关系。其排列规律按日月的四象周期，终止规律按日月的五运周期规律中每一碱基所对应的十二年周期（表 1-2）。

邵雍说："卦有六十四，而用止于六十者，何也？六十卦者，三百六十爻也。"除去起始一卦和终止三卦，余六十卦正对应六十甲子。

RNA 相应于 20 种氨基酸，如果对应于 20 个甲子符号，则六十甲子可以复制 3 次 20 种氨基酸。这是否说明氨基酸的形成，是源于日月星运动规律呢？那么是否可以推测氨基酸的形成会受到不同年份的影响呢？如果有影响，将是四象周期和五运周期。《内经》所论动物的"盛、衰、育、不育、静"的"五类盛衰，各随其气所宜"，当是关于这方面的反映。其五类是毛虫类应于木化，羽虫类应于火化，倮虫类应于土化，鳞虫类应于水化，介虫类应于金化。

我们认为，生物遗传密码的五种碱基与五方五行土、金、水、木、火相应，那么氨基酸的形成，是否还会受到方域的影响呢？正如《内经》所说的阴阳 25 种人。

综上所述可知，生物的遗传化学结构本源于日月地三体运动规律，五种碱基本源于日月的封闭型五运周期规律，DNA 和 RNA 的碱基四象本源

表 1-2　六十四卦及六十甲子与遗传密码对应表

两仪	第一位碱基	第二位碱基 U	第二位碱基 C	第二位碱基 G	第二位碱基 A	第三位碱基
阴仪	U 太阴	Phe 苯丙 UUU 坤 甲子 / UUC 剥 乙丑 Leu 亮 UUG 比 丙寅 / UUC 观 丁卯	Ser 丝 UCU 豫 戊辰 / UCC 晋 己巳 / UCG 萃 庚午 / UCA 否 辛未	Cys 半胱 UGU 谦 壬申 / UGG 艮 癸酉 Trp 色 UGG 蹇 甲戌 终止 UGA 渐	Tyr 酪 UAU 小过 乙亥 / UAC 旅 丙子 终止 UAG 咸 / UAA 遁	U C G A
阴仪	C 少阴	Leu 亮 CUU 师 丁丑 / CUC 蒙 己卯 / CUG 坎 庚辰 / CUA 涣 戊寅	Pro 脯 CCU 解 辛巳 / CCC 未济 壬午 / CCG 困 己酉 / CCA 讼 癸未	Arg 精 CGU 升 乙酉 / CGC 蛊 丙戌 / CGG 井 丁亥 / CGA 巽 戊子	His 组 CAU 恒 己丑 / CAC 鼎 庚寅 Gln 谷胺 CAG 大过 辛卯 / CAA 姤 壬辰	U C G A
阳仪	G 少阳	Val 缬 GUU 复 癸巳 / GUC 颐 甲午 / GUG 屯 乙未 / GUA 益 丙申	Ala 丙 GCU 震 丁酉 / GCC 噬嗑 戊戌 / GCG 随 己亥 / GCA 无妄 庚子	Gly 甘 GGU 明夷 辛丑 / GGC 贲 壬寅 / GGG 既济 癸卯 / GGA 家人 甲辰	Asp 冬氨 GAU 丰 乙巳 / GAC 离 丙午 Glu 谷 GAG 革 丁未 / GAA 同人 戊申	U C G A
阳仪	A 太阳	ILe 异亮 AUU 临 己酉 / AUC 损 庚戌 Met 甲硫 AUG 节 起始 Lie AUA 中孚 辛亥	Thr 苏 ACU 归妹 壬子 / ACC 睽 癸丑 / ACG 兑 甲寅 / ACA 履 乙卯	Ser 丝 AGU 泰 丙辰 / AGC 大畜 丁巳 Arg 精 AGG 需 戊午 / AGA 小畜 己未	Asn 冬酰 AAU 大壮 庚申 / AAC 大有 辛酉 Lys 赖 AAG 夬 壬戌 / AAA 乾 癸亥	U C G A

于日月的四特征点的四象周期规律，RNA 的三联体结构本源于日月的岁气会同规律，即日月地的三体结构，DNA 的双螺旋结构本源于太阳的左旋周日视运动和右旋的周年视运动规律。20 种氨基酸本源于日月的四象周期和五运周期的调谐周期规律。人体蛋白质的氨基酸为什么都是左手型呢？因为氨基酸所本源的日月的周年视运动是逆时针方向右旋的。这证明一切生物的化生皆本源于日月地三体的运动规律。这些研究结论对于研究生命起源和生命规律无疑是有很大启迪作用的。

神话传说中，月亮里有吴刚和嫦娥两位仙人，还有玉兔和桂树。桂树高五百丈，吴刚被罚砍桂树，而桂树随砍随合。嫦娥是偷吃了她丈夫羿从西王母那里求到的长生不死药而飞入月中的。玉兔捣的是长生不老药。这种神话说明了什么？说明了月亮对生物生命的影响是很大的。生物强盛的生命力是受月亮影响的。我们对此应有一个清醒的认识。我们奉劝那些开发月球的科学家应慎重，不要去破坏月球的自然环境了，要从地球自然环境的破坏给人类带来众多灾害中吸取教训。

（二）《内经》精合说

《内经》言"精气是构成人体的基本物质"，如《素问·金匮真言论》说："夫精者，生之本也"；《灵枢·本神》说："生之来，谓之精。两精相搏，谓之神。随神往来者，谓之魂。并精而出入者，谓之魄"；又说："肾藏精"；《灵枢·决气》说："两神相搏，合而成形，常先身生，是谓精"。人体之精与生俱来者，就是禀受于父母双亲的生殖之精，即双亲的遗传之物，是构成人体胚胎发育的原始物质，人们称之为"先天之精"。还有来源于饮食的水谷精气，人们称之为"后天之精"，如《素问·上古天真论》说："肾者，主水，受五脏六腑之精而藏之"。"先天之精"和"后天之精"的来源有异，肾精的主要生理功能是促进机体的生长、发育和再生殖。

女子七岁，肾气盛，齿更，发长；二七而天癸至，任脉通，太冲脉盛，月事以时下，故有子；三七，肾气平均，故真牙生而长极；四七，筋骨坚，发长极，身体盛壮；五七，阳明脉衰，面始焦，发始堕，六七，三阳脉衰于上，面皆焦，发始白；七七，任脉虚，太冲脉衰少，天癸竭，地道不通，故形坏而无子也。

丈夫八岁，肾气实，发长，齿更；二八，肾气盛，天癸至，精气溢泻，阴阳和，故能有子；三八，肾气平均，筋骨劲强，故真牙生而长极；四八，筋骨隆盛，肌肉满壮；五八，肾气衰，发堕齿槁；六八，阳气衰竭于上，面焦，发鬓斑白；七八，肝气衰，筋不能动，天癸竭，精少，肾脏衰，形体皆极；八八，则齿发去。(《素问·上古直言论》)

《素问·上古真言论》这段经文的论述，明确指出了人体生、长、壮、老、死的自然规律，与肾精的盛衰有密切关系。肾精中的关键物质是"天癸"，它直接影响着女子月事、男子精气、生殖能力，以及男女性别的征象特征，那么"天癸"是什么呢？有人认为天癸是生殖功能，有人认为天癸是生殖物质。功能可能与脑垂体有关，物质又有精血、肾气之异。总之目前还没有定论。

《灵枢·天年》也谈到了父母合精而生之事。

黄帝问于岐伯曰：愿闻人之始生，何气筑为基，何立而为楯，何失而死，何得而生？岐伯曰：以母为基，以父为楯，失神者死，得神者生也。

黄帝曰：何者为神？岐伯曰：血气已和，荣卫已通，五脏已成，神气舍心，魂魄毕具，乃成为人

黄帝曰：其气之盛衰，以至其死，可得闻乎？岐伯曰：人生十岁，五脏始定，血气已通，其气在下，故好走；二十岁，血气始盛，肌肉方长，故好趋；三十岁，五脏大定，肌肉坚固，血脉盛满，故好步；四十岁，五脏六腑十二经脉，皆大盛以平定，腠理始疏，荣华颓落，发颇斑白，平盛不摇，故好坐；五十岁，肝气始衰，肝叶始薄，胆汁始灭，目始不明；六十岁，心气始衰，苦忧悲，血气懈惰，故好卧；七十岁，脾气虚，皮肤枯；八十岁，肺气衰，魄离，故言善误；九十岁，肾气焦，四脏经脉空虚；百岁，五脏皆虚，神气皆去，形骸独居而终矣。

《灵枢·天年》也尊崇人体生命起源于父母合精说。那为什么说人体生命衰老，始于肝、心，终于肺、肾呢？因为肝主春、心主夏，春夏主阳

气，始衰于阳也；肺主秋、肾主冬，秋冬主阴气，故终衰于阴也。这和《素问·上古真言论》所说"阳气衰竭于上""三阳脉衰于上"是一致的。人体阳气之源在哪里呢？在少阳三焦相火。三焦相火乃人体一轮红日。《素问·生气通天论》言："阳气者，若天与日，失其所则折寿而不彰。故天运当以日光明，是故因而上，卫外者也""故阳气者，一日而主外，平旦人气生，日中而阳气隆，日西而阳气已虚，气门乃闭"。该篇还陈述了因内外诸种原因伤损阳气而引发的病变。

因于寒，欲如运枢，起居入惊，神气乃浮。因于暑，汗烦则喘渴，静则多言，体若燔炭，汗出而散。因于湿，首如裹，湿热不攘，大筋緛短，小筋弛长，緛短为拘，弛长为痿。因于气，为肿，四维相代。阳气乃竭（按：此为外之六气伤阳）。

阳气者，烦劳则张，精绝，辟积于夏，使人煎厥；目盲不可以视，耳闭不可以听，溃溃乎若坏都，汩汩乎不可止。阳气者，大怒则形气绝，而血菀于上，使人薄厥。有伤于筋，纵，其若不容。汗出偏沮，使人偏枯。汗出见湿，乃生痤疿。高梁之变，足生大丁，受如持虚。劳汗当风寒薄为皶，郁乃痤（按：此为内伤伤阳）。

阳气者，精则养神，柔则养筋。开阖不得，寒气从之，乃生大偻；陷脉为瘘，留连肉腠，俞气化薄，传为善畏，及为惊骇；营气不从，逆于肉理，乃生痈肿；魄汗未尽，形弱而气烁，穴俞以闭，发为风疟（按：此为内外合伤）。（《素问·生气通天论》）

《素问·著至教论》也谈了三阳的作用和三阳独至的发病情况。

三阳天为业，上下无常，合而病至，偏害阴阳……三阳独至者，是三阳并至，并至如风雨，上为巅疾，下为漏病，外无期，内无正，不中经纪，诊无上下……三阳者，至阳也，积并则为惊，病起疾风，至如砺礰，九窍皆塞，阳气滂溢，干嗌喉塞，并于阴，则上下无常，薄为肠澼，此谓三阳直心，坐不得起，卧者便全身，三阳之病，且以知天下，何以别阴阳，应四时，合之五行。（《素问·著至教论》）

此上总言阳气受伤所引发的疾病，《素问·阴阳别论》则分言三阳为病。

二阳之病发心脾，有不得隐曲，女子不月；其传为风消，其传为息贲者，死不治。

三阳为病，发寒热，下为痈肿，及为痿厥；其传为索泽，其传为颓疝。

一阳发病，少气，善咳，善泄；其传为心掣，其传为隔。

结阳者，肿四肢。

三阳结谓之隔。

《素问·阴阳类论》中描述了三阳的生理功能。

三阳为经，二阳为维，一阳为游部。

三阳为父，二阳为卫，一阳为纪。(《素问·阴阳类论》)

由上述可知，这里提出了衰老的问题，《内经》认为，人老阳气先衰，所以养生家最注意对阳气的修炼，炼丹田之气就是修炼阳气。阳气旺盛了，人就长寿了。人当以阳为主。

《灵枢·本神》说"两精相搏，谓之神"，这里突出的是"精"和"神"，但这个"神"要得到后天饮食水谷精气的滋养才是"得神"，否则就是"失神"。

《内经》关于人体生命科学的研究是全面的，从胎儿在母体内的形成（见《灵枢·决气》《灵枢·天年》《灵枢·本神》《灵枢·经脉》），到胎儿的出生（见《灵枢·天年》《素问·宝命全形论》）及其生长、发育、壮大（见《灵枢·天年》《素问·上古天真论》《灵枢·本脏》《灵枢·平人绝谷》），直到衰老、死亡（见《灵枢·天年》《素问·阴阳应象大论》《素问·上古天真论》）。另外还有养生益寿的保健理论(《素问·上古天直论》《素问·四气调神大论》《灵枢·本神》)。

三、天人合一

（一）天人合一

1. 天与人合在哪里

由上述可知，人体生命来源于父母之精和天地之气，人是两者的共生体，故曰"人是天人合一体"。人人都在讲天人合一，那么天与人在哪里交合呢？即天与人在人体内的交合点在哪里呢？答案是肺（中医学所说的肺与西医学不同，西医学所说的肺是解剖上的肺，中医学所说的肺是一个系统，包括肺、大肠、皮毛、鼻等）、三焦与肠胃。

天食人以五气，地食人以五味；五气入鼻，藏于心肺，上使五色修明，音声能彰；五味入口，藏于肠胃，味有所藏，以养五气。气和而生，津液相成，神乃自生。（《素问·六节藏象论》）

这就是人体之外的气，有天之"五气"和地之"五味"之分。天之"五气"，即《素问·阴阳应象大论》说的"寒暑燥湿风"，源于天之五季。地之"五味"，则与五方五季有关。此外还有其他的气，可将其归纳如下。

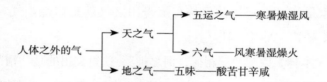

《内经》强调的是"五气"与"五味"。五气进入人体的途径是肺系和三焦。肺主气主皮毛，三焦主持诸气并为"呼吸之门"。肺主呼吸，主要是肺换气；皮毛也主呼吸，主要是组织换气。三焦主腠理，即主组织换气。五气经血脉运行到全身，故曰"五气入鼻，藏于心肺"。五味进入人体的途径是胃肠，心肺又合于肠，所以天地之气进入人体，与人的交合点在胃肠。这里的"气和而生""津液""神乃自生"，突出了气和神。

脾、胃、大肠、小肠、三焦、膀胱者，仓廪之本，营之居也，名曰器，能化糟粕，转味而入出者也；其华在唇四白，其充在肌，其味甘，其色黄，此至阴之类，通于土气。（《素问·六节藏象论》）

谷神不死，是谓玄牝。玄牝之门，是谓天地根，绵绵若存，用之不勤。（《道德经》）

谷神，即《六节藏象论》所说气、味合所生之神。

河上公注：不死之道。玄，天也，于人为鼻；牝，地也，于人为口。天食人以五气，从鼻入……与天通，故鼻为玄也。地食人以五味，从口入藏于胃……与地通，故口为牝也。根，元也。言鼻口之门，是乃通天地之元气所从往来。鼻口呼吸喘息，当绵绵微妙，若可存，复若无有。用气常宽舒，不当急疾勤劳也。

又《道德经》"天门开阖"注："天门谓鼻孔也，鼻口之门，乃天地元气之所往来也。"

《金丹大成·金丹问答》，"何谓玄牝？答曰：在上曰玄，在下曰牝""何谓玄牝之门？答曰：鼻通天气，曰玄门；口通地气，曰牝户。口鼻乃玄牝之门户矣"。《脉望》卷五说，玄牝"以黄庭言"，又说为丹田异名。《性命圭旨·性命双修万神圭旨第二节口诀》："王玉阳《云光集》，谷神从此立天根，上圣强名玄牝门。点破世人生死穴，真仙于此定乾坤""天来子《白虎歌》云，玄牝之门镇日开，中间一窍混灵台。无关无锁无人守，日月东西自往来"。

气功养生为什么重视口鼻？因为脾开窍于口，脾主长夏，即为坤脾主水之源。鼻为呼吸之门户。如《黄庭内景经·口为章》言："口为玉池太和宫，漱咽灵液灾不干，体生光华气香兰，却灭百邪玉炼颜，审能修之登广寒。昼夜不寐乃成真，雷鸣电激神泯泯。"又《脾长章》记载："闭塞三关握固停，含漱金醴吞玉英，遂至不饥三虫亡，心气常和致忻昌，五岳之云气彭亨，保灌玉庐以自偿，五形完坚无灾殃。"《黄庭外景经·玉池》："玉池清水上生肥，灵根坚固老不衰。"所谓"玉池清水"，就是坤脾所主之水，俗称口水、唾液，又名玉津、玉浆、金浆、金津、玉液、玉泉、玉英、醴泉、金醴、玉醴、甘露、玄泉、魂液、津液、灵液、玉池水、华池水、自家水、天池之水、离宫之水、舌下津、玉池之津、神水、人参果等。陶隐居《养性延命录》引《老君尹氏内解》说："唾者凑为醴泉，聚为玉浆，流为华池；中有醴泉，漱而咽之，灌藏润身，流利百脉，化养万神，肢节手发，宗之而生也。"《悟真篇》说："华池咽罢月澄辉。"夏宗禹注："金丹之术百数，其要在神水华池，盖华池者炼丹之池，中有神水，混混不辍，昼夜流通，苟得此而咽之，则且凝辉矣。"《黄庭外景经·老子章》概言之："呼吸庐间人丹田，玉池清水灌灵根，审能修之可长存。"梁丘子注："庐为鼻也。"口鼻之事，即指五气、五味之和合也。和合则"神生腹中"，故曰"气和而生，津液相成，神乃自生"。所以《黄庭内景经·脾长章》称脾之字为"灵源"。从自然来说，脾主长夏为雨季。坤脾主水土，管子也有论述，如《管子·水地》："水者，何也？万物之本源也，诸生之宗室也""地者，万物之本源，诸生之根菀也"。《褚氏遗书》言："天地定位，而水位乎中。天地通气，而水气蒸达，土润膏滋，云与雨降，百物生化。人肖天地，亦有水焉。"用易理阐发人体脾输布津液于全身的生理现象，生动活泼。

漱咽津液，养生称作咽津、咽唾、胎食。关于咽津养生，今人已有专著问世，如周荣基的《因唾养生》和李戎的《中国唾液养生》，可参阅。

鼻为肺窍，肺主皮毛，肺与三焦连属。《黄庭内景经·肺之章》"肺之为气三焦起"正是此意。天地二气交感则万物化生，由口鼻通入人体以养生。在人体内，阴阳二气相交感则结成丹田金丹。河上公发挥呼吸气功，要求匀、细、深、长，使气不耗散。所以后世养生家把丹田作为谷神所在，成为气功意守的重要之处。这个丹田就在脐部，所以气功家把脐称为"玄牝之门"，或称脐为"命蒂"，而发展成"胎息"功夫。在《周易》为咸卦，咸卦上兑下艮，中互巽乾。艮为鼻，兑为口，巽乾为少阳三焦元气。咸卦爻辞说，从足大趾开始，经腿、髋骨、背，终于颊舌。

这种古老的气功方法，为什么要首起于足大趾呢？这在《灵枢经》中可以找到来龙去脉。《灵枢·本输》：三焦下腧在于足大趾之前，少阳之后，出于腘中外廉，名曰委阳，是太阳络也，手少阳经也。三焦者，足少阳太阴之所将（按：关于"足少阳太阴之所将"一句，历代注家有不同看法。《太素》卷十一本输无"足少阳"三字。"太阴"作"太阳"。《景岳全书》遗溺类引"少阳"作"少阴"。罗树仁《素问灵枢针灸合纂》："按肾合三焦、膀胱，则三焦为足少阴太阳之所将。少阳太阴必系少阴太阳之误刊无疑。"周学海说："太阴之阴，原注一本作阳，今寻本篇文义，非'阴'误'阳'，乃'太'误'少'也。"以上诸说都不妥，因为他们不知少阳太阴合为人身之太极。《素问·六节藏象论》说："凡十一藏，取决于胆也。"

李东垣《脾胃论》对此的解释非常精辟，谓："胆者，少阳春升之气，春气升则万化安。故胆气春升，则余脏从之。胆气不升，则飧泄、肠澼不一而起矣。病从脾胃生者三也。"就是从少阳太阴解释的。因为少阳三焦相火寄于胆，胆气升必是三焦相火的作用，故曰"足少阳太阴之所将"）。太阳之别也，上踝五寸，别入贯腨肠，出于委阳，并太阳之正，入络膀胱。"另外，足大趾又是足太阴经所起之处，而少阳太阴相合为太极元气（参《中医外感三部六经说》），故足大趾乃元气所聚之处。再者，《灵枢·终始》："三脉动于足大趾之间……其动也，阳明在上，厥阴在中，少阴在下。"前有少阳、太阳、太阴，此有阳明、厥阴、少阴，说明六条经脉皆能动于足大趾之间。为什么六脉皆动于此呢？因有冲脉入于足大趾。《灵枢·动腧》记载，"黄帝曰：足少阴何因而动？岐伯曰：冲脉者，十二经之海也，与少阴之大络，起于肾下（按：命门所在处），出于气街，循阴股内廉，邪（斜）入腘中，循胫骨内廉，并少阴之经，下入内踝之后。入足下，其别者，邪入踝，出属跗上，入大指之间，注诸络，以温足胫，此脉之常动者也。"看来冲脉是关键，冲脉为黄庭丹田之脉。

为什么不把少阳三焦相火明确点出来呢？因为火候在内丹气功中原属"不传之秘"，如薛道光在《还丹复命篇》中说："圣人传药不传火，从来火候少人知。"《悟真篇》也说："契论丹经讲至真，不将火候著于文。"可见内丹功中最重要的一环是掌握火候，所以"纵识朱砂与黑铅，不知火候也如闲"（《悟真篇》）。中医也是如此，《内经》把少阳三焦相火的重大作用隐藏了起来，到了《难经》开始重视三焦相火，张仲景《伤寒论》和华佗《中藏经》进一步阐发，但真正把少阳三焦相火开发出来的人是李东垣。李东垣在《脾胃论》和《内外伤辨惑论》中反复强调了少阳三焦相火的重要作用，王好古在《此事难知》中称之为"不传之秘"。

2. 黄庭太极的腹诊部位

脾胃的诊断部位就在脐腹部位，所以天地合气生人的部位就在脐腹黄庭丹田处，现代人称之为腹脑。《内经》对这个天地交合的部位做了描述，如《素问·六微旨大论》讲到升降出入之用时，说："言天者求之本，言地者求之位，言人者求之气交"。那么气交在哪里呢？《灵枢·阴阳系日月》说："腰以上为天，腰以下为地，故天为阳，地为阴。"《素问·六微旨大论》说："上下之位，气交之中，人之居也。故曰天枢之上，天气主之；天枢之下，地气主之；气交之分，人气从之，万物由之，此之谓也。"张景岳注："枢，枢机也。居阴阳升降之中，是为天枢。"物之中点称枢，天枢就是天地相交的中点，也就是所谓气交之分。那么天枢在哪里呢？肚脐（神阙穴）旁二寸有天枢穴。肚脐是胎儿与母体连接之处，母体通过脐带供应胎儿营养物质，也就是生人之处。

故李时珍说：胎在母腹，脐连于胞。胎息随母，胎出母腹，脐带既剪，一点真元，属之命门丹田，脐干自落，如瓜脱蒂，故脐者人之命蒂也。

王大有称"脐带是人的命门"，即所谓"天地合气，命之曰人"之处。《会元针灸学》说："神阙者，神之所舍其中也。上则天部，下则地部，中则人部，两旁有气穴、盲俞，上有水分、下脘，下有胞门、横户，脐居正中，如门之阙，神通先天。父母相交而成胎时，先天脐带形如荷茎，系于母之命门。天一生水而生肾，状如未敷莲花，顺五行以相生，赖母气以相转，十月胎满，则神注于脐中成人，故名神阙。"

脐腹是脾胃的诊断部位。李东垣《脾胃论》记载，"夫胃病其脉缓，脾病其脉迟，且其人当脐有动气，按之牢若痛""脾胃病，则当脐有动气，按之牢若痛，有是者乃脾胃虚，无是则非也"《难经》云脾病'当脐有动气，按之牢若痛'，动气筑筑然坚牢，如有积而硬，若似痛也，甚则亦大痛，有是则脾虚病也，无则非也。更有一辨：食入则困倦，精神昏冒而欲睡者，脾亏弱也"。这就是说，脐腹是脾胃诊区。而少阳与太阴脾土合为太极，也是少阳诊区。《难经·三十一难》说："上焦者……其治在膻中；中焦者……其治在脐旁；下焦者……其治在脐下一寸，故名曰三焦。"故王大有说："脱离母体的新生儿长大以后，肚脐区为'气海'，是生长人体最精微的生命始原物质——精气的地方。"

其实，脐腹就是两肾之间的区域，也就是肾间动气命门之处。"脐有动气"，可能就是《难经》说的"肾间动气，人之生命"。这样看来，中宫太极诊区就与肾间命门合为一处了。看来古人坤脾为水之说是有来历的。《黄庭经》对此有深入精辟的阐发。

《黄庭外景经·老子章》说:"上有黄庭下关元,后有幽阙前命门。呼吸庐间入丹田,玉池清水灌灵根,审能修之可长存。黄庭中人衣赤衣,关门壮蘥合两扉,幽阙侠之高巍巍,丹田之中精气微。"《黄庭内景经·上有章》说:"上有魂灵下关元,左为少阳右太阴,后有密户前生门,出日入月呼吸存。"陈撄宁说:"欲读《黄庭经》,必先知'黄庭'二字作何解说。黄乃土色,土位中央;庭乃阶前空地。名为'黄庭',即表中空之义。吾人一身,自脐以上为上半段,如植物之干,生机向上;自脐以下为下半段,如植物之根,生机向下。其生理之总机关,具足上下之原动力者,植物则在根干分界处,人身则在脐。婴儿处胎,鼻无呼吸,以脐带代行呼吸之功用,及出胎后,脐之功用立止,而鼻窍开矣。神仙口诀,重在胎息,胎息者何?息息归根之谓。根者何?脐内空处是也。脐内空处,即'黄庭'也。"其实"黄庭"指脾胃黄土宫。"魂灵"是什么?是脾胃。《黄庭内景经·心神章第八》言"脾神字叫'魂停'",《黄庭内景经·脾长章第十五》言"脾是中部老君字'灵元'",由此可知"魂灵"就是脾土。"上有黄庭",指脐上有脾胃土。梁丘子说:"关元,脐也,脐为受命之宫。"又说:"关元,脐下穴名,在少腹之间,不必拘于分寸,即丹书所谓之气穴。"关元穴在脐下三寸,为小肠募穴,一名丹田、大中极。脐下一寸五分为气海穴。脐下二寸为石门穴,是三焦募穴,一名丹田、命门。可知关元是泛指关元、石门两个部位说的。密户、幽阙指肾。生门、命门指脐,为人始生之门户。

廖蝉辉所谓"前对脐轮后对肾,中央有个真金鼎"即是此意。黄为太阴脾色,赤为少阳相火色。少阳火气左升,太阴水气右降。太阳乾为日,太阴坤为月。这里有升降出入,乃呼吸之门。相火蒸腾水液之气,即"丹田之中精气",也就是"灌灵根"的"玉池清水"。说明脐腹部位才是生生化化的根本。有人说此丹田在脐内一寸三分处。总之,这个丹田在脐后肾前的部位,见图1-4。张伯端《金丹四百字》说:"此窍非凡物,乾坤共合成,名为神气穴,内有坎离精。"乾为少阳三焦相火,坤为脾水。坤水从脐上向下流，乾火从脐下向上蒸，水火会合于黄庭丹田，生成无限生机的元气，运行于周身。养生家说的守中、抱一就指此处。

对于黄庭"玄牝之门"的作用，可用陈抟无极图来解释。明末黄宗炎在《图学辨惑》中指出，陈抟传有无极图（图1-5），他说："太极图者始于河上公，传自陈图南，名为无极图，乃方士修炼之术，与老庄之长生久视又其旁门歧路也。"

黄氏解释此图式说：乃方士修炼之术，其义自下而上，以明逆则成丹之法。其大较重在水火，火性炎上，逆之使下，则火不燥烈，唯温养而和煦；水性润下，逆之使上，则水不卑湿，唯滋养而泽。滋养之至，接续不已；温养之至，坚固而不败；律以老氏虚无之道已为有意。其最下圈名为玄牝之门，玄牝即谷神。牝者窍也，谷者虚也，指人身命门两肾空隙之处。气之所由以生，是为祖气。凡人五官百骸之运用知觉，皆根于此。于是提其祖气上升为稍上一圈，名为炼精化气，炼气化神。炼有形之精，化为微茫之气。炼依希呼吸之气，化为出入有无之神。便贯彻于五脏六腑，而为中层之左木火，右金水，中土相联络之一圈，名为五气朝元。行之而得也，则水火交媾而为孕。又其上之中分黑白而相间杂之一圈，名为取坎填离，乃成圣胎。又使复还于无始，而为最上之一圈，名为炼神还虚，复归无极，而功用至矣。

图1-5中的玄牝之门，即黄庭太极，其中在少阳三焦相火和太阴脾水的作用下，腐熟水谷，化生营卫气血，而生神。营卫气血以滋养五脏六

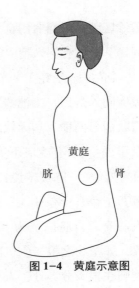

图1-4　黄庭示意图

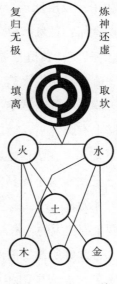

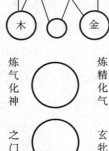

图1-5　陈抟无极图

腑四肢百骸。取坎填离，变为乾卦，成为三焦元气。三焦元气乃人身之原动力。三焦与自然相通，故曰还虚。此图应从下往上看。

周敦颐根据道教的太极先天图和陈抟的无极图，经修订后，绘制了图1-6。周氏并撰有《说》以解释其《图》。

《太极图说》言：无极而太极。太极动而生阳，动极而静，静而生阴，静极复动。一动一静互为其根；分阴分阳，两仪立焉。阳变阴合而生水火木金土，五气顺布，四时行焉。五行一阴阳也，阴阳一太极也，太极本无极也。五行之生也，各宜其性。无极之真，二五之精，妙合而凝。乾道成男，坤道成女。二气交感，万物化生，万物生生而变化无穷焉。唯人也得其秀而为灵。形既生矣，神发知矣，五性感动而善恶分，万事出矣，圣人定之以中正仁义（自注：圣人之道，仁义中正而已矣）而主静（自注：无欲故静），立人极焉。故圣人与天地合其德，日月合其明，四时合其序，鬼神合其吉凶。君子修之吉，小人悖之凶。故曰：立天之道曰阳与阴，立地之道曰柔与刚，立人之道曰仁与义。又曰原始反终，故知生死之说。大哉易也，斯其至矣！（《周子全书》卷一）

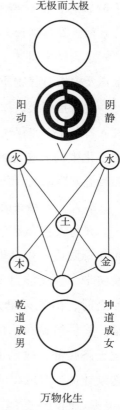

图1-6　周氏太极图

周氏太极图应从上往下看，此图概括了自然界及人体阴阳五行的关系，反映了天地合气化生万物的过程。

关于五气与五味相合的作用，《素问·经脉别论》中有如下解释。

食气入胃，散精于肝，淫气于筋；食气入胃，浊气归心，淫精于脉，脉气流于经，经气归于肺，肺朝百脉，输精于皮毛。毛脉合精，行气于府，府精神明，留于四藏，气归权衡，权衡以平，气口成寸，以决死生。

饮入于胃，游溢精气，上输于脾，脾气散精，上归于肺，通调水道，

下输膀胱；水精四布，五经并行，合于四时五藏阴阳，揆度以为常也。（《素问·经脉别论》）

这段经文讲述了脾胃、三焦、肺在水液代谢过程中，运化水湿、通调水道及输布营养物质的生理功能。

食，指谷类；饮，指水类，概指水谷之类。水谷入胃则生"五味"。"食气入胃"化生"营气"注于血脉之中，"饮入于胃"化生"卫气"行于脉外。水谷化生的五味与藏于心肺的五气"合精"，而生神明。营卫之行"合于四时五藏阴阳"，可诊察于寸口。

3. 天、人相合的开始时间

天与人相合处有了，那么天、人开始相合的时间呢？即出生之时。胎儿在母腹内，生命能量来源于母亲，从脐带供养胎儿。当出生之时，剪断脐带，生命能量即转换为天地之气。就是说，出生时是生命能量的转换之时，由先天母亲供给的生命能量转换成了后天自然供给的生命能量。其供给途径，也由脐带变为肠胃及肺皮毛、三焦及肠胃脾，但命门位于脐腹部，故佛道都在此处下功夫。医家也不例外，除中药外，也可施以针灸，可取阳池、委阳、中脘、太渊、太白、公孙及脐腹部的穴位。《灵枢·四时气》说："饮食不下，膈塞不通（即五味不入），邪在胃脘。在上脘，则刺抑而下之；在下脘，则散而去之""小腹痛肿，不得小便，邪在三焦，约取之太阳大络（三焦下俞委阳穴），视其络脉与厥阴小络结而血者，肿上及胃脘，取三里"，以三焦和胃脘为主。又说："腹中常鸣，气上冲胸，喘不能久立，邪在大肠，刺肓之原（气海穴）、巨虚、上廉、三里""小腹控睾，引腰脊，上冲心，邪在小肠者，连睾系，属于脊，贯肝肺络心系。气盛则厥逆，上冲肠胃，熏肝，散于肓，结于脐，故取之肓原以散之，刺太阴以予之，取厥阴以下之，取巨虚下廉以去之，按其所过之经以调之"。邪在大小肠取气海穴为主。道书有"真一至，阳脘会，真一司灵"之语，即此意。这是治疗亚健康人及治未病必取的部位。

4. 天与人相合的磨合期

与化学反应一样，天与人相合也有一个反应的过程，即天与人相合的磨合期，中医称之为小儿蒸变。小儿变蒸在古中医书籍中多有记载，现在已不被人们注意了。

凡儿生三十二日一变，六十四日再变，变且蒸。

九十六日三变，一百二十八日四变，变且蒸。

一百六十日五变，一百九十二日六变，变且蒸。

二百二十四日七变，二百五十六日八变，变且蒸。

二百八十八日九变，三百二十日十变，变且蒸。

积三百二十日小蒸毕。后六十四日大蒸，蒸后六十四日复大蒸，蒸后一百二十八日复大蒸。

凡小儿自生三十二日一变，再变为一蒸。凡十变而五小蒸，又三大蒸。积五百七十六日，大小蒸都毕，乃成人。小儿所以变蒸者，是荣其血脉，改其五藏。故一变音辄觉情态有异，其变蒸之候，变者上气，蒸者体热。变蒸有轻重，其轻者，体热而微惊，耳冷尻冷，上唇头白泡起如鱼目珠子，微汗出；其重者，体壮热而脉乱，或汗或不汗，不欲食，食辄吐呃，目白精微赤，黑精微白。又云：目白者重，赤黑者微。变蒸毕，自精明矣。此其证也。单变小微，兼蒸小剧。凡蒸平者五日而衰，远者十日而衰。先期五日，后之五日，为十日之中，热力除耳。(孙思邈《千金要方》)

小儿变蒸期五百七十六日是 1 年 7 个月又 4 日，即 19 个月又 4 日。19 是 19 年 7 周的周期数，要特别加强护理。对于小儿变蒸说，应认真研究。新的科学研究告诉我们，人体细胞内 90% 是细菌，细菌从小儿出生时开始进入体内，其变蒸是否与此有关，尚待进一步研究。

附：小儿变蒸说有关资料

一、王叔和最早提出变蒸说

小儿变蒸说是晋代王叔和最早提出来的，他在《脉经·平小儿杂病证第九》中说："小儿是其日数，应变蒸之时，身热而脉乱，汗不出，不欲食，食则吐哯者，脉乱无苦也"，认为小儿变蒸是一种生理现象。

二、变蒸的定义

对于变蒸的含义，历代医家有不同的解释。

隋代巢元方《诸病源候论·变蒸候》认为："小儿变蒸者，以长血气也。变者上气，蒸者体热。"

唐代孙思邈《千金方·变蒸论》说："小儿所以变蒸者，是荣其血脉，改其五脏，故一变蒸，辄觉情态有异。"

宋代钱乙《小儿药证直诀·变蒸》则对变蒸做了进一步详细解释："小儿在母腹中乃生骨气，五脏六腑成而未全。自生之后，即长骨脉、五脏六腑之神智。变者，易也，又生变蒸者，自内而外，自下而上，又身热，故以生之日后三十二日一变。每变毕，即有情性有异于前，何者？长生脏腑智意故也。"

元代朱丹溪《幼科全书·变蒸》认为："此小儿正病者，盖变者易也，每变毕即情性有异于前，何者？生长脏腑之智意也。蒸者，蒸蒸然热也。万物生于春，长于夏者，以阳主生长也。于人亦然。所以变蒸足始乃成人，血气充实、骨肉坚牢也。小儿此证如蚕之有眠，龙之脱骨，虎之转爪，而变化同也。"

明代万全《幼科发挥·变蒸》云，"变蒸非病也，乃儿生长之次第也。儿生之后，凡三十二日一变，变则发热、昏睡不乳，似病非病也。恐人不知，误疑为热而汗下之，诛罚太过，名曰大惑。或误以变蒸得于胎病者。或曰：儿之生也，初无变蒸，既生之后，当以三十二日一变，至于三百八十四日之后，又无变者，何也？曰：初无变蒸者，藏诸用，阴之合也；中有变者，显诸仁，阳之辟也；终无变者，阴阳合辟之机成也，故不复蒸也。故儿之初生，语其皮肉则未实也，语其筋骨则未坚也，语其肠胃则谷气未充也，语其神智则未开发也，只是一块血肉耳。至于三百八十四日，然后脏腑气足，经络脉满，谷肉果菜，以渐而食，方成人也。"

明代徐春圃《古今医统·变蒸》云："初生小儿变蒸者，阴阳水火变蒸于气血，而使形体成就，是五脏之变而七情所由生也。变者性情变易也，蒸者身体蒸热也。"

明代李梴《医学入门·变蒸》云："小儿初生，形体虽具，脏腑气血尚未成就，而精神志意魂魄俱未生全，故变蒸既毕，学语倚立，扶步能食，血脉筋骨皆牢。禀气盛者，暗合而无外证，禀气弱者，乃有蒸病。"

宋代无名氏《小儿卫生总微论方》概括前人对变蒸的含义，做了较为全面的总结：小儿在母腹中，胎化十月而生，则皮肤筋骨脏腑气血，虽已全具而未允备，故有变蒸者，是长神智、坚骨脉也。变者易也，蒸者热也。每经一次之后，则儿骨脉气血稍强，精神情性特异。是以《圣济经》言："婴孺始生有变蒸者，以体具未充，精神未壮，尚资阴阳之气，水火之济，甄陶以成，非道之自然以变为常者域？故儿自生每三十二是一次者，以人两手十指，每指三节，共骨三十段，又两掌骨，共三十二段以应之也。足亦如之。"太仓公曰："气入内支，长筋骨于十变者，乃是也。"《圣济经》又曰："变者上气，蒸者体热。上气者，则以五脏改易而皆上输，藏真高于肺也。体热者，则以血脉敷荣，阳方外固为阴使也。故变蒸毕而形气成就者也，亦犹万物之生，非阴阳气蕴热蒸无以荣变也。"

清代夏禹铸在《幼科铁镜·辨蒸变》中言："小儿生下三十二日一变，六十四日一蒸。变者，变生五脏；蒸者，蒸养六腑，长血气而生精神、益智慧也。"即"变者，变其情智，发其聪明；蒸者，蒸其血脉，长其百骸"，指小儿变蒸是小儿形体发育（生脏腑、长血脉百骸）和精神发育（变其情智、发其聪明，声音、笑貌、举止、灵敏皆进一步增强）的生理现象。

三、变蒸时日与变生脏腑

对于小儿变蒸的时间日期，比较一致的见解是生后每 32 日一变，每 64 日一蒸，共十变五蒸，后又三大蒸，即 64 日第一大蒸，再 64 日第二大蒸，再 128 日第三大蒸，随后变蒸全部完成。唐孙思邈《千金要方》又载另一法，为九变四蒸，计288日。《颅囟经》则认为每30日一变，每60日一蒸。明万全《幼科发挥》把十蒸改为十二蒸，共384日变蒸毕。还有45日、49日、60日为一周期的，如《冯氏锦囊秘录》《幼幼新书》《颅囟经》。都与八卦历法周期有关。这与现代医学观察小儿生长发育过程按1个月，以及智力按33天来算，与32日基本一致。至明方贤《奇效良方》则说："若及三十齿者，变蒸足也。"把变蒸的时间范围延到智齿萌生时，即20—30岁，这一说法太离谱了。另外，不少医家认为多不依法而变，这是没有临床实践基础之人的说法。也有人认为有暗变者。

对于以32日为变蒸的周期，至少有以下5种解释。

第一，钱乙以周天365度，应人身365骨，除手足45碎骨，余320骨，人一日长10骨，32日后320骨均长一次。

第二，《小儿卫生总微论方》以人两手十指及掌骨共32骨节应之。

第三，方贤《奇效良方》以人32齿应之。

第四，万全以五脏六腑、十二经络，以应64卦爻，其中六腑配阳卦32，五脏配阴卦32。

第五，赵佶《圣济经》中，因肝应生长之气，而肝数八，八得四而治，四八得32日为一次变化。

对此，我们要择善而从。

至于变生脏腑，是指体形大小的生长发育，不是指生出。出智慧，则是指精神上的生长发育，变生脏腑说符合实际。但自古以来，变生脏腑的先后顺序说法不一，也有不少医家，如明代张景岳、清代陈复正等对此持否定态度。

隋代巢元方《诸病源候论·变蒸候》云："其变日数，从初生至三十二日，一变；六十四日再变，变且蒸；九十六日三变……至一百二十八日四变，变且蒸；一百六十日五变；一百九十二日六变，变且蒸；二百二十四日七变；二百五十六日八变，变且蒸；二百八十八日九变；三百二十日十变，变且蒸。积三百二十日小蒸毕，后六十四日大蒸，后百二十八日复蒸，积五百七十六日，大小蒸毕也。"

唐代孙思邈《千金方·少小婴孺方》记载的变蒸时日与《诸病源候论》相同。但该篇中又记载一法，仅九变四蒸，即二百八十八日。其云："又一法，凡儿生三十二日始变，变者身热；至六十四日再变，变且蒸，其状卧端正也；至九十六日三变，变者候丹孔出而泄；至一百二十八日四变，变且蒸，以能咳笑也；至一百六十日五变，以成机关也；至一百九十二日六变，变且蒸，五机成也；至二百二十四日七变，以能匍匐也；至二百五十六日八变，变且蒸，以知欲学语也；至二百八十八日九变，以亭亭然也。凡小儿生至二百八十八日，九变四蒸也。"

宋代钱乙《小儿药证直诀·变蒸》对变生脏腑、长骨添精神做了详细论述：何谓三十二日长骨添精神？人有三百六十五骨，除手足中四十五碎骨外，有三百二十数。自生下，骨一日十段而上之，十日百段，三十二日计三百二十段，为一遍，亦曰一蒸。骨之余气，自脑分入龈中，作三十二齿。而齿牙有不及三十二数者，由变不足其常也。或二十八即至，长二十八齿，已下仿此，但不过三十二之数也。凡一周遍，及发虚热，诸病如是，十周则小蒸毕也，计三百二十日生骨气，乃全而未壮也。故初三十二日一变，生，肾生志；六十四日再变，生膀胱，其发耳与尻冷。肾与膀胱俱主水，水数一，故先变。生之九十六日三变，生心喜；一百二十八日四变，生小肠，其发汗出而微惊。心为火，火数二。一百六十日五变，生肝哭；一百九十二日六变，生胆，其发目不开而赤。肝主木，木数三。二百二十日七变，生肺声；二百五十六日八变，生大肠，其发肤热而汗或不汗。肺属金，金数四。二百八十八日九变，生脾智；三百二十日十变，生胃，其发不食、腹痛而吐乳。此后乃齿生，能言知喜怒，故云始全也。太仓云："气入四肢，长碎骨于十变，后六十四日长其经脉，手足受血，故手能持物，足能行立也。"经云："变且蒸，谓蒸毕而足一岁之日也……足以小儿须变蒸，脱齿者如花之易苗。所谓不及三十二齿，由变之不及。齿当与变日相合也，年壮而视齿方明。"

宋代刘昉《幼幼新书·卷七》对变蒸变生脏腑顺序提出不同观点：一蒸肝生魂，肝为尚书，蒸后魂定令目瞳子光明；二蒸肺生魄，肺为丞相，上通于鼻，蒸后能令嚏嗽；三蒸心生神，心为帝王，通于舌，蒸后令儿能语笑；四蒸脾生智，脾为大夫，藏智，蒸后令儿举动任意；五蒸肾生精志，肾为列女，外应耳，蒸后儿骨髓气通流；六蒸筋脉伸，蒸后筋脉通行，九窍津液转流，儿能立；七蒸骨神定，气力渐加，蒸后儿能举脚行；八蒸呼吸无停息，以正一万三千五百息也，呼出心肺，吸入肾与肝，故令儿呼吸有数，血脉流通五十周也。以上八蒸，即十变中的五小蒸，复十变后的三大蒸。

明代万全在《幼科发挥·变蒸》中提出12变合384日的变蒸时日，变生脏腑也与钱乙所论稍有不同，是按五脏六腑十二经脉来相配的。他说，"变蒸之日必以三十二日者，何也？《易传》云：生生之谓易，易者变易也。不变不易，不足以见天地生物之心。人有五脏六腑，以配手足十二经络。腑属阳，以配阳卦三十二；脏属阴，以配阴卦三十二。取其一脏一腑，各以三十日一小变，六十四日一大变。阳卦之爻一百九十二，阴卦之爻一百九十二，合岁并闰月凡三百八十四爻，所以变蒸一期之日，三百八十四，以应六十四卦爻之数也。或曰：三十二日一小变，六十四日一大变，所生者何物也？所生之物亦有说欤？曰：形既生矣，复何生也。所生者，五脏之知觉运动也。故初生三十二一变，生足少阴肾癸水，肾之精也；六十四日二变，生足太阳膀胱壬水，而肾与膀胱一脏一腑之气成矣。此天一生水也，水之精为瞳子，此后始能认人矣。九十六日三变，生手少阴心丁火；一百二十八日四变，生手太阳小肠丙火，而心与小肠一脏一腑之气足矣。此地二生火也，火之精为神，此后能嬉笑也。一百六十日五变，生足厥阴肝乙木；一百九十二日六变，生足少阳胆甲木，而肝与胆一脏一腑受气足而神合矣。此天三生木也，木之精为筋，此后能坐矣。二百二十四日七变，生手太阴肺辛金。二百五十八日八变，生手阳明大肠庚金，而肺与大肠一脏一腑之气足矣。此地四生金也，金之精为声，此后始能习人语矣。二百八十八日九变，生足太阴脾已土；三百二十二日十变，生足阳明胃戊土，乃脾胃一脏一腑之气足矣。此天五生土也，土之精为肉，脾胃主四肢，此后能匍匐矣。三百五十二日十一变，生手厥阴心包络；三百八十四日十二变，生手少阳三焦，三焦配肾，肾主骨髓，自此能坐能立能行矣。变蒸已足，形神俱全矣……凡一变之时，则筋骨手足以渐而坚，知觉运动以渐而发，日异而月不同。"

明代徐春圃《古今医统大全·变蒸》则对钱乙论与刘昉所引有了新的认识，认为"二说俱通"，但"亦有不依序而变，如伤寒不循经之次第也"。

对变蒸依期而变生脏腑持否定态度的代表人物有明代张景岳，清代陈复正、任赞，以及民国时期的奚瓒黄。

明代张景岳在《景岳全书·小儿则》中云："小儿变蒸之说，古所无也。至西晋王叔和始一言之，继隋唐巢氏以来，则日相传演，其说益繁。然以余观之，则似有未必然者，何也？盖儿胎月足离怀，气质虽未成实，而脏腑亦已完备，及既生之后，凡长养之机，则如月如苗，一息不容有间，百骸齐到，自当时异而日不同。岂复有此先彼后，如一变生肾，二变生膀胱，及每变必三十二日之理乎？又如小儿之病与不病，余所见所治者，盖亦不少，凡属违和，则不因外感，必以内伤，初未闻有无因而病者，岂真变蒸之谓耶！又见保护得宜，而自生至长，毫无疾痛者不少，抑又何也？虽有暗变之说，终亦不能信然！"

清代陈复正《幼幼集成·变蒸辨》也说："小儿脏腑骨度，生来已定，毫不可以移易者，则变蒸应有定理。今则各逞己见，各为臆说，然则脏腑竟可以倒置，骨度亦可以更张？是非真伪，从何究诘？谓天一生水者为是，则木火相生、木金相克者非矣。谓木火相生、木金相克者为是，则天一生水者非矣。徒滋葛藤，迄无定论，将使来学，何所适从？所幸变蒸非病，可任其颠倒错乱。假使变蒸为病，率宜依经用药者，岂不以脾病而治肾，膀胱病而治胃乎？总之，此等固执之言，不可为训。盖天地阴阳之理数，可限而不可限，如五运六气为一定不易之规，而有应至不至，不应至而至，往来胜复，主客加临，有应不应之殊。天地尚且如斯，况婴儿之生，风土不侔，赋禀各异，时令有差，膏藜非一，而以此等定局，以限其某时应变，某时应蒸，予临证四十余载，从未见一儿依期作热而变者。有自生至长，未尝一热者，有生下十朝半月而常多作热者，岂变蒸之谓乎？凡小儿作热，总无一定，不必拘泥，后贤毋执以为实，而以正病作变蒸，迁延时日，误事不小。但依证治疗，自可生全。"

清代任赞在《保赤新编·卷上》中则提出四点不解之处："人既成形以生，气血渐长，日异而月不同，本亨通利遂，自然之理，岂必烧热而后变乎？不可解者一也。三十二一变之期，不过约略会计，非三十二日以前尚未变，三十二日以后复止不变也？变既有热，自应无时不热，何以偏临此数日间而始见耶？不可解者二也。儿之初生，脏腑形骸已具，所少者神智耳。据五行生成精理，是变生脏腑之神智，非直生脏腑也。又何以按心包络三焦两经为无形状而曰不变不蒸？且谓长碎骨于十变后，更有三大变乎？不可解者三也。有则为明变，无则为暗变，其说已属渐移，况虚弱不耐风寒之儿，身热常见者有之，岂他时俱属邪病，而此数日独为正病乎？抑所辨者全在唇内白泡及耳尻冷乎？不可解者四也。"

近代奚瓒黄所著《小儿病自疗法》对变蒸日期亦予以否定，但对生长发育表现出的气质变化现象，却是赞同的。他说："变蒸之期不可信，而气质变化之微必有因。比如四时代谢，四时必有寒热温凉、风雨晦暝之变纪，而小儿之气质变化，神情上岂无一种现象？其乍寒乍热、精神不畅，或不乳吐呭等症，皆是气质变化表露于精神上之现象也。"

在整个变蒸过程中，小儿的生长发育是连贯的，从一变到大小蒸毕，"一息不容有间"。但各阶段的生长发育速度不尽相同，各有特点。从出生到1岁的婴儿期，生长发育速度最快；1岁到3岁的幼儿期，随着年龄增长生长发育相对减慢，符合小儿的生长发育规律。故将变蒸576日之期分为十变、五小蒸、三大蒸等阶段，且每阶段间隔时间逐渐延长。如在320

日内经历十变五小蒸，每变 32 日，每蒸 64 日，320 日后历两大蒸，每蒸64 日，再历一大蒸 128 日。

四、变蒸的临床表现与治疗

对变蒸的临床表现一般认为轻重不同，也有认为无临床表现者为暗变。变蒸的临床表现一般出现在变蒸期交换的前后数日。因变蒸是小儿生长发育的正常生理现象，属正病而非邪病，一般无须治疗，但症状较重或有兼证者则应用药治疗。以下引录具有代表性的几位医家论述予以说明。

隋代巢元方《诸病源候论·变蒸候》云："变者上气，蒸者体热。变蒸有轻重。其轻者，体热而微惊，耳冷尻亦冷，上唇头白泡起，如死鱼目珠子，微汗出，而近者五日而歇，远者八九日乃歇；其重者，体壮热而脉乱，或汗或不汗，不欲食，食辄吐，无所苦也。变蒸之时，目白睛微赤，黑睛微白，亦无所苦，蒸毕自明了矣。先蒸五日，后蒸五日，为十日之中热乃除。变蒸时不欲惊动，勿令旁边多人。变蒸或早或晚，依时如法者少也。初变之时，或热甚者，违日数不歇，审计日数，必是变蒸服黑散发汗。热不止者，服紫霜丸。小瘥便止，勿复服之。其变蒸之时，遇寒加之则寒热交争，腹痛矢娇，啼不止者，熨之则愈。变蒸与温壮、伤寒相似，若非变蒸，身热耳热尻亦热，此乃为他病，可为余治。审是变蒸，不得为余治。"

唐代孙思邈《千金方·少小婴孺方》对变蒸的临床表现及治疗基础上照录《诸病源候论》，但有所补充，对于要紧处再加说明。比如对目睛症状又云："目白者重，赤黑者微"，"单变小微，兼蒸小剧"，"儿生三十二日一变，二十九日先期而热，便治之如法，至三十六七日蒸乃毕耳。恐不解之，故重说之"。对于治疗则更为谨慎，初变之时"有热微惊，慎不可治及灸刺，但和视之，若良久热不可已，少与紫丸微下，热歇便止。若于变蒸之中，加以时行温病，或非变蒸时而得时行者，其诊皆相似，惟耳及尻通热，口上无白泡耳。当先服黑散以发其汗，汗出温粉扑之，热当歇，便就瘥；若犹不除，乃与紫丸下之"。这样变蒸与时行的鉴别和治疗就更为明确了。

明代万全认为，其轻者不用治疗，重者根据症情施治，若夹杂病则治他病，并认为古方黑子散姑可置之。他在《万氏家藏育婴秘诀·变蒸门》中说："轻者不需服药，重者以平和饮子微表之。热甚便结，以紫霜丸微利之。若叶泻不乳多啼者，调气散之。"又在《幼科发挥·变蒸》中说："古方黑子散，姑置之可也。其间或有未及期而发热者，或有变过热留不除者，抑有他故，须详察之。如昏睡不乳，则不需治，待其自退。变蒸兼证，变蒸之时，有外感风寒者，宜发散，惺惺散主之，按摩法亦可用也；有内伤乳食者，宜须消导，胃苓丸主之；轻则节之可也；有被惊吓及客忤者，安神丸、至圣保命丹。如变蒸而后受病，以治病为主，慎勿犯其胃气……如受病后而变蒸，以养正补脾为主，钱氏异功散为对病之药。"

明代鲁百嗣《婴童百问·变蒸》云："变者易也，蒸于肝则目眩微赤，蒸于肺则嚏嗽毛耸，凡五脏六腑、筋脉骨节，皆循环各有证应。其治法，平和者微表之，实热者微利之，或不治亦自愈，可服紫霜丸一丸或二丸，并黑子散、柴胡汤。变蒸者，有寒无热，并吐泻不乳多啼者，当归散、调气散主之。"

明代徐春圃《古今医统大全·变蒸》云："但看何脏见候而调之为妙，如蒸于肝则目昏而微赤，蒸干肺则嚏咳而毛竖，蒸于脾则吐乳或泻，蒸于心则微惊而壮热，蒸于肾则尻冷而耳热，五脏六腑各见其候，以意消息调和，不必深固胶执而返求全之毁也。抑此自然有是变蒸之理，轻者无须用药，至期自愈，甚者过期不愈，按候调之，着中而已。"

明代龚廷贤对变蒸的治疗也是很慎重的。他在《万病回春·小儿初生杂病》中说："凡变蒸不宜服药，或因伤食，因在风，因惊吓等项夹杂相值而发，今人疑惑，亦须守候一二日，俟病势真，是食则消食，是风则行痰，是惊则安神。若变蒸而妄投药饵，则为药引入各经，证遂难识，而且缠绵不脱，盖药有所误也。"

对变蒸的临床表现，明代方贤在《奇效良方·变蒸》中对头额上脉纹的变化进行了细致观察。他认为：观诸变蒸作惊，须视日角左边眉间脉红是也。大凡初蒸见一条，长一二分，在眉上者轻，自日角垂至眉上者重。变蒸发热，见二条红者，两次蒸，热在内不解，脉红带叉；因惊而蒸，脉青。变蒸多次，青在左太阳，因伤风而蒸。自囟门青至眉之上，因惊而蒸。三处皆青，三证皆见。（参见朱锦善《小儿变蒸学说的源流与学术争鸣》及佚名文章《试析小儿变蒸学说的科学内涵》。）

五、变蒸之我见

古人在临床实践中发现，小儿在出生后的生长发育过程中出现变蒸这一现象，并对变蒸时日和临床表现做了详细记录，虽然各自根据自己所见有不同的记录，但都来源于临床，我们不可以简单加以否定而摒弃。古人没有阐明新出生小儿出现变蒸的原因，我们认为，变蒸出现的发热、汗出、烦躁、不欲食等现象，是小儿出生后天与人结合时的反应，如同化学中两种物质结合时的反应那样。由于小儿所带父母遗传物质及出生后576天内的自然气候、环境不同——五运六气的变化，如同参加化学反应的物质不同，所以会出现不同的反应现象，其记录亦会有不同，但异中有同。关于这一点，陈复正在《幼幼集成》中指出，与内在因素的禀赋及外在因素的营养、环境等有关，即"婴儿之生，风土不侔，禀赋各异，时令有差，膏黎非一"。《小儿病自疗法》的作者奚瓒黄也谓："气质变化之微必有因。比如四时代谢，四时必有寒热温凉、风雨晦暝之变纪，而小儿气质变化，神情上岂无一种现象？其乍寒乍热、精神不畅，或不乳吐呃等症，皆是气质变化表露于精神上之现象也。"揭示了形神生长发育的规律。明白这个道理，就不会为其差异争论不休了。

至于变生脏腑，主要有二：一是钱乙等按天地生成数顺序来定脏腑生成顺序，为肾（一六数）→心（二七数）→肝（三八数）→肺（四九数）→脾（五十数）。这和《灵枢·卫气行》所叙卫气行阴的按五脏相克顺序肾→心→肺→肝→脾相仿，只是肝与肺的顺序颠倒了。二是刘昉的变生脏腑次序为，肝→肺→心→脾→肾，按精神生长发育过程来定脏腑生成顺序。我们认为，既然天与人合于黄庭太极处，则宜先生土脾（经曰：脾、胃、大肠、小肠、三焦、膀胱者，皆属于土），按五行相生的原则，则脾土生肺金（又《黄庭内景经·肺之章》说："肺之为气三焦起。"经曰："脾气散精，上输于肺。"），次肺金生肾水（肺主气而通调水道），次肾水生肝木，次肝木生心火。至此血气藏心、神气舍心，而居帝位。所以《灵枢·天年》说："人生十岁，五脏始定，血气已通""血气已和，荣卫已通，五脏已成，神气舍心，魂魄毕具，乃成为人"。朱丹溪《幼科全书》说："万物生于春，长于夏者，以阳主生长也，于人亦然。所以变蒸足，始乃成人，血气充实、骨肉坚牢也。"这和《幼科发挥》所说婴儿从"一岁血肉"到"大小蒸毕，乃成人"，是一个道理，揭示了人体生命由低级到高级，从简单到复杂的规律。从其临床症状体热、耳冷、尻冷、上唇起白泡的特征来看，唇属脾，耳尻属肾而三焦统之，则与脾和三焦有关，这个反映当先起于黄庭太极，是为证明。

我们从"变蒸"一词也可以看出这一道理。钱乙《小儿药证直诀》说："变者，易也。"《周易》《内经》都将其解释为自然规律的变化。《幼科全书》说："蒸者，蒸蒸然热也。"热乃心气也。既曰蒸，必有水火，火吹水腾之象也。故徐春圃《古今医统》说："初生小儿变蒸者，阴阳水火变蒸于气血，而使形体成就。"

5. 黄庭太极的脉诊部位

黄庭太极的脉诊部位在右手寸口之寸、关、尺。寸为肺，关为脾胃，尺为三焦（三焦在命门）。

黄帝曰：愿闻三焦之所出。岐伯答曰：上焦出于胃上口，并咽以上，贯膈而布胸中，走腋，循太阴之分而行，还至阳明，上至舌，下足阳明，

常与营俱行于阳二十五度，行于阴亦二十五度也。故五十度而复会于手太阴矣。(《灵枢·营卫生会》)

这里讲到了三焦与肺、大肠、胃脘的关系，如果天之"五气"伤人，就会发生如美籍华人毛小妹女士、白贵敦先生用经络诊断仪所发现的三焦、肺、大肠功能低下的问题。

黄庭既有父母遗传下来的信息，也有天地自然遗传下来的信息，所以我们说中医是一种信息医学。黄庭由水火组成，而化生营卫气血，其中水包括血液——营血和组织液——津液。现代生理学认为，神经和经络、血液和组织液是机体内部各结构之间，以及机体内外物质、能量、信息交换的关键场所。

黄庭太极的主导是阳仪少阳三焦，其作用见图1-7。

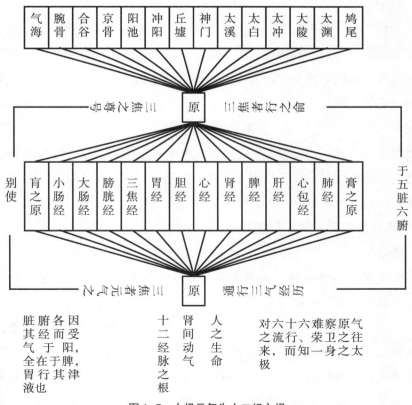

图1-7　太极元气为十二经之根

《灵枢·五癃津液别》说："阴阳气道不通，四海（气海、血海、髓海、水谷之海）闭塞，三焦不泻，津液不化，水谷并行肠胃之中，别于回肠，留于下焦，不得渗膀胱，则下焦胀，水溢则为水胀，此津液五别之逆顺也。"说明五种津液——汗、泪、唾、溺、髓失调，都是少阳三焦相火之过。

《灵枢·九针十二原》说："五脏有六腑，六腑有十二原，十二原出于四关，四关主治五脏。五脏有疾，当取之十二原。十二原者，五脏之所以禀三百六十五节气味也。五脏有疾也，应出十二原。十二原各有所出，明知其原，睹其应，而知五脏之害矣……凡此十二原者，主治五脏六腑之有疾者也。"这就是天地"气味"之行也。

正常的天地之气可以养人，异常的天地之气则可以害人。如《素问·阴阳应象大论》说："天之邪气，感则害人五藏；水谷之寒热，感则害于六腑。地之湿气，感则害皮肉筋脉。"《灵枢·脉度》说："五藏不和则七窍不通，六腑不和则留为痈。故邪在腑则阳脉不和，阳脉不和则气留之，气留之则阳气盛矣。阳气太盛则阴不利，阴脉不利则血留之，血留之则阴气盛矣，阴气太盛则阳气不能荣（营）也，故曰关。阳气太盛则阴气弗能荣（营）也，故曰格。阴阳俱盛，不得相荣（营），故曰关格。关格者，不得尽期而死也。"阳气盛就是腑有火热，火热伤阴，故"阴脉不利则血留之"。所谓"阴气盛"，指阴有火热而血瘀，故阳气不能运行。阳气盛而伤阴，阴虚则不能运行。阴阳俱感，阴阳俱不能运行则死矣。

《内经》记载了黄庭太极阴仪脾胃的作用。

所谓阳者，胃脘之阳也。

阳气者，精则养神，柔则养筋。阳不胜其阴，则五脏气争，九窍不通。凡阴阳之要，阳密乃固。

人受气于谷，谷入于胃，以传于肺，五脏六腑皆以受气，阳明者，五脏六腑之海，主润宗筋，宗筋主束骨而利机关也。冲脉者，经脉之海也，主渗灌溪谷，与阳明合于宗筋。阴阳总宗筋之会，会于气街，而阳明为之长。皆属于带脉，而终于督脉，各补其荣，而通其俞，调其虚实，和其逆顺，筋脉骨肉各以其时受月，则病已矣。

四肢皆禀气于胃，而不得至经，必因于脾，乃得禀也。今脾病不得为胃行其津液，四肢不得禀水谷气，气日以衰，脉道不利，筋骨肌肉皆无气以生，故不用焉。脾脏者，常着胃土之精也。土者，生万物而法天地，故上下至头足，不得主时也。脾与胃以膜相连耳，而能为其行津液，何也？曰：足太阴者，三阴也，其脉贯胃属脾络嗌，故太阴为之行气于三阴。阳明者表也，五脏六腑之海也，亦为之行气于三阳。脏腑各因其经而受气于阳明。故为胃行其津液。（《内经》）

《灵枢·终始》阐述了太极阴阳病与不病及治疗的标准。

所谓平人者不病，不病者，脉口、人迎应四时也，上下相应而俱往来也，六经之脉不结动也，本末之寒温之相守司也，形肉血气必相称也，是谓平人。

少气者，脉口、人迎俱少，而不称尺寸也。如是者，则阴阳俱不足，补阳则阴竭，泻阴则阳脱。如是者，可将以甘药，不可饮以至剂，如此者弗灸。不已者因而泻之，则五脏气环矣。（《灵枢·终始》）

阴阳俱虚者，不可针灸及泻下，只能用甘药，即小建中汤之类也。

6. 天人相合后的表现形式

天人相合后所表现出的天道规律，即营卫和人气的运行规律。

天为乾卦，乾为少阳三焦，所以天气合于少阳三焦。地为坤卦，坤为太阴脾，所以地气合于太阴脾。乾坤合为太极，所以人体太极为少阳三焦与太阴脾之合。少阳三焦与太阴脾之合，蒸腐水谷，化生营卫。营卫化生于天地之气、日月之运，故营卫之运行要应于日月之运行。如《灵枢·脉度》说："气之不得无行也，如水之流，如日月之行不休。"《灵枢·营卫生会》还说人气的运行"与天地同纪"。那么，它们是如何同纪的呢？表现于营卫循行的两种途径：一是营卫运行于十四经脉，如环无端，周而复始。二是营卫随天地日月运转，与天相贯，按卯酉分昼夜、子午分阴阳的方式运行。

黄帝曰：余愿闻五十营奈何？岐伯曰：天周二十八宿，宿三十六分；

人气行一周，千八分，日行二十八宿。人经脉上下左右前后二十八脉，周身十六丈二尺，以应二十八宿，漏水下百刻，以分昼夜。故人一呼脉再动，气行三寸，一吸脉亦再动，气行三寸，呼吸定息，气行六寸；十息，气行六尺，日行二分（应作二分零一毫六丝）。二百七十息，气行十六丈二尺，气行交通于中，一周于身，下水二刻，日行二十五分（应作二十分零一厘六毫）。五百四十息，气行再周于身。下水四刻，日行四十分（应作四十分三厘二毫）。二千七百息，气行十周于身，下水二十刻，日行五宿二十分（应作五宿二十一分六厘）。一万三千五百息，气行五十营于身，水下百刻，日行二十八宿，漏水皆尽脉终矣。所谓交通者，并行一身也。故五十营备，得尽天地之寿矣，凡行八百一十丈也。（《灵枢·五十营》）

《内经》极为强调"五十营"，那么何谓"五十营"？"五十"之数，合于"大衍之数五十"。营，周也。"大衍之数五十"来源于月亮的运行规律。这说明人气的运行与天体的运行息息相关，紧密吻合。月亮一年运行五十特征点，人气一日运行五十营。以脏腑分阴阳，则昼行腑经，夜行脏经。日行二十八宿一周，人气也环行二十八脉一周，二十八脉共长十六丈二尺（表1-3），与周天二十八宿相应。

表 1-3　人气、呼吸与二十八宿相应表

人 气	呼 吸	二十八脉长度	水注时间	日行二十八宿距离	现代时刻	日行度数
行一周	270 息	十六丈二尺	二刻	20.16 分（1008÷50）（0.56 宿）	28 分 48 秒	12.857 度
行二周	540 息		四刻	40.32 分	57 分 36 秒	
行十周	2700 息		二十刻	180 分	4 小时 48 分	
行五十周	13 500 息	八百一十丈	百刻	1008 分（二十八宿一宿 36 分）	24 小时	360 度

这就是说，人气在人体一日运行五十周，其推动力是肺的呼吸，循行路线是二十八脉，长度是八百一十丈，所用时间是水注百刻，即现代时间

一日24小时——地球自转一周的时间。日行二十八宿。所以测定人气昼夜运行五十周的方法就有呼吸定息、水注百刻和二十八宿三种情况。

第一种方法是，用呼吸定息测度营卫偕行"五十营"，营行脉中，卫行脉外，按照营气的运行路线昼行于阳二十五周，夜行于阴二十五周，一昼夜周行人身五十周而会合于手太阴肺经。

其清者为营，浊者为卫，营在脉中，卫在脉外，营不休，五十而复大会……（卫）常与营俱行于阳二十五度，行于阴也二十五度，一周也，故五十而复大会于手太阴矣。（《灵枢·营卫生会》）

其运行路线见《灵枢·营气》及图1-8。

故气从太阴出注手阳明，上行注足阳明，下行至跗上，注大趾间与太阴合，上行抵髀。从脾注心中，循手少阴，出腋下臂，注小指。合手太阳，上行乘腋，出颛内，注目内眦。上巅，下项，合足太阳，循脊下尻，下行注小趾之端，循足心，注足少阴，上行注肾。从肾注心，外散于胸中，循心主脉，出腋，下臂，出两筋间，入掌中，出中指之端，还注小指次指之端。合手少阳，上行注膻中，散于三焦。从三焦注胆，出胁，注足少阳。下行至跗上，复从跗注大趾间。合足厥阴，上行至肝，从肝上注肺。上循喉咙，入颃颡之窍，究于畜门。其支别者，上额循巅，下项中，循脊入骶，是督脉也。络阴器，上过毛中，入脐中，上循腹里，入缺盆，下注肺中，复出太阴。此营气之所行也，逆顺之常也。（《灵枢·营气》）

第二种方法是，用日行二十八宿测度卫气散行"五土营"，即平旦卫气出目向下行三阳经（手足太阳经、手足少阳经、手足阳明经），然后从足心，经过足少阴经入于阴（五脏），再按肾→心→肺→肝→脾五行相克的顺序运行，然后复合于足少阴经，再从阴跷脉回归于目。如此夜行于阴

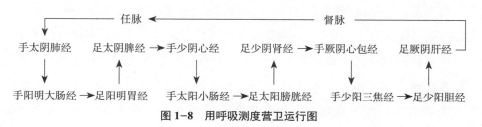

图1-8 用呼吸测度营卫运行图

二十五周，昼行于阳二十五周。

天周二十八宿，而一面七星，四七二十八星，房昴为纬，虚张为经。是故房至毕为阳，昴至心为阴，阳主昼，阴主夜……是故平旦阴尽，阳气出于目，目张则气上行于头，循项下足太阳，循背下至小指之端。其散者，别于目锐眦，下手少阳，下至手小指之端外侧。其散者，别于目锐眦，下足少阳，注小指次指之间。以上循手少阳之分，下至小指次指之间。别者以上至耳前，合于颔脉，注足阳明，以下行至跗上，入五指之间，其散者，从耳下下手阳明，入大指之间，入掌中，其至于也，入足心，出内踝下，行阴分，复合于目，故为一周。是故日行一舍，人气行于身一周与十分身之八；日行二舍，人气行于身三周与十分身之六；日行三舍，人气行于身五周与十分身之四；日行四舍，人气行于身七周与十分身之二；日行五舍，人气行于身九周；日行六舍，人气行于身十周与十分身之八；日行七舍，人气行于身十二周与十分身之六；日行十四舍，人气二十五周于身有奇分与十分身之二，阳尽于阴，阴受气矣。其始入于阴，常从足少阴注于肾，肾注于心，心注于肺，肺注于肝，肝注于脾，脾复注于肾为周。是故夜行一舍，人气行于阴脏一周与十分脏之八，亦如阳行之二十五周，而复合于目。（《灵枢·卫气行》）

卫阳之气平旦出于目，布散三阳经，如同太阳平旦东升，阳光布散大地。周天二十八宿为日月舍，就是说日月每天转过二十八宿一周天，白昼行房至毕十四宿，黑夜行昴至心十四宿。而每天卫气行身五十周，所以日月每转过一个星宿，则卫气行身约 $50 \div 28 = 1.7857$ 周，古人用四舍五入法概定为 1.8 周。日行二宿，则再加 1.8 周，就成 3.6 周，余类推。如此昼夜各行十四宿，卫气行身各约 $1.8 \times 14 = 25.2$ 周。因使用四舍五入法，故有 0.2 周的误差。这是以脏腑分阴阳，上应日行二十八宿所分之昼夜（图1-9）。

第三种方法是，用水注百刻测度卫气"阳三阴一"五十营，具体见表1-4。

是故一日一夜，水下百刻……水下一刻，人气在太阳；水下二刻，人气在少阳；水下三刻，人气在阳明；水下四刻，人气在阴分。水下五刻，人气在太阳；水下六刻，人气在少阳；水下七刻，人气在阳明；水下八

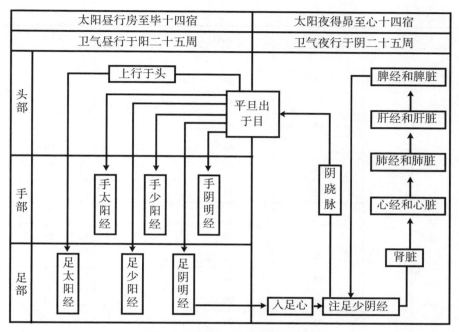

图 1-9 二十八宿测度卫气运行图

表 1-4 人气行"三阳一阴"

人　气		在太阳	在少阳	在阳明	在阴分
水下刻数	昼	1	2	3	4
		5	6	7	8
		9	10	11	12
		13	14	15	16
		17	18	19	20
		21	22	23	24
		25			
			26	27	28
		29	30	31	32
		33	34	35	36
		37	38	39	40
		41	42	43	44
		45	46	47	48
		49	50		

（续表）

人 气		在太阳	在少阳	在阳明	在阴分
水下刻数	夜			51	52
		53	54	55	56
		57	58	59	60
		61	62	63	64
		65	66	67	68
		69	70	71	72
		73	74	75	
					76
		77	78	79	80
		81	82	83	84
		85	86	87	88
		89	90	91	92
		93	94	95	96
		97	98	99	100
		1刻	26刻	51刻	76刻

刻，人气在阴分。水下九刻，人气在太阳；水下十刻，人气在少阳；水下十一刻，人气在阳明；水下十二刻，人气在阴分。水下十三刻，人气在太阳；水下十四刻，人气在少阳；水下十五刻，人气在阳明；水下十六刻，人气在阴分。水下十七刻，人气在太阳；水下十八刻，人气在少阳；水下十九刻，人气在阳明；水下二十刻，人气在阴分。水下二十一刻，人气在太阳；水下二十二刻，人气在少阳；水下二十三刻，人气在阳明；水下二十四刻，人气在阴分。水下二十五刻，人气在太阳，此半日之度也。从房至毕一十四舍，水下五十刻，日行半度；从昴至心，亦十四舍，水下五十刻，终日之度也。日行一舍，水下三刻与七分刻之四。大要常以日之加于宿上也，人气在太阳，是故日行一舍，人气行三阳与阴分，常如是无已，与天地同纪……终而复始，一日一夜水下百刻而尽矣。（《灵枢·卫气行》）

这与《素问·六微旨大论》所述岁气会同的太阳第一年开始于水下一

刻，第二年开始于水下二十六刻，第三年开始于水下五十一刻，第四年开始于水下七十六刻是一致的，都是把一天四分之。而《灵枢·卫气行》又把四分之一再分成二十五份，见表 1-5。

表 1-5　水注百刻测度人气运行表

水注刻数	阳三阴一周数	人气周数	呼　吸	二十八宿	昼　夜
4 刻	1 周	2 周	540 息	1.12 宿	
8 刻	2 周	4 周	1080 息	2.24 宿	
12 刻	3 周	6 周	1620 息	3.36 宿	
16 刻	4 周	8 周	2160 息	4.48 宿	昼
20 刻	5 周	10 周	2700 息	5.60 宿	
24 刻	6 周	12 周	3240 息	6.72 宿	
50 刻	12.5 周	25 周	6750 息	14 宿	
100 刻	25 周	50 周	13500 息	28 宿	夜

　　水注 4 刻人气运行 2 周，经过三阳和阴分一周，人气在三阳经运行了 1.5 周，在阴分只运行了 0.5 周。就是说，在白昼水注 50 刻的时间中，人气在三阳经运行了 18.75 周，用时 37.5 刻，在阴分运行了 6.25 周，用时 12.5 刻。水注百刻，人气行五十周，经过三阳和阴分 25 周，见图 1-10。

　　我在拙作《中医外感三部六经说》（其增修本为《五运六气临床应用大观》）中指出，太阳、少阳、厥阴（厥阴肝主目）主阳气、主外，阳明（肺统调水道）、少阴、太阴主阴气、主内。由此可推知，卫气平旦出于目，继行太阳少阳，是行于外和阳气一周。又继行主内和阴分的阳明、阴分一周。这是以内外分阴阳，上应日行二十八宿所分之昼夜。

　　综上述可知，《内经》在这里阐述了以下几个值得关注的问题。

　　第一，目和少阴肾为会合点。言"平旦阴尽，阳气出于目"，后又合于目，以目为卫气运行的始终点，这是为什么？因为目为命门。如《灵枢·根结》和《灵枢·卫气》都提出"命门者，目也"的命题。这与《灵枢·营卫生会》提出的"卫出下焦"是有关系的。因为下焦也是命门所在

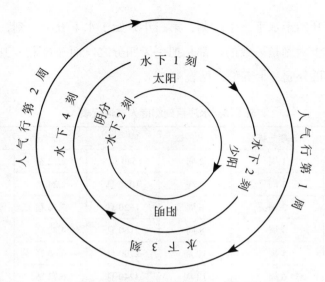

图1-10　水注四刻阳三阴一循行图

地。王冰注《素问·阴阳离合论》时说："命门者藏精，光照之所则两目也。"这就是说，命门贮藏精气，而命门的功能表现却在两目。

由此让我想到了日月五星视运动图和后天八卦方位图，艮卦位于春分点的位置，正是阴尽阳气出的位点，所以《说卦》谓艮卦为"成始""成终"卦。《说文解字》言艮"从匕目"，故易学家谓艮有目、视象。目是卫气的成始成终会合点。

第二，用呼吸定息、日行二十八宿、水注百刻测定的人气运行的方式路线是不同的。

第三，白昼从卯时到酉时合"房至毕"，黑夜从酉时至卯时合"昴至心"，知房起始于卯。依此运动方向，知用的是周日视运动方向。

第四，《内经》归纳出"五十营"循行的始终会合点有三：一是寅初会于手太阴肺，以营行脉中为主。二是会于夜半子时，此以子午纵向左右升降分阴阳。三是平旦会于目，此从卯酉横向上下昼夜分阴阳。细析之，会于手太阴肺者，应颛顼历正月起寅，在立春，距子位天道差45°。应天地之气相差三节之规律。平旦会于目，是讲太阳周日视运动，以卯酉纬度分昼夜。会于夜半子时，是讲太阳周日视运动，以子午经度分阴阳升降消长时的情况。总之，"五十营"是一种圆道运动，是生命活力的保证。

又营卫出中焦阳阴胃，故《灵枢·动输》谓只有"手太阴，足少阴、阳明，独动不休"而为会合点。

营气循行经脉以手太阴为会合点，卫气循行脉外以目为会合点。营卫二气"夜半而大会"于子时，这是为什么？《素问·脉解》说："太阴子也。"知会合点为太阴脾经，因为《灵枢·营卫生会》指出，营卫皆出于中焦。又依子午流注说，少阳胆主子时。《素问·六节藏象论》说："凡十一藏，取决于胆也。"这符合我在《中医外感三部六经说》中研究得出的结论：太阴少阳合为中焦太极，分为二仪说。

营为阴，卫为阳。《素问·生气通天论》说："阴者藏精而起亟也，阳者卫外而为固也。"营气守于内而不泄，卫气固于外则肌肤致密不受邪。营气是化生卫气之原，营气固守则能不断生化卫气，使卫气不弱。卫气不衰而卫外，则营气不泄不耗。营与卫互根互用，维持着机体的正常活动。《灵枢·卫气行》还指出，营卫的协调与否，与人的睡眠有关系。卫昼行于阳，人处于清醒状态，夜行于阴，人即入睡。如果营卫不和则发生病理变化。如《伤寒论》说："病人自汗出者，此为荣气和，荣气和者，外不谐。以卫气不共荣气谐和故尔。"又说："病人藏无他病，时发热自汗出而不愈者，此卫气不和也。"

又《素问·五运行大论》所论天–日月右旋戊己分–天门地户之说，贯穿于《内经》之中。详细内容见于《素问》中《脉解》《诊要经终论》《阴阳别论》及《灵枢经》中《阴阳系日月》《阴阳二十五人》《五音五味》《九针论》等篇。如《素问·阴阳别论》说："四经应四时，十二从应十二月，十二月应十二脉。"《灵枢·五乱》说："经脉十二者，以应十二月；十二月者，分为四时；四时者，春夏秋冬，其气各异……"

黄帝曰：余闻天为阳，地为阴，日为阳，月为阴，其合之于人，奈何？岐伯曰：腰以上为天，腰以下为地，故天为阳，地为阴，故足之十二经脉，以应十二月；月生于水，故在下者为阴，手之十指，以应十日，日主火，故在上者为阳。黄帝曰：合之于脉，奈何？岐伯曰：寅，正月之生阳也，主左足之少阳；未者，六月，主右足之少阳；卯者，二月，主左足之太阳；午者，五月，主右足之太阳；辰者，三月，主左足之阳明；巳者，四月，主右足之阳明，此两阳合于前，故曰阳明。申者，七月之生阴也，主右足之少阴；丑者，十二月，主左足之少阴；酉者，八月，主右足之太阴；子者，十一月，主左足之太阴；戌者，九月，主右足之厥阴；亥者，十月，主左足之厥阴，此两阴交尽，故曰厥阴。甲主左手之少阳，己主右手之少阳；乙主左手之太阳，戊主右手之太阳；丙主左手之阳明，丁主右手之阳明；此两火并合，故曰阳明。庚主右手之少阴，癸主左手之少阴；辛主右手之太阴，壬主左手之太阴。故足之阳者，阴中之少阳也；足之阴者，阴中之太阴也。手之阳者，阳中之太阳也；手之阴者，阳中之少阴也。腰以上者为阳，腰以下者为阴。其于五脏也，心为阳中之太阳，肺为阳中之少阴，肝为阴中之少阳，脾为阴中之至阴，肾为阴中之太阴。黄帝曰：以治之奈何？岐伯曰：正月、二月、三月，人气在左，无刺左足之阳；四月、五月、六月，人气在右，无刺右足之阳；七月、八月、九月，冬气在右，无刺右足之阴；十月、十一月、十二月，冬气在左，无刺左足之阴。(《灵枢·阴阳系日月》)

　　这是以日月从戊位天门夏至点右旋到己位地户冬至点为右、为阴（见日月五星视运动天象图），人体的右手足诸经与之相应；以从己位地户冬至点右旋到戊位天门夏至点为左、为阳，人体的左手足诸经与之相应。这就印证了日月五星视运动天象图存在的正确性。而日月五星视运动天象图是客观存在的科学事实，从而也证明人体左右阴阳分手足诸经是有天文背景的，具有客观性和科学性（图1-11和图1-12）。

　　从图中可以看出一年中阴阳消长的规律。前半年为天属阳，分主阳经，属司天主气。后半年为地属阴，分主阴经，属在泉主气。上半年前三月，为阳中之阳，主左手足阳经；上半年后三月，为阳中之阴，主右手足阳经。下半年前三月，为阴中之阴，主右手足阴经；下半年后三月，为阴中之阳，主左手足阴经。前半年和后半年之分，正是太阳每年两次通过春分点和秋分点的时间，地之阳前半年对应天之阴秋分点到春分点，地之阴后半年对应天之阳春分点到秋分点。春分点对应的是立春,《素问·六节藏象论》所说的"求其至也,皆归始春",即指立春日,是候气至与否的标准时间。"未至而至,此谓太过,则薄所不生,而乘所胜也,命曰气淫""至而不至,此谓不及,则所胜妄行,而所生受病,所不胜薄之也,命曰气迫"。所以术数的推算也以立春为准。《素问·至真要大论》说:"分至何如……气至之谓至,气分之谓分,至则气同,分则气异,所谓天地之正纪也。"至,指冬至、夏至;分,指春分、秋分。因为冬至前后皆属阴,夏至前后皆属阳,故曰"至则气同"。春分前为阴,后为阳,秋分前为阳,

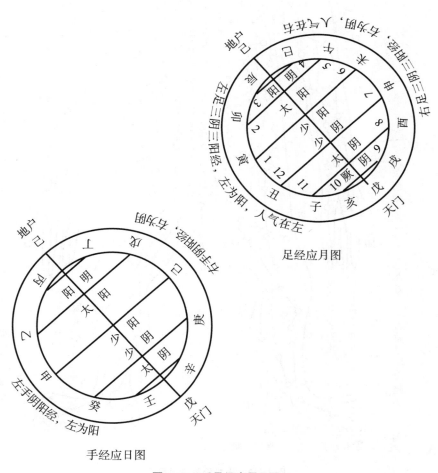

足经应月图

手经应日图

图 1-11 手足经应日月图

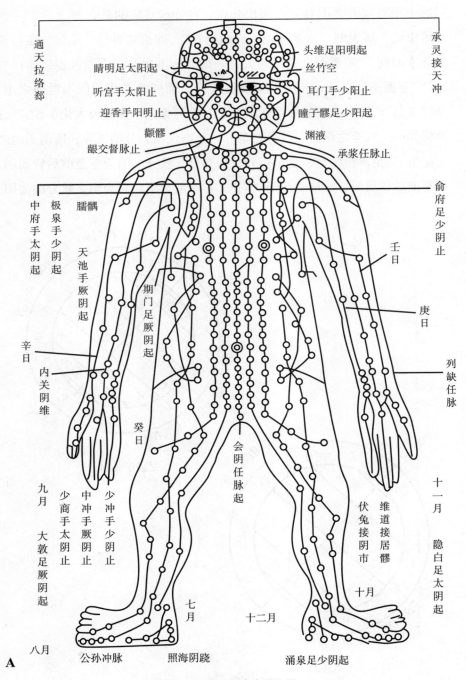

通天拉络都

承灵接天冲

头维足阳明起
丝竹空
耳门手少阳止
瞳子髎足少阳起
渊液
承浆任脉止

睛明足太阳起
听宫手太阳止
迎香手阳明止
颧髎
龈交督脉止

中府手太阴起
极泉手少阴起
臑髎
天池手厥阴起
期门足厥阴起

俞府足少阴止

壬日

庚日

列缺任脉

辛日
内关阴维

癸日

会阴任脉起

十一月
隐白足太阴起

维道接居髎
伏兔接阴市
十月

九月
大敦足厥阴起

八月

少商手太阴止
中冲手厥阴止
少冲手少阴止

七月

十二月

公孙冲脉
照海阴跷

涌泉足少阴起

A

图 1-12　十二经脉应日月图

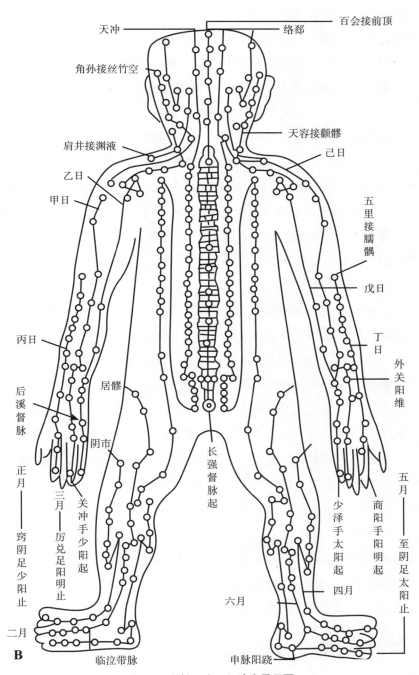

天冲

络郄

百会接前顶

角孙接丝竹空

天容接颧髎

肩井接渊液

己日

乙日

甲日

五里接臑髃

戊日

丙日

丁日

外关阳维

居髎

后溪督脉

阴市

长强督脉起

少泽手太阳起

商阳手阳明起

五月

至阴足太阳止

正月

窍阴足少阳止

三月

厉兑足阳明止

关冲手少阳起

四月

六月

二月

B

临泣带脉

申脉阳跷

图 1-12（续）　十二经脉应日月图

后为阴，故曰"分则气异"。所以要以春分点——立春为界。从经脉应日月图可以看出这种阐述是正确的。从正月到六月（即从春分点到秋分点）为阳，所以《内经》将前半年称司天之气。从七月到十二月为阴，所以《内经》将后半年称在泉之气。二至二分才是天地阴阳之分的正确纲纪。《素问·至真要大论》接下来又说："春秋气始于前，冬夏气始于后。"天门在地气的立冬处。地户在地气的立夏处，春气在地户——立夏之前，秋气在天门——立冬之后，故曰"春秋气始于前"。夏气在地户——立夏之后，冬气在天门——立冬之后，故曰"冬夏气始于后"。离开经脉应日月图，上述经文是不好理解的。《灵枢·五乱》说："经脉十二者，以应十二月。十二月者，分为四时。四时者，春秋冬夏，其气各异，营卫相随，阴阳已和，清浊不相干，如是则顺之而治。"

《素问·至真要大论》说，"阳明何谓也……两阳合明也……厥阴何也……两阴交尽也""幽明何如……两阴交尽，故曰幽；两阳合明，故曰明。幽明之配，寒暑之异也"，《素问·天元纪大论》称为"幽显既位，寒暑弛张"，这可从经脉应日月图看得明明白白。少阳与太阳合明，故曰阳明。少阴与太阴合阴，故曰厥阴。"幽"配于夏至点，对应地之冬至。"明"配于冬至点，对应地之夏至。故有"寒暑之异"。幽，训隐藏，即冬藏之意。夏生冬死，故《系辞传》说，"知幽明之故，原始反终，故知生死之说。"《史记·五帝本纪》说，"（黄帝）获宝鼎，迎日推策……顺夫地之纪，幽明之占，生死之说，存亡之难。"裴骃《集解》，"晋灼曰：策，数也，迎数也。瓒曰：日月朔望未来而推之，故曰迎日。"司马贞《索隐》，"《封禅书》曰：黄帝得宝鼎神策，下云'于是推策迎日'，则'神策'者，神蓍也。皇帝得蓍以推算历数，于是逆知节气日辰之将来，故曰'推策迎日'也。"张守节《正义》："黄帝受神策，命大挠造甲子，容成造历是也。"可知"幽明""死生"之说最迟当起源于皇帝时代。

（二）三生万物——万物发生律

道生一，一生二，二生三，三生万物。万物负阴而抱阳，冲（马王堆出

土甲本作"中")气以为和。(《老子》)

由此可知，每一个物体都含有阴和阳，即都由阴和阳建构而成形，即是《系辞传》所说的"阴阳合德"而"刚柔有体"。然阴阳是看不见、摸不着的东西，所以《内经》根据类推原理说，阴阳之征兆是为水火。就是说，火是阳的象征，水是阴的象征，由此可知，万物是由最基本的物质——水、火构成的。那么水、火如何"合体"呢？老子说"中气以为和"。什么是"中气"呢？中气就是土气。土可以吸纳水和火，水、火、土合和为一，就是所谓的"三生万物"。重点在"阴阳"相"和"，只有水和火，没有土的参与是生不成高级生物的，仅能生成低级生物。水、火和合而为气，气动则成风，故佛家倡言水、火、土、风（中国以木代之）四大元素生成万物说。可是中国却在四大基础上加入"金"，构成五行学说。为什么要加入"金"呢？《说文解字》："金，五色金也。黄为之长，久薶不生衣，百炼不轻，从革不违。西方之行，生于土，从土，左右注象金在土中形，今声。"《白虎通义·五行》说："金者，少阴，有中和之性。"我们认为，关键是"西方之行"和"中和之性"，西方为秋，秋天万物成熟而结实，实则结子，犹胎也，故气功所炼金丹称胎儿，即水火土三家合一之胎物——籽实就是金，非金属之金。所以只有五行才是万物完整的演生律，也说明了万物本身的建构规律。

值得注意的是，《素问·天元纪大论》说："在天为气，在地成形，形气相感而化生万物矣。"就是说，天气是无形的，地气是有形的，现代医学研究生命科学都是从有形物质入手，不考虑无形的天气，那能彻底揭开人体生命科学之谜吗？

中医学认为，生成生命的最基本物质是阴水阳火，水是有形的，火为光热，是无形的，无形的光热仅仅是光合作用吗？现代医学如何用光热理论来研究生命科学呢？我们拭目以待。

从生理上来说，生命体来源于无形的天气和有形的地气。从病理上来说也是如此，有的病象（按：我们根据《周易》象的理论言，疾病为病象，或说证象）产生于有形，有的病象产生于无形。现代医学所能治疗的疾病，必须是用物理和化学检查手段能检查出来的有形疾病，对于那些用物理和化学检查手段检查不出来的疾病，西医学是束手无策的。虽然患者病象明显，感觉很不舒服，但西医因为没有各项检查指标，就无法对证开药治疗，只能说患者无病，回家养去吧。这样的例子太多太多了，不胜枚举。而中医学却能根据人体生命来源于无形之气的理论，根据患者的病象，辨病象而用药，往往能收到立竿见影的效果。这是西医望尘莫及的地方。由于中医与西医对人体生命起源生理及病理的认识不同，导致了中医与西医治疗原则和方法有很大不同。

（三）五行演化律

人由天地合气而成。

寒暑燥湿风火，天之阴阳也，三阴三阳上奉之。木火土金水火，地之阴阳也，生长化收藏下应之。……所以欲知天地之阴阳者，应天之气，动而不息，故五岁而右迁；应地之气，静而守位，故六期而环会，动静相召，上下相临，阴阳相错，而变由生也。……天以六为节，地以五为制。周天气者，六期为一备；终地纪者，五岁为一周。……五六相合，而七百二十气为一纪，凡三十岁；千四百四十气，凡六十岁而为一周，不及太过，斯皆见矣。(《素问·天元纪大论》)

这就是说，天有六气演化律，地有五行演化律。

万物的五行次序演化进程规律，并不等于万物发生规律。万物的发生是由水、火、土三种元素合成的，即所谓的"三生万物"，它们的关系见表1-6。

表1-6　三生万物与五行关系

木	水	火	土	金
水、火、土	水、火、土	水、火、土	水、火、土	水、火、土

虽然万物是由水、火、土三元素合成的，但由于所在的五行时空程序不同，便产生了不同形态的物质。比如，在水时空段所生成的人，水的性质就多一些，火、土的性质就少一些；在木时空段所生成的人，木、水、

火、土的性质就平均一些；在火时空段所生成的人，火的性质就多一些，水、土的性质就少一些；在土时空段所生成的人，土的性质就多一些，水、火的性质就少一些；在金时空段所生成的人，金、水、火、土的性质就平均一些。反映了春木和秋金时空段阴阳平均的特性，且万物的发生，虽然其基本物质是水、火、土三元素，但其生成的性质离不开"形态发生场"这一因素，中国传统文化将其划分成东木、南火、西金、北水、中土、五大"形态发生场"，《素问》所载"异法方宜"即论此。所以全面地说，物质的生成应该是四种元素，即古希腊亚里士多德（公元前 384 年—公元前 322 年）提出的水、火、土、气四元素，佛家则称水、火、土、风四元素。气或风就是场的代表，即中国传统文化中所说的八风。这就是说，西方古人只提出了万物发生律，没有万物演化律，而中国古人，不但提出了万物发生律，也提出了万物演化律，是一套完整的万物进化论。水、火、土，就是日月地三体系，这是生命赖以生存的基本条件。

现代生物学告诉我们，组成生命的物质有三大要素，即蛋白质、核酸和核糖。人体的蛋白质由 20 种氨基酸组成，除了不含不对称碳原子的甘氨酸外，其他 19 种全有手性（又称光学活性），但组成人体蛋白质的氨基酸都是 L 型或称左手型，原因是什么呢？这是当今生命起源科学家研究的热点，称为生命起源的谜中之谜。我们认为，这种左手型氨基酸的光学活性可能与太阳运动规律有关。

核酸有两大类，即脱氧核糖核酸（DNA）和核糖核酸（RNA），其基本化学组成见表 1-7。

表 1-7　两类核酸的基本化学组成

	RNA	DNA
糖基	D- 核糖	D-2- 脱氧核糖
嘌呤碱基	腺嘌呤（A）	腺嘌呤（A）
	鸟嘌呤（G）	鸟嘌呤（G）
嘧啶碱基	胞嘧啶（C）	胞嘧啶（C）
	尿嘧啶（U）	胸腺嘧啶（T）

核酸是自然界所有生物的遗传物质，所以其主要功能就是编码蛋白质。DNA 通常以双螺旋链形式存在，每一条双螺旋链都含有一条遗传的亲代链和一条子代链。

核糖也是生命的重要组成部分。核糖是核酸的主要成分，RNA 和 DNA 的最大差别就在于核糖（RNA）或脱氧核糖（DNA）上。由于核糖是遗传物质核酸的重要组成部分，因此，生物学家推测核糖也有遗传功能，并提出"糖类遗传密码"的新概念。生物学家认为："遗传问题不仅是先天的代系遗传，也包括生命过程中代谢的准确表达。生命信息的准确传递是维持正常生命过程的基础，而三维结构的准确表达则是信息准确传递的物质结构基础。具体研究内容为，生物活性糖类的物质结构基础是如何由双亲传给子代的，以及在后天的细胞新陈代谢中这种结构基础是如何准确表达的。"我们认为，生命遗传表达的方式是按太极 – 两仪 – 四象 – 八卦的模式进行的。

讲到"形态发生场"，人们不好理解，现在用自然界的实例进行解说就好理解了。如地球北极和南极都是冰天雪地的环境，北极生存的是白色的北极熊，而南极生存的是企鹅，是阴阳极别的差异，互换则不能生存繁衍。南方的椰子树、香蕉树、芒果树到了北方就无法生存，北方的白杨树、枣树、苹果树、柿子树到了南方也无法生存。天山的雪莲、青海的冬虫夏草、大熊猫等，凡是动植物都有其生存繁衍的特定环境，这个特定环境就是所谓的"形态发生场"。人乃万物中的一种，自然也不会超越这一规律，所以在不同时间和不同空间出生的人，就打上了"形态发生场"的烙印，从而产生了不同体质、不同性格的人。按发生律三元素说，三五有一十五种人；按四元素说，四五有二十种人；按万物演生律来说，《内经》将其划分为五五二十五类，即阴阳二十五人；按五运六气规律来说，五六有三十种人。如此看来，我们研究五运六气之下的人，不但要重视出生时间，还应该注意出生地点，这样才能全面掌握人的所有信息。

现代科学所谓的"形态发生场"，《内经》称之为天文、地理、人事及"异法方宜"。

宇宙有两种演化规律，即万物有两种演化规律，一种是《系辞》的太极演化规律，另一种是《老子》的道演化规律，其演化形式如下。

(1)《系辞》的太极演化规律

演化程序　易　太极　两仪　四象　八卦　大业（万物）

序数号　　1　　2　　3　　4　　5　　6

(2)《老子》的道演化规律

演化程序　道　一　二　三　万物（九）

序数号　　1　2　3　4　　5

按照天道奇、地道偶的观点，则《老子》的道演化规律是天道演化规律，《系辞》的太极演化规律是地道演化规律。天道演化规律是五程演化律，即我在《中医运气学解秘》和《周易真原》中反复强调的五行周期演化规律。地道演化规律是六程演化律，即我在《中医运气学解秘》中所说的六气周期演化规律。天地相合，就组成了《内经》中所阐述的"五运六气"演化规律。五行周期演化律有太过或不及，则化为十种，可用甲、乙、丙、丁、戊、己、庚、辛、壬、癸十天干标示。六气周期演化律有太过或不及，则化为十二种，可用子、丑、寅、卯、辰、巳、午、未、申、酉、戌、亥十二地支标示。这样天干地支就组合成了宇宙间五运六气六十甲子演化大周期。

从序数号 4 看，为天道演化程序"三"，为地道演化程序"四"，天道和地道相合就组成了《周髀算经》中的弦图（图 1-13）——《勾股圆方图》。

《周髀算经》说："数之法出于圆方，圆出于方，方出于矩，矩出于九九八十一。"赵爽注："方径一而匝四，伸圆之周而为勾，展方之匝而为股，共结一角，邪适弦五，政圆方邪径相通率，故曰数之法出于圆方。圆方者，天地之形，阴阳之数。"其"折矩以为勾广三，股修四，径隅五。既方之外，半其一矩，环而共盘，得成三、四、五，两矩共长二十有五，是谓积矩。"用算式表示如下。

32+42=52

9+16=25

这就是说，在宇宙演化的五行进程中，按天地象五行程序产生了有序

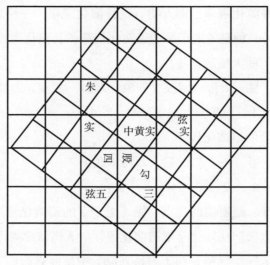

图 1-13 弦 图

的五大类物质，即水、木、火、土、金五类物质。若按河图天地数序产生的五大类物质的五行程序则是《尚书·洪范》所说的"水（一）、火（二）、木（三）、金（四）、土（五）"五类物质。五五二十五，故《灵枢》有阴阳二十五人说。而且弦图大方的边实均为七，七七四十九，正是《系辞》大衍之数五十的用数。七七四十九亦为女人绝经之岁数。月为阴，女为阴，故有同一周期数。而这个七数，却是人生大忌的基数。如《灵枢·阴阳二十五人》说："凡人之大忌，常加九岁、七岁、十六岁、二十五岁、三十四岁、四十三岁、五十二岁、六十一岁，皆人之大忌，不可不自安也，感则病行，失则忧矣。"盖七为少阳，九为老阳，阳极必变，故此皆为人之大忌。

其一，天道和地道，就是圆方之道，就是三和四之道，却达于阴阳之数。其中道理多多，就不在这里一一述说了。我重点要说的是，在宇宙演化进程中产生有序的五大类物质。每产生一大类物质，就有一个形态发生场，因此会有五个大的形态发生场，即东、南、西、北、中五个大形态发生场。每一个大形态发生场，又会有次一级的五个形态发生场，于是五五二十五，就产生了二十五个形态发生场，这就是阴阳二十五人说的来源。再继续分下去，就是万物了，于是就有了物质系说，即在每一个大形态发生场中有一大类物质，其中又包含着许多小类物质，就组成了一个物质系，那就是《内经》中说的五方五行物质系。

其二，从序数号 5 看，为天道演化程序"九"，为地道演化程序"八"，天道和地道相合就组成了《灵枢·九宫八风》中的八卦九宫图。从而形成了宇宙演化的九数周期演化律，我在《周易与日月崇拜》一书中有详细论述，这里就不多述了。但九数周期宇宙演化律，是在五行周期演化律基础上形成的，所以五行进程演化律是宇宙最基本的物质演化规律。《灵枢·阴阳二十五人》说："天地之间，六合之内，不离于五，人亦应之。"这个五行演进的程序是水、木、火、土、金，即《内经》说的藏、生、长、化、收的过程，或曰生、长、壮、老、死的过程。

在天五、地六周期规律的合成下生成的物质类型，即可用六十甲子纳音表（表 1-8）来说明，从表中可以看出每一行物质系的时空位置。

表 1-8 六十甲子纳音五行物质系表

水		木		火		土		金	
润下水	丙子 丁丑	平地木	戊戌 己亥	霹雳火	戊子 己丑	屋上土	丙戌 丁亥	海中金	甲子 乙丑
南方：丙丁		中方：戊己		中方：戊己		南方：丙丁		东方：甲乙	
天河水	丙午 丁未	大林木	戊辰 己巳	天上火	戊午 己未	沙中土	丙辰 丁巳	沙中金	甲午 乙未
泉中水	甲申 乙酉	石榴木	庚申 辛酉	炉中火	丙寅 丁卯	城墙土	戊寅 己卯	白蜡金	庚辰 辛巳
东方：甲乙		西方：庚辛		南方：丙丁		中方：戊己		西方：庚辛	
大溪水	甲寅 乙卯	松柏木	庚寅 辛卯	山中火	丙申 丁酉	大驿土	戊申 己酉	钗钏金	庚戌 辛亥
长流水	壬辰 癸巳	杨柳木	壬午 癸未	山头火	甲戌 乙亥	路旁土	庚午 辛未	剑锋金	壬申 癸酉
北方：壬癸		北方：壬癸		东方：甲乙		西方：庚辛		北方：壬癸	
大海水	壬戌 癸亥	桑松木	壬子 癸丑	佛灯火	甲辰 乙巳	壁上土	庚子 辛丑	金箔金	壬寅 癸卯

医易生命密码

虽然有天道五、地道六之分，但地道法天道，仍以五行周期演化律为主，故《灵枢》将人分为阴阳二十五人（表1-9）。

表1-9　五行阴阳二十五人

水形人	木形人	火形人	土形人	金形人
• 上羽之人，应于足少阴	• 上角之人，应于足厥阴	• 上徵之人，应于手少阴	• 上宫之人，应于足太阴	• 上商之人，应于手太阴
• 桎之为人，应于左足太阳上部	• 大角之人，应于左足少阳上部	• 太徵之人，应于左手太阳上部	• 大宫之人，应于左足阳明上部	• 太商之人，应于左手阳明上部
• 少羽之人，应于左足太阳下部	• 判角之人，应于左足少阳下部	• 判徵之人，应于左手太阳下部	• 加宫之人，应于左足阳明下部	• 右商之人，应于左手阳明下部
• 众之为人，应于右足太阳下部	• 右角之人，应于右足少阳下部	• 少徵之人，应于右手太阳下部	• 左宫之人，应于右足阳明下部	• 少商之人，应于右手阳明下部
• 大羽之人，应于右足太阳上部	• 右角之人，应于右足少阳上部	• 右徵之人，应于右手太阳上部	• 少宫之人，应于右足阳明上部	• 右商之人，应于右手阳明上部

《灵枢·通天》还载有阴阳五种类型人，见表1-10。

表1-10　阴阳五种类型人

类　别	特　性	体　质	外　态
太阴之人	贪而不仁，下齐湛湛，好内而恶出，心和而不发，不务于时，动而后之	多阴而无阳，其阴血浊，其卫气涩，阴阳不和，缓筋而厚皮	黮黮然黑色，念然下意，临临然长大，腘然未偻
少阴之人	小贪而贼心，见人有亡，常若有得，好伤好害，见人有荣，乃反愠怒，心疾而无恩	多阴少阳，小胃而大肠	清然窃然，固以阴贼，立而躁嶮，行而似伏
太阳之人	居处于于，好言大事，无能而虚说，志发于四野，举措不顾是非，为事如常自用，事虽败而常无悔	多阳而少阴	轩轩储储，反身折腘
少阳之人	諟谛好自贵，有小小官，则高自宜，好为外交，而不内附	多阳少阴，经小而络大，血在中而气外，实阴而虚阳	立而好仰，行而好摇，其两臂两肘，则常出于背
阴阳和平之人	居处安静，无为惧惧，无为欣欣，婉然从物，或与不争，与时变化，尊则谦谦，谭而不治，是谓至治	阴阳气和血脉调	委委然，随随然，颙颙然，愉愉然，暶暶然，豆豆然，众人皆曰君子

左足少阳应于一月。右足少阳应于六月。

左足太阳应于二月。右足太阳应于五月。

左足阳明应于三月。右足阳明应于四月。

左手太阳应于乙。右手太阳应于戊。

左手阳明应于丙。右手阳明应于丁。(《灵枢·阴阳系日月》)

我从日月运动五特征点封闭周期，发现了万物的五行演化规律，其另一表达形式是天文历法中的"章、蔀、遂、首、极"(《周髀算经》)。在人有五脏及构成生命基本物质的五大类碱基——A、G、T、C、U，DNA 存在于细胞核的四种碱基是 A、G、T、C，RNA 存在于细胞质内的四种碱基是 A、G、C、U，并组成 T—A、U—A、C—G 三对，显现出"三生万物"及四元素的发生律，而且五运十天干也分为壬、癸、甲、乙、丙和丁、戊、己、庚、辛两个（太、少）五行演化时间段，详细内容见《中医运气学解秘》和《周易真原》两书。其六气十二地支周期也含有五年顺和五年衰的两个演化时间段（表 1-11）。

表 1-11　五行十二地支演化周期表

所对应干支 出现频率 十二周期	金	木	水、土	火
长生	巳（蛇年）	亥（猪年）	申（猴年）	寅（虎年）
沐浴	午（马年）	子（鼠年）	酉（鸡年）	卯（兔年）
冠带	未（羊年）	丑（牛年）	戌（狗年）	辰（龙年）
临官	申（猴年）	寅（虎年）	亥（猪年）	巳（蛇年）
帝旺	酉（鸡年）	卯（兔年）	子（鼠年）	午（马年）
衰	戌（狗年）	辰（龙年）	丑（牛年）	未（羊年）
病	亥（猪年）	巳（蛇年）	寅（虎年）	申（猴年）
死	子（鼠年）	午（马年）	卯（兔年）	酉（鸡年）
墓	丑（牛年）	未（羊年）	辰（龙年）	戌（狗年）
绝	寅（虎年）	申（猴年）	巳（蛇年）	亥（猪年）
胎	卯（兔年）	酉（鸡年）	午（马年）	子（鼠年）
养	辰（龙年）	戌（狗年）	未（羊年）	丑（牛年）

表 1-11 就是术数中五行天干生旺死绝表。表中的长生、沐浴、冠带、临官、帝旺为五顺年，衰、病、死、墓、绝为五衰年，胎、养为两平年，表示人类生命规律的十二周期律。在该表中，水、土是一样的，然而也有人认为火、土是一样的。那么，谁对谁不对呢？都对。从万物发生律看，水、火、土三元素相合而生物，故有心火为土和脾土为水两学说出现。如《说文解字》："心，人心，土脏也，在身之中，象形。"段玉裁注："土脏者，古文《尚书》说；火脏者，今文（《尚书》）家说。"脾土为水，心火为土，就是水火合德而化生万物矣。关于水土合德说于下文太阴说中再谈论。

王全年等则是从化学元素周期表（表 1-12）中发现了万物五程演化规律。

表 1-12　元素周期表（《走近中医》）

I A	II A	III B	IV B	V B	VI B	VII B	VIII					III A	IV A	V A	VI A	VII A	零族
1 氢																	1 氦
1 锂	2 铍											1 硼	2 碳	3 氮	4 氧	5 氟	1 氖
1 钠	2 镁											1 铝	2 硅	3 磷	4 硫	5 氯	1 氩
1 钾	2 钙	1 钪	2 钛	3 钒	4 铬	5 锰	1 铁	2 钴	3 镍	4 铜	5 锌	1 镓	2 锗	3 砷	4 硒	5 溴	1 氪
1 铷	2 锶	1 钇	2 锆	3 铌	4 钼	5 锝	1 钌	2 铑	3 钯	4 银	5 镉	1 铟	2 锡	3 锑	4 碲	5 碘	1 氙

众所周知，斐波那契从兔子繁殖数目问题得出一个斐波那契级数，斐波那契级数反映了生命繁衍和自然生长规律，其中有一个明显的每隔五位为一循环周期的规律，有近似于 11 倍的扩充。例如，55/5=11，89/8=11.1，144/13=11.08……

也就是说，这个自然生长规律有一个五阶段的演化过程，冯庆辉、郭俊义等学者称之为"自然生息率"（表 1-13）。兔子的繁殖与月亮的运动有

表 1–13　自然生息率

	0	ψ（L/U）	ψ^{-1}（U/L）
道发自然 道生一 一生二 二生三 三生万物	1		
	2	2.000000000000000	0.500000000000000
	3	1.500000000000000	0.666666666666667
	5	1.666666666666667	0.600000000000000
	8	1.600000000000000	0.625000000000000
	13	1.625000000000000	0.615384638309479
	21	1.615384578704834	0.619047641754105
自行五次 即一周期 更有 11 倍的 扩充	34	1.619047641754150	0.617647051811218
	55	1617647051811218	0.618181824684143
	89	1.618181824684143	0.617977499961853
	144	1.617977499961853	0.618055582046509
	233	1.618055582046509	0.618025779724121
	377	1.618025779724121	0.618037164211273
	610	1.618037104606628	0.618032813072205
	987	1.618032813072205	0.618034422397614
阴阳五行	1597	1.618034482002258	0.618033826351166
	2584	1.618033766746521	0.618034064769745
	4181	1.618034005165100	0.618033945560455
	6765	1.618034005165100	0.618034005165100
	10946	1.618034005165100	0.618034005165100
	17711	1.618034005165100	0.618034005165100
	28657	1.615034005165100	0.618034005165100
	46368	1.618034005165100	0.618034005165100
	75025	1.618034005165100	0.618034005165100
	121393	1.618034005165100	0.618034005165100

（续表）

	196418	1.618034005165100	0618034005165100
	317811	1.618034005165100	0.618034005165100
	514229	1.618034005165100	0.618034005165100
	832040	1.618034005165100	0.618034005165100
阴阳五行	1346269	1.618034005165100	0.618034005165100
	2178309	1.61 8034005165100	0.618034005165100
	3524578	1.618034005165100	0.618034005165100
	5702887	1.618034005165100	0.618034005165100
	9227465	1.618034005165100	0.618034005165100
	14930352	1.618034005165100	0.618034005165100

关，即与太阴历法有关，也就是与月亮运动五特征点有关，故有一个五阶段的演化规律。从表1–10可以看出，自然生息率与黄金分割律0.618有密切关系。这也是应该引起我们重视的地方，因为它可以形成黄金螺旋线——生命的曲线，并存在于多种事物之中，如股市市场等。

《素问·六节藏象论》又说："天以六六为节，地以九九制会。"既然《素问·天元纪大论》中有"地以五为制"，为什么又说"地以九九制会"呢？因为日月的五数封闭周期不是一个完整的周期，一个完整的周期需要阴阳两个五数封闭周期，而阴阳两个五数封闭周期的开放螺旋运动周期就是九数周期，故此言"地以九九制会"。

五行演化律在人体的表现应于五脏，在自然界应于五运，形成了以五脏为核心的天人合一的中医五行理论体系。

（四）六气演化律

六气演化律，就是寒、暑、燥、湿、风、火六气周期，是由太阳视运动形成的，因为日主寒热，其代表名称是三阴三阳。这显然是天文学因素，那么如何考虑天文因素在生命体生化中的作用呢？天文因素在生命体物理和化学因素中起什么作用呢？这都需要生物学家们进行思考。

六气演化律在人体的表现应于六腑，六腑系统隶属于五脏体系，从而形成了中医五脏六腑的理论体系，对应自然界的五运六气学说。但是，由于六腑系统是隶属于五脏系统的，所以应以五脏系统为中医的核心理论。

"天以六六制节"，故有六六三十六数的演化周期，阴阳一对为七十二数周期。"地以九九制会"，故有九九八十一数的演化周期，阴阳一对为一百六十二数周期。

就五行演化律和六气演化律结合来说，有五六三十数的演化周期，一个阴阳对三十数为六十数周期（六十甲子周）。

（五）五运六气与生物

《内经》认为，物候是天象反应的重要佐证，《素问·五运行大论》曾明确指出日月五星运动的天象是"候之所始"。因此，五行（即五运）演化律和六气演化律影响着生物的生长发育（表1-14）。

从表1-14可以看出，当中运不足时，植物类的气化，是所胜之气与所

表1-14　五运对生物生长发育的影响

动植物		谷	果	虫	畜	人
丁壬木运	敷和年平气	麻	李	毛	犬	助肝系，生心系，荥穴
	委和年不及	稷（土）稻（金）	枣（土）桃（金）	毛（木）介（金）	犬（木）鸡（金）	邪伤肝木
	发生年太过	麻（木）稻（金）	李（木）桃（金）	毛（木）介（金）	犬（木）鸡（金）	助肝木克脾土
戊癸火运	升明年平气	麦	杏	羽	马	助心系，生脾系，腧穴
	伏明年不及	豆（水）稻（金）	栗（水）桃（金）	鳞（水）羽（火）	彘（水）马（火）	邪伤心火
	赫曦年太过	麦（火）豆（水）	杏（火）栗（水）	羽（火）鳞（水）	羊（火）彘（水）	助心火克肺金

（续表）

动植物		谷	果	虫	畜	人
甲己土运	备化年平气	稷	枣	倮	牛	助脾系，生肺系，经穴
	卑监年不及	豆（水）麻（木）	栗（水）李（木）	倮（土）毛（木）	牛（土）犬（木）	邪伤脾土
	敦阜年太过	稷（土）麻（木）	枣（土）李（木）	倮（土）毛（木）	牛（土）犬（木）	助脾土克肾水
乙庚金运	审平年平气	稻	桃	介	鸡	助肺系，生肾系，合穴
	从革年不及	麻（木）麦（火）	李（木）杏（火）	介（金）羽（火）	鸡（金）羊（火）	邪伤肺金
	坚成年太过	稻（金）黍（火）	桃（金）杏（火）	介（金）羽（火）	鸡（金）羊（火）	助肺金克肝木
丙辛水运	静顺年平气	豆	栗	鳞	彘	助肾系，生肝系，井穴
	涸流年不及	黍（火）稷（土）	杏（火）枣（土）	鳞（水）倮（土）	彘（水）牛（土）	邪伤肾水
	流衍年太过	豆（水）稷（土）	栗（水）枣（土）	鳞（水）倮（土）	彘（水）牛（土）	助肾水克心火

徐振林注：原文"李"，当改为"桃"

不胜之气兼化。如木运不及，谷果土金兼化；火运不及，谷果水金兼化；土运不及，谷果水木兼化；金运不及，谷果木火兼化；水运不及，谷果火土兼化。而动物类的气化，是本气与所不胜之气兼化。如木运不及，畜虫木金兼化；火运不及，畜虫火水兼化；土运不及，畜虫土木兼化；金运不及，畜虫金火兼化；水运不及，畜虫土木兼化。可是当中运太过时，无论是植物类的气化，还是动物类的气化，都是本气与所不胜之气齐化。如木运太过，木金齐化；火运太过，火水齐化；土运太过，土木齐化；金运太过，金火齐化；水运太过，水土齐化。在中运为平气时，动植物都是同者受助。

"静"，含既不生育，也不耗损的意思。凡"育"者为助，"不成""不育""耗"者为制。《素问·五常政大论》说，六气在司天、在泉及左右间不同的气位对五类动物有着制约的作用，即"同者盛之，异者衰之，此天地之道也，生化之常也""五类衰盛之不全，此气之常也"。所谓"同者盛之"，指动物的五行属性与气、运的五行属性相同，得气、运之助有利于其生长发育。即《素问·六元正纪大论》所说："厥阴所至为毛化，少阴所至为羽化，太阴所至为倮化，少阳所至为羽化，阳明所至为介化，太阳所至为鳞化，德化之常也。"所谓"异者衰之"，指动物的五行属性与气、运的五行属性不同，对其生长发育不利或有损耗。

从表 1-15 中可以看出，在泉之气对动物的影响，比司天之气要大，

表 1-15　六气对生物生长发育的影响

动植物及人		助五虫	制五虫	人	五谷果
厥阴风木巳亥年	司天	毛虫静（木）羽虫育（火）	介虫不成（金）	生我者受害，肾水病	苍（木）丹（火）李（木）杏（火）麻（木）麦（火）
	在泉	毛虫育（木）	羽虫不育（火）倮虫耗（土）	肝木克脾土	
少阴君火子午年	司天	羽虫静（火）介虫育（金）	毛虫不成（木）	生我者受害，肝木病	丹（火）白（金）杏（火）桃（金）麦（火）稻（金）
	在泉	羽虫育（火）	介虫耗不育（金）	心火克肺金	
太阴湿土丑未年	司天	倮虫静（土）鳞虫育（水）	羽虫不成（火）	生我者受害，心火病	黅（土）玄（水）枣（土）栗（水）稷（土）豆（水）
	在泉	倮虫育（土）	鳞虫不成（水）	脾土克肾水	
少阳相火寅申年	司天	羽虫静（火）毛虫育（木）	倮虫不成（土）	生我者受害，肝木病	同厥阴巳亥年
	在泉	羽虫育（火）	介虫耗（金）毛虫不育（木）	相火克肺金	
阳明燥金卯酉年	司天	介虫静（金）羽虫育（火）	介虫不成（金）	生我者受害，脾土病	同少阴子午年
	在泉	介虫育（金）	羽虫不成（火）毛虫耗（木）	肺金克肝木	
太阳寒水辰戌年	司天	鳞虫静（水）倮虫育（土）	鳞虫不成（水）	生我者受害，肺金病	同太阴丑未年
	在泉	鳞虫育（水）	倮虫不育（土）羽虫耗（火）	肾水克心火	

可以说动物的生长和发育主要取决于在泉之气的影响。在泉时"同者盛之"，所不胜受制。司天之气只能保护同性动物不受伤害，保持"静"的状态。而对植物的影响，司天、在泉则一样。总之，万物的生成，不独依靠天气而生，更重要的是依靠地气而长。

帝曰：气始而生化，气散而有形，气布而蕃育，气终而象变，其致一也。然而五味所资，生化有薄厚，成熟有少多，终始不同，其故何也？岐伯曰：地气制之也，非天不生而地不长也。(《素问·五常政大论》)

综上所述可知，六气与五运决定着万物的生与死。每年之运称中运，受中运影响，万物从五运而化生，《素问·五常政大论》称作"中根"。如高士宗注："五运在中，万物化生，所谓中根也。"六气在中运之外，万物从六气而化生，《素问·五常政天论》称作"根于外"。所以《素问·五常政大论》说："根于中者，命曰神机，神去则机息；根于外者，命曰气立，气止则化绝。故各有制，各有胜，各有生，各有成。故曰：不知年之所加，气之同异，不足以言生化，此之谓也。"《内经》把根于中运称作"神机"，主宰万物的生化作用，"神"去则万物的生化机能停止。而中运源于月亮运动，说明月亮运动对万物的生化有特殊的作用。《内经》曾对海潮与人体气血相应关系进行了说明。西方学者研究指出，地球上的生物是由太阳和月亮的运动产生的，太阳能量组成了生物运动机体，月亮能量创造了生物骨骼，使人可以站立起来行走，使植物长有纤维。进一步推断，如果地球没有了月亮，地球上的一切生物将是没有纤维、没有骨骼的软体状生命，所以说"万物生长靠太阳，更要靠月亮"。可是西方人的这一发现，比《内经》晚了几千年。我们希望现代科学能重视起来，给月球一个平静的环境，开发月球恐怕将给地球上的生物带来灾难"。

根中之"神机"源于五运，根外之"气立"源于六气，五运六气——日月运动决定着一年的生化活动。生化活动主宰着生物的生命活动，即生物的生长壮老死过程。因此，探索生物生命的规律，不应只局限于生物个体，而应立足于天道规律对生物（包括人在内）的影响。正因为天道规律主宰着万物的化生，而每年的天道都在不停地变化着，影响万物的化生，所以《内经》提出了著名的"司岁备物"（《素问·至真要大论》）理论。所谓"司岁备物"，指按照当年所司的气、运之气所生之物，以收备之，因为此"岁物"得"天地之专精之化，气全力厚"。

《内经》指出，动物（包括人类）的胎育长养受五运六气的影响和制约，就是突出强调了天道规律对胎孕时期的决定性影响。从而可以了解不同运气年份出生的人，由于禀受不同的运气，而有不同的体质。就是说，人体的生理、病理及体质都受天道规律的影响，据天道规律可以预知人的发病规律。这对优生优育及选取优良种子至关重要。这一理论对胚胎时期的胎养和出生后的养生及防治疾病有重大的启示作用。

五行不仅是一种物种的分类，也是人类关系网的分类。如以每个人为一个中心，就会产生我生、生我、我克、克我四类，组成一个五行生克体系。这是一个自然界的生态平衡体系，控制着自然界万物的共生与发展。

（六）一分为二——万物繁衍律

《老子》"三生万物"的生命创生观，只解决了万物本身的建构问题，没有解决生物的传代问题，而孔子却解决了这一难题。

是故《易》有太极，是生两仪，两仪生四象，四象生八卦。八卦定吉凶，吉凶生大业。（《系辞传》）

孔子这种一分为二术，说的就是万物传代问题。第一代、第二代、第三代、第四代……可以无限制传下去。整个过程是阴阳体按 2n 数列发生量变的过程，即阴阳体的自我复制过程。从中可以看出，万物总有遗传基因存在而形成了物种，这就是《系辞传》所说万物"类聚""群分"的根据。苗孝元、姜在生在《易之道》中言："它科学地证明了《周易》是中国古代贤哲依据生命现象创造的一个用严密的数理逻辑语言表达宇宙基本结构和根本规律的、最合适、最简单化的科学体系；同时，它也科学地证明了《周易》不仅是中国传统文化的科学内核，也是现代世界文化的科学内核。《易之道》对《周易》的认识，是以两个重要发现为基础的。其一，'先天八卦次序''后天八卦次序''先天八卦方位''后天八卦方位'四图和六十四卦，准确地表示了生物体中的 DNA 双螺旋结构、DNA 的自我复制及 64 个遗传密码。其二，'先天六十四卦次序''先天六十四卦方位'和太极图表示的是一个完整的二进制数学体系，而且两个体系有机地联系在一起，构成生命现象的二进制数学模型，并以此作为宇宙的模型，揭示宇宙的基本结构和根本规律。"这就是万物的演化繁衍律。

万物都由阴阳建构而成，即雌雄媾合而成，这是万物的共性规律、统一性规律，将其高度抽象概括即为"一阴一阳之谓道"的规律。我们的祖先早在 2500 年以前就发现了这一规律，然而直到 19 世纪奥地利生物学家孟德尔及 20 世纪美国生物学家摩尔根、细菌学家登伯格、噬菌体学家德尔吕布等人，才在各自的研究范围里发现了这一规律：一切生物有共同的、统一的遗传规律，有共同统一的遗传物质基因。

20 世纪 40 年代，生物学家才又发现，核酸是一切生物体的共同遗传物质。一切核酸都有共同的核苷酸链结构，并分为脱氧核糖核酸（DNA 双链）和核糖核酸（RNA 单链）两大类。核酸有五个碱基，即 A、C、T、U、C，组成了 T—A、U—A、C—G 三联体密码遗传表，有 64 个遗传密码（同于 64 卦），显现了"三生万物"及四元素（4 个碱基）发生律。于是我们知道了，所有生物，从细菌到人类，遗传密码都是通用的，遗传机制是相同的，所有生物都有相同的祖先。王文清说："两个系统（生物 64 个遗传密码和《易经》64 卦）64 个符号的一致性，使我们可以合理地假设，有一种既通过非物质的信息，又通过物质信息表现出来的密码体系，所有生命正是用该体系的 64 个符号（密码子）表达出来的。我们意识到 DNA 码与《易经》码具有同一性。阴阳的世界极由携带 64 种均衡态力的 DNA 链通过我们身体中的每一个细胞显示出来。……在揭示生命奥秘的今天，科学家发现分子生物学、分子遗传学竟然与古代的《易经》相通，并发现《易经》中的卦是宇宙时空观的符号，表示了宇宙时空的动态平衡及空间结构层次的关系。三元素是宇宙的基本要素，八卦是空间 8 个方向的力场，64 卦是最优化的、省能量的时空状态变化。我们对世界有了科学的认识，物理学与思维哲学是一个完整的整体。"

由卦象排列次序图（图 1-14）可以看出，阴阳媾合虽然可以生成万物，但可以分为两大类，即阴阳两大类，阳类的遗传基因以阳为主导而有男（雄性）有女（雌性），阴类的遗传基因以阴为主导，也是有男有女，这在卦象次序图中看得一清二楚。遗传基因以阳为主导的女性，可能出生在阳干支年，如甲子、丙午、戊戌等，多带有阳刚之气。遗传基因以阴为主导的男性，可能出生在阴干支年，如乙丑、丁未、辛亥等，多带有阴柔之气。

王全年等将阴阳两类属性称之为"宇宙演化的反属性定律：宇宙演化出一类物质属性，一定会再演化出另一种有差别的物质属性与之相对立"。如此就形成了宇宙的对立统一规律。

在阴阳两类之中，如 DNA 的双螺旋链，都含有一条亲代链和一条子代链。亲代链表示他们共同的遗传祖先，子代链则表示他们的繁衍传代。

"一阴一阳之谓道"的规律反映在一切物质之中，人类当然也不例外，如肺、肝都有两叶，心有左右室，肾有左右肾，上下肢也有左右，大脑也有左右，而且其左右有着不同的功能。如科学家勒得、赫尔曼曾对 7000 多人进行研究、测试，结果发现习惯使用左脑的人，多为律师、作家、财税官员、技术专家等，他们大多具有很强的逻辑推理能力、语言天赋、文学修养。而习惯使用右脑的人，多为诗人、政治家、作曲家、建筑家、企业家、舞蹈家、艺术家等，而那些少有的杰出成功人士，大多左右大脑同

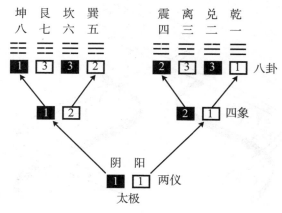

图 1-14　先天八卦次序图（《易之道》）

时使用。心脏左右室的功能也不同，由此推知，肺、肝、肾的左右功能也应有差别，需要科学家进行深入研究。

阴阳两类，就宇宙而论就是天道和地道，表现在遗传物质上就是脱氧核糖核酸的双链，一条链为天道链，一条链为地道链，而其媾合成的A—T、C—G为人道，具有天、地、人三才之道。天道左旋、地道右旋，天道和地道左右旋所形成的太极图阴阳鱼运动，就是DNA的双螺旋发展结构（图1-15）。

（七）生：天地之大德

《系辞传》说："天地之大德曰生""生生之谓易"，并说"乾以大生""坤以广生""天地氤氲，万物化醇；男女构精，万物化生""原始反终，故知死生"。《序卦传》也说："有天地然后有万物，有万物然后有男女，有男女

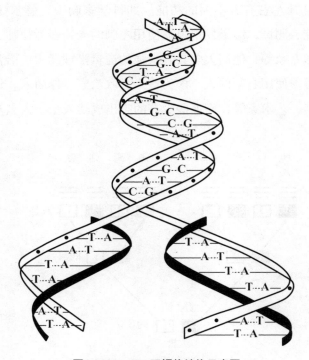

图1-15　DNA双螺旋结构示意图

然后有夫妇，有夫妇然后有父子……"由此可知，《周易》是一本讲"生死"的书，是一部生命之书。书中还讲了万物的化生程序，谓"易有太极，是生两仪，两仪生四象，四象生八卦"，乃至六十四卦及万物。

天地生万物的另一种形式是《老子》的"道生一，一生二，二生三，三生万物。万物负阴而抱阳，中气以为和"。

因此，我在《中医太极医学》一书中说："宇宙有两种万物化生规律，一种是《系辞传》的'太极演化规律'，另一种是《老子》的'道演化规律'。按照天道奇、地道偶的观点，则《老子》道演化规律是天道演化规律，《系辞传》太极演化规律是地道演化规律。并据此推导出万物演化律及万物发生的规律。"

人体生命科学的天地之气起源说，又是中医阴阳五行学说之源。因为阴阳五行学说起源于天地的运动规律。

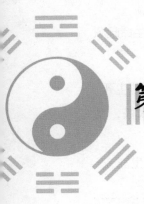

第2章　两种遗传生命系统

从发生学来看，人体生命来源有二：一是来源于父母双亲，二是来源于天地自然界。来源于父母精气者为父母遗传物质，来源于天地自然界者为自然遗传物质。李卫东称此两套生命体系为解剖生理系统和藏象生命系统，每一个人都是由解剖生理系统和藏象生命系统组合成的"共生体"。李卫东认为，解剖生理系统是第一生理系统；藏象生命系统是第二生理系统，是中医学的核心。父母遗传物质来源于精——受孕时刻的年、月、日、时四辰合一时刻（用干支次序编码表示，俗称四柱八字、生辰八字。但父母也难确定受孕时刻，故此生辰八字较难确定），受孕胎儿与母体为一体，因此在这一阶段主要是受母体小宇宙节律的影响，母体又受自然节律的影响。宇宙自然遗传物质来源于降生时刻的年、月、日、时四辰合一时刻的天地合气（也用干支次序编码表示），胎儿断脐脱离母体后称为婴儿，自成个体，其生命能量的供给由母亲变为大自然，因此受自然节律——天体运动节律影响最大，即五运六气的影响，这就是我们应用每个人出生时空（时间和地点）看病的根据。出生时的时空宇宙信息深深地刻印在每个人体身上，我们称之为信息生命科学，与父母遗传物质一起决定了其个体的体质及生命运程。

天地者，万物之上下也；阴阳者，血气之男女也；左右者，阴阳之道路也；水火者，阴阳之征兆也；阴阳者，万物之能始也。（《素问·阴阳应象大论》）

王冰说："能始，为变化生成之元始也。"即指万物的原始或发源。万物都是阴阳合和而成，人也不例外，男女是阴阳，天地也是阴阳。

胎儿通过脐带与母体相连，是母体的一部分，没有成为个体。胎儿出生断脐，脱离母体，才能成为个体，故应从这一时刻，即个体接受自然遗传物质的时刻起计算其生辰"四柱"及生命运程。

于是有人问我，在同一个时辰出生的人是否都一样呢？我们认为这个提问是不妥当的。现在一般人所说的同一个时辰，是指标准时间，如北京时间、伦敦时间等。而在宇宙自然中却没有相同的时空点，如北京时间2006 年 2 月 26 日 6 时 30 分 15 秒，在同一个经度都是这个时间，这是人为定下的，然而在自然界却不是这样。在自然界，虽然有相同的经度，但没有相同的纬度，其时空点就不相同。如在同一北京时间同一经度的北京和广东梅州，其气温有一个季节之差，从自然界来说，时间是由日地运动决定的，季节之差就表明了时间的不同。所以我们说，同一北京时间出生的人，有相同的地方，也有不同的地方，个体是有差异的。他们有哪些不同呢？首先是父母遗传的不同，其次是出生的时空点不同。就父母遗传来说，双胞胎也有同有异，因每一个胚胎所受父母各方的遗传是不相同的。如 2006 年 2 月 23 日《太原晚报》据英国《每日邮报》21 日报道，英国一个 17 岁混血男子雷米·霍德和一个 19 岁混血女子凯丽·霍吉森生下"黑白双胞胎"女婴，凯丽和雷米他们各自的母亲都是白人，而他们的父亲都是黑人。他们生下的两个女婴，一个随他们的母亲为白皮肤（母亲的遗传物质占主导地位），一个随他们的父亲为黑皮肤（父亲的遗传物质占主导地位）。专家称，混血儿父母生下"黑白双胞胎"的概率仅有百万分之一，然而让他们赶上了。此外还有前后出生的时间差异。但也有很多相同的地方，已有很多报道说双胞胎有相同感应的事例。自然界的时空点无时无刻不在变化，人体是随自然界时空点的变化而变化的，因此各地均按北京时间来确定时间时域是不对的。

不仅有地域的差别，还有地势的差别，如在同一地点，山上和山下的气温、植被、生物等不同，所以我们要讲时空点，不能只讲时间，否则医学就不全面，要建立时空医学观念。

由此可知，母体受孕和分娩这两个时刻是人体个体生命最重要的时刻，受孕时刻注入了父母双亲系的遗传基因物质，此为先天物质；降生时刻注入了自然遗传基因物质，此为后天物质。这两种遗传基因物质相结合，组成了个体人的生命基因物质，由此便形成了特殊的生命本命态，包括人的气质特征、健康状况、性格取向、思维模式、情感特征等，即所谓的命运。

父母遗传物质与父母体质有关系，自然遗传物质与天文有关系。这两种遗传物质相互作用影响着生命体的生、长、壮、老、死，以及生命体的各种周期性节律。父母遗传物质可能主要作用于"三生万物"的人体发生律，自然遗传物质可能主要作用于五运六气的人体演化律。当然两者又是相互影响的。

生是如此，死亦如此，父母遗传物质坏死可以导致生命死亡，天地自然遗传物质气和饮食断绝也可以导致生命死亡。

人体生命精合说，西医学中有，中医学中也有。而自然遗传物质说，中医学中有，西医学中却没有，这就是中医优越于西医的地方，我们要珍惜啊。

自然界天地合气而生人，有两方面的内容：一是天体运行节律对人体的影响，二是水谷饮食对人体的影响。天体的运行产生五气，如《素问·阴阳应象大论》说："天有四时五行，以生长收藏，以生寒暑燥湿风。"寒暑燥湿风，就是天之五气。天地合气，则"天食人以五气，地食人以五味，五气入鼻，藏于心肺，上使五色修明，音声能彰；五味入口，藏于肠胃，味有所藏，以养五气，气和而生，津液相成，神乃自生"。(《素问·六节藏象论》)五气和五味两相合和，便产生了津液，津液以生精血，后天养先天，精神自然就健旺了。

来自父母的遗传物质——精子和卵子，是有形的物质，有象有数，是器。来自天地的遗传物质——气，是无形的物质，有理有数，是道。《系辞传》说："形而上者谓之道，形而下者谓之器。"《老子》说："有物混成，先天地生，寂兮寥兮，独立不改，周行而不殆，可以为天下母。吾不知其名，字之曰道""道者，万物之奥""道常无为""能知古始，是谓道纪""道可道，非常道；名可名，非常名。无名，天地之始；有名，万物之母""此两者（即始和母）同出而异名，同谓之玄。玄之又玄，众妙之门"。这就是说，形而下的器是人能用肉眼看得见、摸得着的东西，是有形有质的实在物质，这就是西医学研究的器层次。而形而上的道是人用肉眼看不见摸不着的东西，是没有形质的物质，中医学不仅研究道层次，还研究器层次，所以中医学要比西医学道高一尺。这就是中医重视象数理的道理。

由上述可知，天地二气的变化，会直接影响人类的健康状态。因此，中医认为，不能只从父母遗传下来的有形机体的生理、心理寻找疾病的根源和医治方案。要把眼界放宽到天地间，即宇宙自然界中去考察，注意自然遗传因素对人类健康的影响，那便是中医的五运六气及子午流注等学说，用现代时髦的话说就是天文医学或宇宙全息医学。天地二气的运行变化所产生的物质布满宇宙之间，有大量微生物弥漫飘游于太空。不同的时空环境会促使不同的微生物活跃起来，从而产生不同的流行性病毒，这就是流行性疾病具有天文周期的缘故。按照中医学五运六气理论来说，流行性传染病总是发生在非时之气流行时期，如夏行冬寒之气、冬行夏令、季春行夏令、仲夏行秋令等，所以它是可以预测到并进行预防的，《内经》给出了各种预防治疗原则，应引起医学家们的重视。

按照五运六气学说推论，不仅人类的生命节律与出生年代的时空点有关，疾病也与出生年代有关。

父母遗传物质，父精为阳精，母精为阴精，阳精和阴精合而成胎，即有神，就是"三生万物"之意。

天地自然遗传物质，天气为阳精，地气为阴精，天地合气而生津液，即有神，也是"三生万物"之意。

父母合精而神生，有精有神，为先天。天地合气而神生，有气有神，为后天。先天与后天合，人有精、气、神三宝。

既然人体生命来源于父母，那么每个人都与其父母有相互感应的功能。既然人体生命来源于大自然，那么每个人都与大自然有相互感应的功能。这是科学，不是迷信。这对研究人体生命科学会有很大帮助。

一、父母遗传——性生命科学

中医学非常重视遗传问题，提出近亲不结婚，还要注意精的质量，受孕时间、地点及环境等。《内经》时代已经明确提出了癫痫为胎生病的观点。如《素问·奇病论》说："人生而有病癫疾者……病名为胎病，此得之在母腹中时，其母有所大惊，气上而不下，精气并居，故令子发为癫疾也。"又如《诸病源候论》说："人在胎，其母卒大惊，精气并居，令子发癫。"此外还提出了防治原则。

（一）五代遗传

我们所说的父母遗传，不只限于父母个体，而是包括父系、母系两种遗传血统，即家族发病史。因为遗传有直接遗传——父母遗传子女，还有隔代遗传、祖系遗传、交叉遗传，如姑、伯叔、姨舅遗传等。我国有五代人（表2-1）内不结婚的习俗，就是为了防止遗传问题。

表 2-1　五代直系亲

旁系亲	旁系亲	旁系亲	旁系亲	高祖父母	旁系亲	旁系亲	旁系亲	旁系亲
			曾伯叔祖母	曾祖父母	曾伯叔祖父			
		堂伯叔祖母	伯叔祖母	祖父母	伯叔祖父	堂伯叔祖父		
	再堂伯叔母	堂伯叔母	伯叔母	父母	伯叔父	堂伯叔父	再堂伯叔父	
三堂姐妹	二堂姐妹	堂姐妹	胞姐妹	己身	胞兄弟	堂兄弟	二堂兄弟	三堂兄弟

现代医学将遗传病分为两大类：一为染色体异常遗传疾病，二为基因遗传性疾病。

（二）受孕及禁忌

受孕结胎时刻对一个人来说非常重要，决定着人的先天命运，因此古人对受孕结胎时刻特别重视，提出了多种男女交合时的禁忌。

交会者当避丙丁日，及弦、望、晦、朔、大风、大雨、大雾、大寒、大暑、雷电霹雳、天地晦冥、日月薄蚀、虹蜺地动。……有子必颠、痴、顽愚、瘖痖、聋聩、挛跛、盲眇多病、短寿、不孝不仁。又避日月星辰，火光之下，神庙佛寺之中，井灶圊厕之侧，塚墓尸柩之傍，皆悉不可。夫交合如法，则有福德，大智善人降托胎中，乃令性行调顺，所作和合，家道日隆，祥瑞竞集。若不如法，则有薄福愚痴恶人来托胎中，乃令父母性行凶险，所作不成，家道日否，殃咎屡至。虽生成长，家国灭亡。夫祸福之应，有如影响，此乃必然之理。（孙思邈《千金方》）

人与天地同功，日月薄蚀、大风大雨、虹蜺地动、雷电霹雳、大寒大暑、四时节变，不可交合阴阳，慎之。（《医心方》）

人之始生本在于胎合阴阳也，夫合阴阳之时，必避九殃，殃者，日中之子，生则欧逆一也；夜半之子，天地闭塞不通则聋盲二也；日蚀之子，体戚欧伤三也；雷电之子，天怒兴威必易脉狂四也；月蚀之子，与母具凶五也；虹蜺之子，若作不祥六也；冬夏日至之子，生害父母七也；弦望之子，必为乱兵风盲八也；醉饱之子，必为病癫疽痔有疮九也。（按：这一段见《素女经》）

有五观（禁）子生不祥：月水（月经）未清（未尽）一观也；父母有疮二观也；丧服未除有子三观也；温病未愈有子身亲丧四观也；任（妊）身而吓恐重复惊惶五观也。

《玉房秘诀》合阴阳有以下七忌。

第一之忌，晦朔弦望以合阴阳损气，以是生子，子必刑残，宜深慎之。

第二之忌，雷风天地感动以合阴阳，血脉涌，以是生子，子必痈肿。

第三之忌，新饮酒饱食，谷气未行以合阴阳，腹中彭亨，小便白浊，以是生子，子必癫狂。

第四之忌，新小便精气竭，以合阴阳，经脉得涩，以是生子，子必妖孽。

第五之忌，劳倦重担，志气未安以合阴阳，筋腰苦痛，以是生子，子必天残。

第六之忌，新沐浴，发肤未干以合阴阳，令人短气，以是生子，子必不全。

第七之忌，兵坚盛怒茎脉痛，当令不合，内伤有病，如此为七伤。

中国古籍载有很多优生优育方面的内容，就不一一记述了。总之，这些都涉及遗传方面的内容，应该引起要做父母者的重视。

（三）受孕周期

受孕周期取决于女子。女子每月来一次月经，按照《素问·八正神明论》"月廓满则血气实……是以因天时而调血气"的理论来看，月经当在满月前后来潮。徐小林对 1600 名妇女行经时间与月相关系（图 2-1）的调查表明，越靠近满月，行经人数越多，满月和满月前后是行经的高峰时期。

《素问·上古天真论》说女子月经初潮在 14 岁。研究证实，初潮年龄越接近 14 岁的人，行经时间和月亮盈亏时间越有一致性。而随着初潮年龄的推迟，月经来潮的时间与月满日就离远了。可见行经时间和月亮盈亏

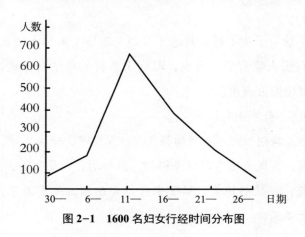

图 2-1　1600 名妇女行经时间分布图

时间的一致性，受到了初潮年龄的影响（图 2-2）。

为什么会有这些差异？我们认为可能是受到父母遗传因素、自然遗传因素及社会因素的影响，使"天癸"迟至或早发。

进一步研究还发现，月经病的发病时间也与月相相关，大体上来说，以月亏、月空时发病率为高，以满月前后为低。其中痛经、经闭、月经后期多发生于行经在下旬者，崩漏、月经先期多发生于行经在上旬者。

妇女正常月经来潮时间在满月前后，而经后的 15、16 天为排卵时间，正是晦朔月，所以妇女受孕时间以朔及上弦月期间为多。

受孕期多在晦朔月，而妊娠周期是固定的 280 天，约合 9.5 个朔望月，由此推知，婴儿的出生时间多在满月前后。如占春昌对一个偏僻山区自然村的宗谱进行统计，选取 1840—1930 年 90 年间有确切生卒时间记载的461 人进行分析，结果在满月前后（十三至十八）出生的有 118 人，占总数 25.6%；在下娥眉月（二十五至三十）出生的有 74 人，占总数 16.1%，两者比较有极显著差异，说明满月前后是婴儿出生的高峰期。

有学者指出，就一年来说，受孕时间多在秋末春初。

《中国医药报》载，两位德国科学家通过分析 200 个国家和地区的婴儿出生记录后发现，当气温在 25℃以上时，能抑制受孕。一年当中最易

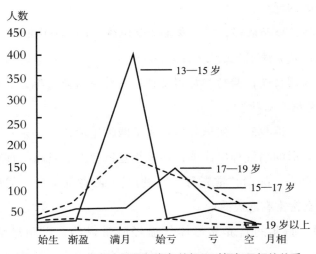

图 2-2　1600 名妇女不同初潮年龄行经时间与月相的关系

受孕的时间是每天太阳照射 12 小时，一天的气温停留在 10～22℃之间的日子，相当于春、秋。这样的气候条件，有助于刺激排卵或产生大量精子。以美国为例，最好的受孕时间是在 3 月和 4 月，或 10 月和 11 月。由此不难看出，《周易》记载我国古人把仲春定为婚配佳时，是有科学性的。

《新民晚报》2000 年 12 月 7 日报道：春天人类受孕最佳。以色列医生内森·罗德沙恩斯基认为，一年四季的变化对人类受孕、怀孕和生育有着明显的影响，春天是人类最佳的受孕季节。罗德沙恩斯基等科学家对 650 位人工授精的妇女进行了 4 年的跟踪调查。通过调查发现，接受日照时间长短与受孕成功率及胚胎的健康有直接关系。罗德沙恩斯基医生指出，从季节方面比较，春天受孕成功的比率最高，其次是夏天和冬天，秋天最低。其原因是春天正是白天明显变长、阳光充足的季节，妇女多晒太阳有助于受孕。

影响胎儿生命的还有很多种科学因素，在此就不一一列述了。

（四）先天精气神

父母合精而有形体，伴随有形生命体而来的是精气神。这在《内经》中有十分明确的记载。

两神相搏，合而成形，常先身生，是谓精。(《灵枢·决气》)

人始生，先成烤。(《灵枢·经脉》)

故生之来谓之精；两精相搏谓之神；随神往来谓之魂；并精而出入者谓之魂。(《灵枢·本神》)

这些经文告诉我们，父母合精带来了两种生命体：一是有形的解剖生命体，二是无形的精气神生命体，两者相互依存。而且精气神在有形生命体之前已经存在，故曰"常先身生"。但是，两者都来自于父母遗传，所以父母与子女常常有通灵感应。

胎儿期，胎儿的营养靠母体气血经脐带供给，以胎息活动为生命的表现。

（五）破译人类"生命之书"

2006 年 5 月 18 日，美国和英国科学家在英国《自然》网络版上发表了人类最后一个染色体——1 号染色体的其因测序，解读人体基因密码的"生命之书"宣告完成，这是人类生命科学上最伟大的工程之一，是人类第一次系统、全面地解读和研究人类的遗传物质 DNA。父母遗传下来的物质是 DNA，DNA 上有遗传意义的片段叫基因，基因包含一定数量的碱基。基因是基础遗传单位，是决定生物物种所有生命现象的最基本的因子。碱基是构成 DNA 的最基本单位，是一种化学分子结构，共有 4 种类型。它们的排列顺序中蕴藏着各种各样的遗传信息和生命指令。破译人类基因密码，将促进生物学不同领域，如神经生物学、细胞生物学、发育生物学等的发展。人们从中可以发掘出诊断和治疗 5000 多种遗传疾病及恶性肿瘤、心血管疾病和其他严重疾患的方法，阻止甚至扭转一些疾病的遗传。其中，超过 350 种疾病被认为与 1 号染色体上的基因有关，包括癌症、帕金森病、老年痴呆症、孤独症和智障等。领导 1 号染色体测序项目的西蒙·格雷戈里博士说："公布人类最后也是最大一个染色体的测序，为人类基因组计划画上了句号，标志着建立在人类基因测序基础上的生物学和医学研究将掀起高潮。"这说明遗传疾病无法治疗的时代宣告结束了。

二、自然遗传——自然生命科学

天地合气而生人，所以自然遗传物质突出一个"气"字。气无所不在，《庄子》说："通天下一气耳。"气为天地万物之本源，万物源于一气。气是一种用肉眼看不见的物质，气是运动的，其功能是"生"。如《系辞传》说："天地之大德曰生""生生之谓易"。《内经》运气学说深入探讨了气的运动变化，以及气的运动变化对生命活动和生命运程的影响。《素问·五常政大论》说："气始而生化，气散而有形，气佈而蕃育，气终而象变。"《素问·六微旨大论》说："物之生从乎化，物之极由乎变，变化之相薄，成败之所由也""不生不化，静之期也"。由此可知，气的运动作用是气化。气化是自然界万物产生、存在、发展以至消亡的原因。

《内经》指出，气运动的基本形式是升降出入。

出入废则神机化灭，升降息则气立孤危。故非出入，则无以生长壮老已；非升降，则无以生长化收藏。是以升降出入，无器不有。故器者生化之宇，器散则分之，生化息矣。故无不出入，无不升降。(《素问·六微旨大论》)

气的升降出入是生命活动的基本形式，人体气的这种升降出入运动，一方面是与自然界进行物质交换，吐故纳新，另一方面是保持机体内环境的动态平衡，从而维持生命的进程。

如何把握气的运动形式呢?《素问·六节藏象论》提出用"天度"和"气数"，"天度者，所以制日月之行也；气数者，所以纪化生之用也"。天度者，用一年360日法。气数者，用五运六气法。然后进一步指出"天度"和"气数"的结合点是用六十甲子计时法和九宫法，并指出中医的核心理论是，以五脏为核心的天人相应理论，建立了气→阴阳→五行这一生命演化模式。

既然气的运动形式可以用六十甲子来记录，那么人的生命运程当然也可以用六十甲子来记录了，于是就产生了人出生时刻的"四柱""八字"学说。由此可知，四柱八字学说是科学的，不是迷信。

由于人体生命来源于自然，所以人体生命必然带有宇宙间的各种宇宙信息，也必然会受到自然界各种变化的影响，从而影响人的生命运程及寿命。

胎儿降生后，称为婴儿。婴儿脱离母体后，其生命活力来自于自然遗传物质——气和饮食。如《素问·六节藏象论》说："天食人以五气，地食人以五味，五气入鼻，藏于心肺，上使五色修明，音声能彰；五味入口，藏于肠胃，味有所藏，以养五气，气和而生，津液相成，神乃自生。"

（一）气的传入途径——肺系

"天食人以五气"，由鼻入肺。气之清者，上走空窍，其浊者，下藏于气海。如《灵枢·阴阳清浊》说："肺之浊者，下注于经，内积于海。"中医学之肺系包括肺、大肠、皮肤、三焦等。五气进入人体的主要通道是由肺经鼻吸入，其次则由皮肤汗孔进入。这是人体脱离母体后，生命活动力的主要来源。

（二）饮食的传入途径——肠胃

人体脱离母体后的第二个生命来源是饮食物质，所谓"地食人以五味"是也。饮食入口，藏于肠胃，经过消化吸收，生成营卫气血等精微物质以养生机体，这在《内经》中有大量记载。

《素问·奇病论》："夫五味入口，藏于胃，脾为之行其精气。"

《灵枢·五味》："谷始入于胃，其精微者，先出于胃之两焦……"

《素问·经脉别论》："饮入于胃，游溢精气，上输于脾，脾气散精……肺朝百脉，输精皮毛……食气入胃，散精于肝，淫气于筋……食气入胃，浊气归心，淫精于脉。"

《素问·阴阳应象大论》："形食味，化生精。"

《灵枢·营卫生会》说："中焦亦并胃中，出上焦之后，此所受气者，泌糟粕，蒸津液，化其精微……"

五气是无形的，饮食是有形的，但两者都来自于自然，所以称为自然遗传物质。因其为人体脱离母体后，个体独立得到，所以称为后天物质。

（三）后天精气神

后天物质中也有精气神。

《素问·气交变大论》："天地之动静，神明为之纪，阴阳之往复，寒暑彰其兆。"

《素问·阴阳应象大论》："阴阳者，天地之道也，万物之纲纪，变化之父母，生杀之本始，神明之府也。"

《素问·天元纪大论》："阴阳不测谓之神……夫变化之为用也，在天为玄，……玄生神。神在天为风，在地为木；在天为热，在地为火；在天为湿，在地为土；在天为燥，在地为金；在天为寒，在地为水。故在天为气，在地成形，形气相感而化生万物矣。"

《素问·六节藏象论》："天食人以五气，地食人以五味，五气入鼻，藏于心肺，上使五色修明，音声能彰；五味入口，藏于肠胃，味有所藏，以养五气，气和而生，津液相成，神乃自生。"

《灵枢·平人绝谷》："胃满则肠虚，肠满则胃虚，更虚更满，故气得上下，五藏安定，血脉和利，精神乃居。故神者，水谷之精气也。"

《素问·八正神明论》："血气者，人之神，不可不谨养。"

《灵枢·天年》："黄帝曰，何者为神？岐伯曰，血气已和，荣卫已通，五脏已成，神气舍心，魂魄毕具，乃成为人。"

宇宙中的"神"，在天生五气，在地生五行，形气感而化生万物，由此可知，后天吸入的五气中有生命之神气，即生命活动元素，饮食中有生命之精气，也是生命的活动元素，这就是后天的精气神。来自饮食的"精气"有形，来自五气的"神"无形。无形的神以有形的精气为载体。这就是天人感应、天人合一说的来源。

（四）先后天精气神之关系

先天精气神是主，后天精气神是客，后天精气神既能养先天精气神，也能害先天精气神。疾病多由天气和饮食引发。先天为阴神，后天为阳神，此乃太极之两仪，合而为太极主宰之神——心神。

《素问·灵兰秘典论》说："心者，君主之官，神明出焉。……故主明则下安，以此养生则寿，殁世不殆，以为天下则大昌。主不明则十二官危，使道闭塞而不通，形乃大伤，以此养生则殃。"

《灵枢·邪客》："心者，五脏六腑之大主也，精神之所舍也。"

《灵枢·口问》："心者，五脏六腑之大主也。……故悲哀忧愁则心动，心动则五脏六腑皆摇。"

《灵枢·天年》："百岁，五脏皆虚，神气皆去，形骸独居而终矣。"又说："失神者死，得神者生。"

《素问·五常政大论》："根于中者，命曰神机，神去则机息。"

《素问·阴阳应象大论》说："天之邪气，感则害人五藏。"这说明天之气与五藏相通，天之五气所化五神感通于人体的五藏，即五神寄居于五藏。并与先天五神相合。如该文又说："人有五藏化五气，以生喜怒悲忧恐。"《灵枢·本神》说："故生之来谓之精；两精相搏谓之神；随神往来谓之魂；并精而出入者谓之魄。"具体来说，神藏于心，魂藏于肝，魄藏于肺，意藏于脾，志藏于肾。

对于精气神人身之三宝，《内经》突出了神的主宰作用。

由于后天养先天需要一定的时间，所以"人生十岁，五藏始定"，此时"血气已和，荣卫已通，五藏已成，神气舍心，魂魄皆具，乃能成人"，即才能成为一个完整的生命体。如果后天不养先天，则"五藏皆虚，神气皆去，形骸独居而终矣"。

先天之神统于大脑，主精神、思维、意识。后天之神统于少阳三焦和太阴脾——腹脑。即先天之阴神居于大脑，好似五运六气中的主气；后天之阳神居于腹脑，好似五运六气中的客气。就是说，人体有两个生命精神体，一是先天大脑精神主体，二是后天腹脑精神客体，客气占据统治地位，主宰着调控作用。

（五）肺主治节

《素问·灵兰秘典论》说："肺者，相傅之官，治节出焉。"关于"治节"，注家多解释为治理和调节，这是不妥当的。由上述可知，肺主吸入天气，合于天道，所以此节，乃与节气、时有关。《周易·节卦·象传》说："天地节，而四时成。节以制度，不伤财，不害民。"《大象传》说："君子以制数度，议德行。"就是说，肺的功能是节制天道运行规律。在人体就是统摄营卫之气的运行。营行脉中，卫行脉外，始于手太阴肺经，然后依次运行于其他经脉，而终于肝经，后又复出太阴肺经进行下一次循环，一日五十周于身。这就是肺主治节的作用。在这一作用下，"肺朝百脉"。鲁昌源在《湖北中医杂志》1982年第4期及陈明在《河南中医》1989年第6期都释"朝"为"潮"，言肺通过呼吸气的作用，使百脉运行发生潮汐（犹海水之奔腾潮汐），从而布散营卫气血津液于周身。

三、生命运程

胎儿以先天为体，婴儿以后天为用。先天胎儿接受由母亲经脐带供给的营养而成长。后天婴儿则靠五气、五味的营养而成长。先后天相结合就形成了人的生命运程，那么一个人的生命运程如何呢？现举例小麦来加以说明：小麦种子好比受精卵子，秋天播种到地里，如同女子怀胎，发芽生根，像母腹中的胎儿，出土以后像婴儿，受到自然养育，经过冬天的春化过程，第二年返青，春长夏收，这就是小麦的一生。在这一过程中，如果一切正常，就说小麦享有"天年"福寿。如果遇上了天灾人祸、旱涝风雪等灾害，可能会夭折。人也如此，故受胎曰"种子"。

影响人生命运程的因素有三：一是父母遗传因素；二是自然遗传因素；三是社会因素（有多种，如七情六欲、饮食起居、劳逸房事、人际关系等，都会影响人的健康，缩短人的生命运程）。人在正常情况下可以享有天年，若遇到变异情况，就可能夭折短寿。

生辰八字，包含了五运六气的宇宙信息。年干支决定了一年的气象变化，这就是同年出生人的共性，另有月、日、时、地点及父母遗传的不同，便形成了个体差异。

四、两种遗传的关系

先天遗传与后天遗传之间的关系是什么呢？就是上面讲到的升降出

入。父母遗传是先天，自然遗传是后天，先天是体，后天是用，后天养先天。后天融于自然之中，天地之气出入升降于人体，维持着人体生命运程的动态平衡。

天食人以五气，地食人以五味，五气入鼻，藏于心肺，上使五色修明，音声能彰；五味入口，藏于肠胃，味有所藏，以养五气，气和而生，津液相成，神乃自生。(《素问·六节藏象论》)

所谓"五气"，指《素问·天元纪大论》所说"天有五行御五位，以生寒暑燥湿风"之五气，此五气运行可化五运，而不是指臊气、焦气、香气、腥气、腐气。

天地之气，有常有变，有胜有复。《素问·五运行大论》说："从其气则和，违其气则病，不当其位者病，迭移其位者病，失守其位者危，尺寸反者死，阴阳交者死。先立其年，以知其气，左右应见，然后乃可以言死生之顺逆。"又说："五气更立，各有所先，非其位则邪，当其位则正"，"气相得则微，不相得则甚。"其气和，就是当其位；违其气，就是不当位，不当位就是邪气。气相得，就是客气和主气相合；气不相得，就是客气和主气不相合。相合者，虽病亦轻；不合者，其病必重。

自然遗传生命物质进入父母遗传生命体有以下两条途径。

第一，通过肺系——肺和皮毛及三焦，即肺部的肺呼吸和气门组织呼吸。故《素问·阴阳应象大论》说："天气通于肺。"主时天之五气为正气，非时天之五气为邪气，正气五气滋养生命体，邪气五气使生命体发生疾病，治疗此类疾病需要用解表法。

第二，通过肠胃。水谷饮食由肠胃消化吸收进入机体，故《素问·五藏别论》说："夫胃、大肠、小肠、三焦、膀胱，此五者天气之所生也。"水谷饮食是人体必不可少的营养物质，但水谷之寒热也能使人得病，治疗此类疾病需要用吐法、下法。

这就是张仲景《伤寒论》和张子和《儒门事亲》喜用汗、吐、下三法的依据。此天地之气由肺系和肠胃进入人体后，通过经络布散到全身。

若从中国传统文化的气学理论来研究人体生命，又可以将父母遗传的解剖生命体和自然遗传的无形生命体统一起来，因为《素问·六节藏象论》言"气合而有形"，即气合而成为有形的解剖生命体；"气散而无形"，即成为无形的自然遗传生命体。所以《素问·宝命全形论》说"人以天地之气生……天地合气，命之曰人。"《灵枢·决气》说："精、气、津、液、血、脉，余意以为一气耳。"喻嘉言《医门法律·大气论》说："人，气以成形耳。唯气以成形，气聚则形存，气散则形亡。"张景岳《类经附翼·医易义》亦说："气之为物，聚而有形；物之为气，散归无象。"由此可知，生命体的本源在"气"，从而提出"百病生于气"的观点，形成中医重气化不重形质的特点。

人体是两种生命系统的结合体，即是说人是一个共生体。这种共生现象不只是人，万物皆然，都是由个体的遗传和天地之气结合成的。有学者从符号学和现代生物学的结合发现：生命也许是起源于不同物种之间的碰撞、拼接和对话，而不是像达尔文说的那样，全是起源于物种之间的相互竞争和适者生存；新物种的生成方式也许是一种类似阴阳相互作用突然生成新物种的"突现"，而不全是达尔文说的循序渐进或线性进化。他们的认识是有道理的，科学家在量子力学基本粒子碰撞实验中发现：粒子的碰撞不是原有粒子的分裂，而是新粒子的生成。这一现象使人们认识到，微观领域中粒子与粒子之间的碰撞与宏观领域中发生的种种碰撞是不一样的：这种碰撞不像是碰撞，倒像是特殊的对话或性交，因为它们在碰撞后都会迅速生成新的东西，就好像是一个西瓜分裂成了一个苹果和一个梨子。这使我想起了五运六气的现象，每年每时都有不同气候的变化，从而产生不同生物适应生长的条件，如某年某地适合甲种生物的生长，却不适合乙种生物的生长，这可能就是微观世界某些生命素变化的结果吧。

人是看不见的共生体，然而自然界还存在着一些看得见的共生体，如象鼻虫、草履虫等。象鼻虫甲壳的凹陷处和夹缝里长满了植物，深深地扎根于它的体内。草履虫则是虫和植物的共生体。这些现象印证了阴阳互补、人与自然互生的原理，是值得我们深思的。

五、生命两体的证据

人体生命有两个生理系统，既相互依存（互根），又相互独立（单独存在）。人活着的时候两者相互依存，而在人类生命的两端，即初生和临死的一段时间内，两者不存在互根关系。我们这样说是有文献证据的，如《灵枢·决气》说："两神相搏，合而成形，常先身生，是谓精"。两神，指父神、母神，或称阳神、阴神。两神相合，然后才能有人的形体，说明神在形体之前就已独自存在了。

《灵枢·天年》说："何者为神……血气已和，荣卫已通，五脏已成，神气舍心，魂魄毕具，乃成为人。"只有血气和，营卫通，五脏长成，神气舍心，魂魄毕具，然后才能成为人。《素问·六节藏象论》也说："天食人以五气，地食人以五味；五气入鼻，藏于心肺，上使五色修明，音声能彰；五味入口，藏于肠胃，味有所藏，以养五气，气和而生，津液相成，神乃自生。"这说明人神必须得到后天的滋养，舍居于心之后，才能成为健全的人。就是说，在生命的前 10 年，自然遗传生命生理系统与父母遗传生命生理系统的结合还没有成熟，还不能协调一致，无形的神气还不能控制有形的形体。

《素问·上古天真论》说："上古之人，其知道者，法于阴阳，和于术数，食饮有节，起居有常，不妄作劳，故能形与神俱，而尽终其天年，度百岁乃去。"《灵枢·天年》又说："人生十岁，五脏始定，气血已通……百岁，神气皆去，形骸独居而终矣。"《灵枢·邪客》说："心者，五脏六腑之大主也，精神之所舍也，其脏坚固，邪弗能容也，容之则心伤，心伤则神去，神去则死矣。""形与神俱，而尽终其天年"，即"形与神合"，就能活到天年。如果百岁天年已尽，父母遗传下来的形体虽然依然存在，但"神气皆去"，或是有病而"神去"，神气与形体已分开了，这充分证明了人体有两套生命生理系统。又如《灵枢·岁露》说："至其月郭空，则海水东盛，人气血虚，其卫气去，形独居。"《素问·八正神明论》说："月始生，则血气始精，卫气行；月郭满，则血气实，肌肉坚；月郭空，则肌肉减，经络虚，卫气去，形独居。"可知"卫气"也是身外之物，故曰"形独居"。只有血气和实，营卫才能通行，血气虚而不和，故"卫气去，形独居"。

再看"死"字，甲骨文字形作"𣩠"（《小屯殷墟文字甲编》），金文作"𣨑"（《毛公鼎》），右边是"𠂆"，左边是"𣦵"，指残骨，表示只剩有形的残骨，精神魂魄已散亡。

由上述可知，从父母合精受胎到五藏始定为一个阶段，从天年已尽到死亡又是一个阶段，这恰好是生命的两端。在生命的两端，两套生命系统各自独立存在，没有互根作用。两端之间的阶段，两套生命系统是相互依存的。这说明父母遗传下来的有形之体是有"气数"的，到了"天年"之后就不能承载"神气"了，并且最后消亡，而"神气"只好离开形体回归到自然之中。故气功修炼有阳神出窍一说。这就是宗教说的根源。

从"人生十岁，五脏始定"及"血气已和，荣卫已通，五脏已成，神气舍心，魂魄毕具，乃成为人"来看，先天父母遗传之形体和后天自然遗传物质的结合是有一个过程的，这个过程是一个完整周期——十年，因为五年是一个阳周期，下一个五年是一个阴周期，阳周期和阴周期结合起来才是太极完整的自然周期。这两种遗传物质的结合有两种意义：第一，父母遗传生命体由胎儿变为婴儿，由母体从脐带供养父母遗传生命体，变为自然物质由口鼻供养父母遗传生命体。第二，由母体对父母遗传生命体生死的控制，变为由自然遗传物质对父母遗传生命体生死的控制，即后天自然遗传生命体物质对先天父母遗传生命体的控制。

两种遗传生命体的结合，会发出一种反应，即小儿变蒸节律。最早见于西晋王叔和《脉经·平小儿杂病证》，谓："小儿是其日数，应变蒸之时，身热而脉乱，汗不出，不欲食。"其后巢元方、孙思邈、钱仲阳、万密斋、李梴、徐春甫、鲁伯嗣、夏禹铸等医学家均有论述。小儿变蒸学说，阐述的是小儿先后天生命体结合过程中的变化规律，从婴儿出生脱离母体的时刻算起，每隔32天为一小变，简称为"变"，每隔64天为一大变，简称为"蒸"，总称"变蒸"。

32 日是一个准朔望月。64 是 64 卦周期。由此说明《周易》是一部讲生命变化的书。小儿从出生到变蒸完毕共经过 18 个周期（约含天文学中的一个沙罗周期数——18 数），包括了现代医学所说的新生儿期和婴儿期。小儿变蒸的临床表现是：轻者，身热，但热势不高，微汗出，并微有惊惕，欲睡不欲食，静卧无痛苦。重者，身壮热，脉乱，或汗出或无汗，不欲食，食辄呕吐，目白睛微赤，或黑睛微白，亦安卧无所苦，近者五日左右热除，远者十日之内热退。变者其症多轻，蒸者其症多重。但这些症状多属生理范畴。我们认为，小儿的变蒸现象是先后天两种生命体相结合的表现，如两种化学物质结合时发出的反应一样，是小儿"荣其血脉，改其五藏"所致。所谓"改其五藏"，就是改变由父母遗传下来的有形"五藏"，变其为与后天自然无形遗传生命体相结合的"五藏"——藏象系统，区别就是含有了精神魂魄，形成了以"神气"为主宰的完整生命体。

《素问·五藏别论》说："脑、髓、骨、脉、胆、女子胞，此六者地气之所生也……夫胃、大肠、小肠、三焦、膀胱，此五者天气之所生也。"此十一府都为天地之气所生，因此都在出生后才能生长发育完好，说明人的生长发育需要一个过程。

六、两套体系

人体生命的两套生命体系，决定了人体生命的两套生理系统。

（一）脏腑与藏府

1. 父母遗传下来的有形实体称为脏腑，即五脏六腑。

(1)"心主血脉"，包括心、血、脉，就是有形解剖生命体的生理功能。心主营血，而小肠则是产生营血的器官。如《灵枢·营卫生会》说："中焦亦并胃中，出上焦之后，此所受气者，泌糟粕，蒸津液，化其精微，上注于肺脉乃化而为血，以奉生身，莫贵于此。"又说："血者，神气也。"《灵枢·决气》说："中焦受气,取汁变化而赤,是谓血。"《灵枢·平人绝谷》说："神者,水谷之精气也。"说明营血来源于水谷,而消化吸收功能就在小肠。如《素问·灵兰秘典论》说："小肠者,受盛之官,化物出焉。"所谓"化物",就是消化水谷,泌别清浊的功能。浊气由大小便排出,清精之物则由小肠吸收,经门静脉进入血脉中。故曰心与小肠相表里。进入血脉中的水谷精微有五味,而舌辨五味,故曰心开窍于舌。

(2) 肺主气司呼吸,肺朝百脉,是肺解剖生命体的生理功能。如《灵枢·五味》说："其大气之抟而不行者,积于胸中,命曰气海,出于肺……故呼则出,吸则入。"《灵枢·天年》说："呼吸微徐,气以度行。"《灵枢·动输》说："胃为五脏六腑之海,其清气上注于肺,肺气从太阴而行之,其行也,以息往来。"《灵枢·五十营》说："故人一呼脉再动,气行三寸,一吸脉亦再动,气行三寸,呼吸定息,脉行六寸……"

(3) 脾主运化、统血,是脾解剖生命体的生理功能。《素问·六节藏象论》说："脾、胃、大肠、小肠、三焦、膀胱者,仓廪之本(《荀子·富国篇》杨惊注:谷藏曰仓,米藏曰廪),营之居也,名曰器,能化糟粕,转味而入出者也,其华在唇四白,其充在肌,其味甘,其色黄,此至阴之类,通于土气。"又说："五味入口,藏于肠胃。"《素问·经脉别论》说："食入于胃,散精于肝,淫气于筋(按:即由小肠经门静脉入肝);食气入胃,浊气归心(按:由肝入心),淫精于脉,脉气流经,经气归于肺,肺朝百脉,输精于皮毛(按:入肝心之静脉血,变成肺动脉血,与吸入的天气化合变为动脉血,运输到全身)。毛脉合精,行气于府(《素问·脉要精微论》'夫脉者,血之府也'),府精神明,留于四藏,气归于权衡,权衡以平,气口成寸,以决死生。饮入于胃,游溢精气,上输于脾,脾气散精,上归于师,通调水道,下输膀胱;水精四布,五经并行,合于四时五藏阴阳,揆度以为常也。"《素问·玉机真藏论》说："脾为孤藏,中央土,以灌四傍。"《素问·太阴阳明论》说："四肢皆禀气于胃,而不得至经,必因于脾,乃得禀也。"这就是古人通过解剖认识到的脾主化、主运作用。而水谷化生营血，故曰脾统血，谓生营血之源也。饮食由口而入，故曰脾窍为口。《素问·太阴阳明论》说："脾与胃以膜相连耳，而能为之行其津液。"这是从解剖上说明脾胃脏腑表里的关系。《内经》之后的医家对此也有发挥，如华佗《中藏经》说："脾者，王也，消磨五谷寄在其中"；王叔和《脉经》说："脾磨谷能消食、荣身，性本温"；明代章潢《图书编·脾藏说》："脾之于胃为转磨也，化其生而归熟也，食不消脾不磨也"。

(4) 肝藏血、藏魂的理论发生于解剖学。《灵枢·本神》说："肝藏血，血舍魂。"由小肠吸收来的营养物质，经门静脉首先进入肝脏储藏起来。恽铁樵《生理新语》说："唯肝含血管最富，故取生物之肝剖之，几乎全肝皆血……故肝为藏血之脏器。"《难经·四十二难》说："胆在肝之短叶间。"故曰肝胆藏府表里相连。从生理来说肝胆是相合的，如《灵枢·本输》说："肝合胆"；《素问·奇病论》说："夫肝者，中之将也，取决于胆"；《灵枢·天年》说："五十岁，肝气始衰，肝叶始薄，胆汁始灭"。从病理来说肝胆也是相合的，如《素问·痿论》说："肝气热，则胆泄口苦"；《素问·藏气法时论》说："肝病者，两胁下痛引少腹，令人善怒，虚则肮肮目无所见，耳无所闻，善恐如人将捕之"；《灵枢·邪气藏府病形》说："胆病者，善太息……心下澹澹恐人将捕之"。

(5) 肾合膀胱，肾主水说，源于父母遗传生命体。从解剖学来看，肾与膀胱有输尿管相连，故曰"肾合膀胱"。《素问·灵兰秘典论》说："膀胱者，州都之官，津液藏焉，气化则能出矣。"《素问·标本病传论》说："膀胱病，小便闭。"《素问·脉要精微论》说："水泉不止者，是膀胱不藏也。"《素问·宣明五气》说："膀胱不利为癃，不约为遗溺。"《灵枢·五味论》说："膀胱之胞薄以懦，得酸则缩绻，约而不通，水道不行，故癃。"《灵枢·本输》说："肾合膀胱，膀胱者，津液之府也。"《灵枢·刺节真邪》说："茎垂者，身中之机……津液之道也。"以上均说明膀胱是藏水液的。《灵枢·本输》和《灵枢·本藏》都说"肾合膀胱"，故曰"肾主水"。中医学所说的肾，不是解剖上的肾，而是一个系统，将睾丸归属于肾，故曰"肾主精"。肾精是生命体的遗传物质，所以《灵枢·本神》说："生之来，谓之精。"《灵枢·经脉》说:"人始生,先成精。"《素问·上古天真论》说:"丈夫……二八……精气溢泻。"又说"精气溢泻""阴阳和""故能有子"。说明肾主生命体的生长、发育。

2.自然遗传下来的无形虚体称为脏腑,即神魂魄意志,上应五运六气。

(1)心主神明,就是无形生命体的生理功能。自然界太阳主神明,人心亦主神明。所谓"在天为玄,玄生神是也"。

(2)肺主宣发肃降,主通调水道,主治节,藏魄,是肺无形生命体的生理功能。《内经》认为,肺为天而通天气,谓"天食人以五气"。《素问·阴阳应象大论》说:"天气通于肺。"天气下降,故曰肺主肃降。天气充斥宇宙而散发,故曰肺主宣发。肺和皮都有呼吸功能,呼则出,吸则入,呼吸出入就有宣发功能。气含水分,气寒则凝聚为水,气热则水化为气,故曰肺主通调水道。对于肺主治节,李如辉从呼吸节律、心搏节律,呼吸频率与脉搏(心率)的比例,卫气节律和寤寐节律三个方面进行阐发,言"以上生理节律的调控,构成了肺主治节的生理内容"。我们还认为"肺主治节",主要是天气通肺,肺主气司呼吸所致,气是人体的动能,是生命体的动力,此动力的大小及均匀与否,能直接影响人体生命的各种生理节律。因为肺和皮毛、鼻都主呼吸,故曰肺主皮毛,开窍于鼻。大肠排气,故曰肺与大肠相表里。总之,都与气有关系。

(3)脾主升、藏意,是脾无形生命的生理功能。《素问·六节藏象论》说:"地食人以五味。"天气下降,地气上升,脾为地,故曰脾主升清。《素问·六微旨大论》说:"升已而降,降者谓天;降已而升,升者谓地。天气下降,气流于地;地气上升,气腾于天。"脾为什么能升清?因为天气下降也,天气不降,地气不升,所以脾主升是有条件的、是被动的。关于脾藏意,注家多从记忆、注意、意度、思维、推测等方面注释,也有欠妥。意,《说文解字》言"从心,从音";徐锴作"从心,音声"。意是心音,那么心音是什么呢?《素问·灵兰秘典论》说:"心者,君主之官,神明出焉。"《素问·六节藏象论》说:"心者,生之本,神之变也。"《灵枢·邪客》说:"心者,五脏六腑之大主也,精神之所舍也。"原来心音反映的是神气。

为什么脾意能反映出神气呢？因为脾统血，营血来源于脾胃，"血者，神气也""神者，水谷之精气也"。这才是脾藏意的本意。所以佛家六根以"意根"终总，气功以"意"为宗。

(4)"肝主疏泄"的理论发生于自然遗传生命体的生理系统。

《素问·五常政大论》说："敷和之纪，木德周行，阳舒阴布，五化宣平，其气端，其性随，其用曲直，其化生荣，其类草木，其政发散，其候温和，其令风，其藏肝……其应春……其数八。

发生之纪，是谓启敕。土疏泄，苍气达，阳和布化，阴气乃随，生气淳化，万物以荣。其化生，其气美，其政散，其令条舒……"

《素问·气交变大论》说："春有鸣条律畅之化。"

《素问·四气调神大论》："春三月，此谓发陈，天地俱生，万物以荣。"

王冰注："敕，古陈字。"张景岳注："启，开也；敕，布也。布散阳和，发生万物之象也。"《内经》据此建立了春—木—风—肝的对应式构思。这一构思在其他古籍也有记载，如《尚书·洪范》曰："木曰曲直"；《礼记·月令》："孟春之月……其器疏以达……盛德在木""曲直……引申为……条达、舒畅……""条达，即木之枝条舒张、伸展、畅达姿态的摹写"。所以李如辉先生说："疏泄，即通畅、和畅、舒畅之谓，执木之特性便可推衍出肝主疏泄的结论。"肝胆合气，内寄少阳相火，乃人身之一轮红日，故胆募穴名日月。经曰"目为日"，故曰肝开窍于目。

(5)《素问·六节藏象论》提出"肾主蛰"的观点，即来源于自然遗传生命系统。如《素问·六节藏象论》说"肾者主蛰……通于冬气"，即是从藏气法时来论述的。肾应冬，而冬日"蛰虫周密"（《素问·脉要精微论》），天人一理，类比推理，故曰"肾者主蛰"。蛰是指自然界昆虫、兽类的冬眠现象，寓潜藏、封藏、闭藏等义。那么潜藏的实质是什么呢？《周易》乾卦卦爻辞为我们做了回答，曰"初九：潜龙勿用"。为什么不用呢？《象传》"阳在下也"，原来是指阳气的潜藏。并由此推导出"肾主纳气"的作用。

（二）两套阴阳体系

1. 胸背为阳，腹为阴

《素问·金匮真言论》："背为阳，阳中之阳，心也；背为阳，阳中之阴，肺也。腹为阴，阴中之阴，肾也；腹为阴，阴中之阳，肝也；腹为阴，阴中之至阴，脾也。"

《灵枢·九针十二原》："阳中之少阴，肺也……阳中之太阳，心也……阴中之少阳，肝也……阴中之至阴，脾也……阴中之太阴，肾也。"

《灵枢·阴阳系日月》："其于五脏也，心为阳中之太阳，肺为阴（当为阳字）中之少阴，肝为阴中之少阳，脾为阴中之至阴，肾为阴中之太阴。"

手少阴心经，手太阳小肠经。手太阴肺经，手阳明大肠经。手厥阴心包经，手少阳三焦经。足太阴脾经，足阳明胃经。足厥阴肝经，足少阳胆经。足少阴肾经，足太阳膀胱经。即手三阴三阳经和足三阴三阳经。

这是以解剖为主的胸背、腹分阴阳，此法以温度为主，故曰肺为阴、肾为太阴。

2. 春夏为阳，秋冬为阴

《素问·四气调神大论》："逆春气则少阳不生，肝气内变。逆夏气则太阳不长，心气内洞。逆秋气则太阴不收，肺气焦满。逆冬气则少阴不藏，肾气独沉。"

《素问·六节藏象论》："心……为阳中之太阳，通于夏气。肺……为阳（当为阴字）中之太阴，通于秋气。肾……为阴中之少阴，通于冬气。肝……为阳中之少阳，通于春气。脾、胃、大肠、小肠、三焦、膀胱……此至阴之类，通于土气。"

太阳之上，寒气主之；阳明之上，燥气主之；少阳之上，火气主之；太阴之上，湿气主之；少阴之上，热气主之；厥阴之上，风气主之。即五运六气学说中的三阴三阳，不分手足。

这是以自然为主的春夏秋冬分阴阳。阴阳之征兆在水火，以水火释之更清楚。春为温火，故为少阳；夏为热火，故为太阳；长夏、初秋为雨季，故为太阴；冬为旱季，故为少阴。即以湿度分太阴、少阴。

《伤寒论》中的三阴三阳即属于此类，不能用手足三阴三阳解释。

（三）两套五行体系

1. 五方五行

《素问·藏气法时论》说："肝主春……其日甲乙……心主夏……其日丙丁……脾主长夏……其日戊己……肺主秋……其日庚辛……肾主冬……其日壬癸……"《灵枢·顺气一日分为四时》说："肝……其日甲乙；心……其日丙丁；脾……其日戊己；肺……其日庚辛；肾……其日壬癸。"如此则甲乙为肝木，丙丁为心火，戊己为脾土，庚辛为肺金，壬癸为肾水。

对十二支来说，寅卯为木，巳午为火，申酉为金，亥子为水，辰戌丑未为土。

2. 运气五行

《素问·五运行大论》说："土主甲己，金主乙庚，水主丙辛，木主丁壬，火主戊癸。"《素问·天元纪大论》说："甲己之岁，土运统之；乙庚之岁，金运统之；丙辛之岁，水运统之；丁壬之岁，木运统之；戊癸之岁，火运统之。"又说："子午之岁，上见少阴；丑未之岁，上见太阴；寅申之岁，上见少阳；卯酉之岁，上见阳明；辰戌之岁，上见太阳；巳亥之岁，上见厥阴。……厥阴之上，风气主之；少阴之上，热气主之；太阴之上，湿气主之；少阳之上，相火主之；阳明之上，燥气主之；太阳之上，寒气主之。"这就是说，甲己为土，乙庚为金，丙辛为水，丁壬为木，戊癸为火；子午为火，丑未为土，寅甲为火，卯酉为金，辰戌为水，巳亥为木。

这是以五为周期的化合和以六为周期的化合。

五运化合（图2-3）。

甲 乙 丙 丁 戊

己 庚 辛 壬 癸

土 金 水 木 火

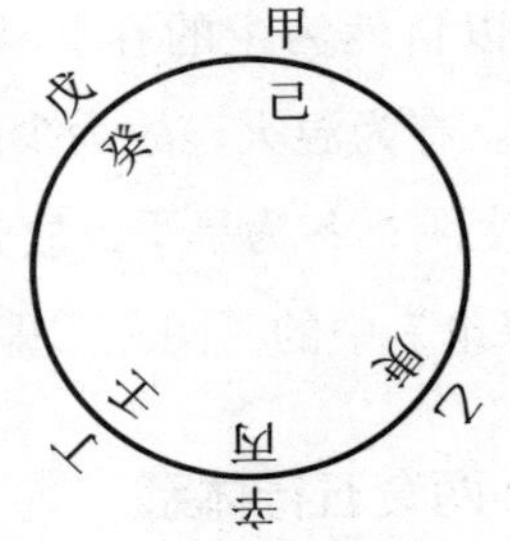

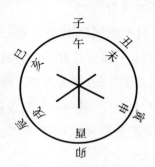

图2-3　五运天干合化图

六气化合（图2-4）。

子 丑 寅 卯 辰 巳

午 未 申 酉 戌 辛

火 土 火 金 水 木

图2-4　地支六气周期合化图

子午与卯酉相对而互为司天在泉，丑未与辰戌相对而互为司天在泉，寅申与巳亥相对而互为司天在泉。

以六为周期的化合，不同于以十二为周期的正化、对化。

七、道器与两体

孔子在《系辞传》中提出了"形而上者谓之道，形而下者谓之器"的观点，道是无形的，是本；器是有形的，是用。就人体生命科学体系来说，父母遗传下来的有形解剖生命体系则属于有形之器，自然遗传下来的无形生命体系则属于无形之道。中国传统文化重道轻器，因此中医学重视无形生命体系，而轻视有形生命体系，将重视掌握无形生命体系的人称为"上工"，重视掌握有形生命体系的人称为"中工、下工"，如《灵枢·九针十二原》"粗守形，上守神"。

八、中医学的诞生

人出生之时，使人体生命发生了翻天覆地的变化，生命能源的供给由母亲脐血变为天地之气的"五气""五味"，人变成了天人合一的生命体，这就为中医学的建立奠定了基础。

"地食人以五味"，五味产于五方，东方味酸，南方味苦，西方味辛，北方味咸，中央味甘。

《素问·生气通天论》："阴之所生，本在五味；阴之五宫（五脏），伤在五味。是故味过于酸，肝气以津，脾气乃绝；味过于咸，大骨气劳，短肌，心气抑；味过于甘，心气喘满，色黑，肾气不衡；味过于苦，脾气不濡，胃气乃厚；味过于辛，筋脉沮弛，精神乃央。是故谨和五味，骨正筋柔，气血以流，腠理以密，如是则骨气以精，谨道如法，长有天命。"

据此《内经》建立起了中医的地道五方医学系统，有《金匮真言论》《异法方宜论》等专篇论述。

《金匮真言论》："东方青色，入通于肝，开窍于目，藏精于肝，其病发惊骇；其味酸，其类草木，其畜鸡，其谷麦，其应四时，上为岁星，是以春气在头也，其音角，其数八，是以知病之在筋也，其臭臊……"

《异法方宜论》："东方之域，天地之所始生也，鱼盐之地，海滨傍水，其民众鱼而嗜咸，皆安其处，美其食；鱼者使人热中，盐者胜血，故其民皆黑色疏理，其病皆为痈疡，其治宜砭石；故砭石者，亦从东方来……"

于是产生了地道的五方阴阳五行学说，如东方甲乙木，南方丙丁火，西方庚辛金，北方壬癸水，中央戊己土。

"天食人以五气"，五气生于天，故曰"生气通天"。五气来源于四时，故《内经》有《阴阳系日月》《顺气一日分为四时》《藏气法时论》《四气调神大论》《六节藏象论》及《运气七篇大论》等论述。

心者，生之本，神之变也；其华在面，其充在血脉，为阳中之太阳，通于夏气。

肺者，气之本，魄之处也；其华在毛，其充在皮，为阳中之太阴，通于秋气。

肾者，主蛰，封藏之本，精之处也；其华在发，其充在骨，为阴中之少阴，通于冬气。

肝者，罢极之本，魂之居也；其华在爪，其充在筋。以生血气，其味酸，其色苍，此为阳中之少阳，通于春气。

脾、胃、大肠、小肠、三焦、膀胱者，仓廪之本，营之居也，名曰器，能化糟粕，转味而入出者也；其华在唇四白，其充在肌，其味甘，其色黄，此至阴之类通于土气。(《六节藏象论》)

于此产生了五运六气学说及天道的阴阳五行学说，如甲己为土，乙庚为金，丙辛为水，丁壬为木，戊癸为火。

天为阳，地为阴，五气为阳，五味为阴，故《生气通天论》说："生之本，本于阴阳。"《四气调神大论》说："阴阳四时者，万物之终始也，死生之本也。"

但《道德经》说："人法地，地法天，天法道，道法自然。"当以天道自然为本，故中医学当以表现天道规律的五运六气为根本。所以不懂五运六气的中医，怎么能是高明的医生呢？只能是"中工"或"下工"而已。只有把五运六气运用到临床，才有可能成为一个高明的医生。

天道规律就是日月星辰的运动规律，故《灵枢·岁露》说："人与天地相参也，与日月相应也。"如何把握日月星辰的运动规律呢？有历法，故《内经》记载了多种历法的应用。

营卫来源于天地之气，也就具备了天道规律，所以反映天道规律的八卦、太极图、河图、洛书、阴阳、五行等就成了中医理论的原始模型。天人合一的表现即是营卫的运行规律，因此，我们应当重视营卫的生理病理及治疗。

《灵枢·营卫生会》说："人受气于谷，谷入于胃，以传于肺，五脏六腑皆以受气，其清者为营，浊者为卫，营在脉中，卫在脉外，营周不休，五十而复大会。阴阳相贯，如环无端。卫气行于阴二十五度，行于阳二十五度……各行二十五度分为昼夜。夜半为阴陇，夜半后而为阴衰，平旦阴尽而阳受气矣。日中而阳陇，日西而阳衰，日入阳尽而阴受气矣。夜半而大会，万民皆卧，命曰合阴，平旦阴尽而阳受气矣。如是无己，与天地同纪。”又说："营出于中焦，卫出于下焦。”

《灵枢·卫气》说："其浮气之不循经者，为卫气；其精气之行于经者，为营气。”

《灵枢·五味》说："谷始入于胃，其精微者，先出于胃之两焦，以溉五脏，别出两行，营卫之道。”

《灵枢·本脏》说："卫气者，所以温分肉，充皮肤，肥腠理，司开阖者也。”

《灵枢·天年》说："血气已和，荣卫已通，五脏已成，神气舍心，魂魄毕具，乃成为人……五脏坚固，血脉和调，肌肉解利，皮肤致密，营卫之行，不失其常，呼吸微徐，气以度行，六腑化谷，津液布扬，各如其常，故能长久。”

《灵枢·禁服》说："凡刺之理，经脉为始，营其所行，知其度量，内刺五脏，外刺六腑，审察卫气为百病母，调其虚实，虚实乃止，泻其血络，血尽不殆矣。”

《灵枢·水胀》说："寒气客于肠外，与卫气相搏，气不得荣，因有所系，癖而内著，恶气乃起，瘜肉乃生。其始生也，大如鸡卵，稍以益大，至其成，如怀子之状，久者离岁，按之则坚，推之则移，月事以时下，此其候也。”

《灵枢·卫气失常》说："卫气之留于腹中，搐积不行，菀蕴不得常所，使人支胁胃中满，喘呼逆息者，何以去之……其气积于胸中者，上取之；积于腹中者，下取之；上下皆满者，傍取之……积于上，泻人迎、天突、喉中；积于下者，泻三里与气街；上下皆满者，上下取之，与季胁之下一寸；重省，鸡足取之。诊视其脉大而弦急，及绝不至者，及腹皮急甚者，不可刺也。”

《灵枢·邪客》说："五谷入于胃也，其糟粕、津液、宗气分为三隧。

故宗气积于胸中，出于喉咙，以贯心脉，而行呼吸焉。营气者，泌其津液，注之于脉，化以为血，以荣四末，内注五脏六腑，以应刻数焉。卫气者，出其悍气之慓疾，而先行于四末分肉皮肤之间，而不休者也。昼日行于阳，夜行于阴，常从足少阴之分间，行于五脏六腑。今厥气客于五脏六腑，则卫气独卫其外，行于阳，不得入于阴。行于阳则阳气盛，阳气盛则阳跷满，不得入于阴，阴虚，故目不瞑。"

《灵枢·大惑论》说："卫气不得入于阴，常留于阳。留于阳则阳气满，阳气满则阳跷盛，不得入于阴则阴气虚，故目不瞑矣……卫气留于阴，不得行于阳，留于阴则阴气盛，阴气盛则阴跷满，不得入于阳则阳气虚，故目闭也。"

《灵枢·刺节真邪》说："虚邪偏容于身半，其入深，内居荣卫，荣卫稍衰，则真气去，邪气独留，发为偏枯。"

《素问·逆调论》说："荣气虚，卫气实也。荣气虚则不仁，卫气虚则不用，荣卫俱虚，则不仁且不用。"

《素问·痹论》说："荣者，水谷之精气也，和调于五藏，洒陈于六府，乃能入于脉也；故循脉上下，贯五藏，络六府也。卫者，水谷之悍也，其气慓疾滑利，不能入于脉也；故循皮肤之中，分肉之间，熏于肓膜，散于胸腹。逆其气则病，从其气则愈。不与风寒湿气合，故不为痹。……其不痛、不仁者，病久入深，荣卫之行涩，经络时疏，故不通，皮肤不营，故为不仁。"

《素问·气穴论》说："积寒留舍，荣卫不居，卷肉缩筋，肋肘不得伸，内为骨痹，外为不仁。"

《素问·调经论》说："寒湿之中人也，皮肤不收，肌肉坚紧，荣血泣，卫气去，故曰虚。"

《灵枢·岁露》说："邪客于风府，病循膂而下，卫气一日一夜常大会于风府，其明日日下一节，故其日作晏，此其先客于脊背也。故每至于风府则腠理开，腠理开则邪气入，邪气入则病作，此所以日作尚晏也。卫气之行风府，日下一节，二十一日下至尾底，二十二日入脊内，注于伏冲之脉，其行九日，出于缺盆之中，其气上行，故其病稍益至。其内搏于五藏，横连募原，其道远，其气深，其行迟，不能日作，故次日乃稽积而作焉。"

《灵枢·痈疽》说："营卫稽留于经脉之中则血泣而不行，不行则卫气从之而不通，壅遏而不得行，故热。大热不止，热盛，则肉腐，肉腐则为脓。然不能陷，骨髓不为焦枯，五脏不为伤，故命曰痈。"

《素问·风论》说："风气与太阳俱入，行诸脉俞，散于分肉之间，与卫气相干，其道不利，故使肌肉愤䐜而有疡；卫气有所凝而不行，故其肉有不仁也。"

《灵枢·口问》说："夫百病之始生也，皆生于风雨寒暑，阴阳喜怒，饮食居处，大惊卒恐，则血气分离，阴阳破败，经络决绝，脉道不通，阴阳相逆，卫气稽留，经络虚空，血气不次，乃失其常。"

《灵枢·寿夭刚柔》说："营之生病也，寒热少气，血上下行。卫之生病也，气痛时来时去，怫忾贲响，风寒客于肠胃之中。"治营卫不调者，有《伤寒论》桂枝汤之类。

《灵枢·营卫生会》说："营卫之行，不失其常，故昼精而夜瞑。老者之气血衰，其肌肉枯，气道涩，五脏之气相搏，其营气衰少而卫气内伐，故昼不精，夜不瞑。"

《灵枢·根结》说："一日一夜五十营，以营五脏之精，不应数者，名曰狂生。所谓五十营者，五脏皆受气，持其脉口，数其至也。五十动而不一代者，五脏皆受气，四十动一代者，一脏无气。三十动一代者，二脏无气。二十动一代者，三脏无气。十动一代者，四脏无气。不满十动一代者，五脏无气。予之短期，要在终始。所谓五十动而不一代者，以为常也。以知五脏之期，予之短期者，乍数乍疏也。"治此者，有《伤寒论》复脉汤。

《内经》对于营卫的阐述是比较全面的，山东临沂中医院周东浩等人曾在《中国中医药报》上发表过《〈黄帝内经〉卫气循行浅析》和《营卫钩玄》两篇论文，从营卫的生理、病理、治疗三个方面进行论述。关于营卫的生理，从营卫的来源、循行、功能及气化四个方面进行探讨。关于营卫的病理，从营卫的病理机制、病理类型、卫气为百病之母三个方面进行探讨。关于营卫的治疗，从调和营卫的意义和作用、调和营卫的治疗原则两个方面进行探讨。读者可以参读。

"五十营"的运行是日月星运动规律在人体内的反应，所以与历法有关系。在《周易》里称作"大衍之数五十"，大衍之数五十也与历法有关。故曰医易相通，相通在哪里呢？相通在天文历法里，故曰验于人者，必验于天。

第3章 人体生命节律

　　既然人体生命来源于父母遗传物质和自然天地遗传物质，那么其生命节律也就从此而生。父母遗传物质的节律由遗传密码来定，自然遗传物质的节律由宇宙周期来决定。生命节律，现代医学称之为生物钟，是自然界普遍存在的一种现象。父母遗传的节律是先天内源性节律，或称基因生物钟，是生物一代一代遗传下来的，有着明显的种族血统烙印。自然遗传节律是后天宇宙的外源性节律，或称应激生物钟，是后天获得的宇宙自然周期律信息。

　　《系辞传》说："一阴一阳之谓道。"所以形成自然界周期节律的根本原因是宇宙间的阴阳消长节律，阴阳消长变化的模型是太极图，太极图是生物生命节律的模型图，是宇宙的普遍节律图，因此生物钟可以叫作太极钟。

　　《齐鲁晚报》曾报道，美国哈佛大学、塔夫茨大学和马萨诸塞州总医院的科学家们已发现，人体的生物钟位于大脑组织视交叉上核区域，它受脑部松果体腺分泌的激素——美雷托宁制约。视交叉上核区隐藏在脑内低深部，与眼睛相联系，这可能是生物钟受明暗周期变化影响而有规律地运行的关键。因此美国哈佛大学的科学家提出，用光照来改变人体生物钟的观点，并在实际中得到了应用。《江南晚报》还报道，目前美国、日本科学家相继发现了人体内释放死亡激素的"丧钟"，它位于人的脑垂体内。脑垂体不仅分泌对生长发育、新陈代谢和性功能有益的大量激素，还会定期释放死亡激素。死亡激素可以使人体内甲状腺素的功能减弱，导致代谢活动的降低，随着年龄的增长或其他因素的影响，死亡激素的分泌量可以达到完全阻止正常生命活动的程度，于是人就会死亡。

1993年2月8日《太原日报》援引《报刊文摘》说，我国科学家在延髓面神经核区域发现了控制呼吸的"生命点"。

一、生命的两种节律

（一）父母遗传节律

自然界的万物，来源于两种遗传物质，那么每种生物的生命节律也必然受到这两种物质的影响。首先说父母遗传物质的节律，这在《内经》中也有论述。

《素问·上古天真论》："女子七岁，肾气盛，齿更，发长；二七，而天癸至，任脉通，太冲脉盛，月事以时下，故有子；三七，肾气平均，故真牙生而长极；四七，筋骨坚，发长极，身体盛壮；五七，阳明脉衰，面始焦，发始堕；六七，三阳脉衰于上，面皆焦，发始白；七七，任脉虚，太冲脉衰少，天癸竭，地道不通，故形坏而无子也。丈夫八岁，肾气实，发长，齿更；二八，肾气盛，天癸至，精气溢泻，阴阳和，故能有子；三八，肾气平均，筋骨劲强，故真牙生而长极；四八，筋骨隆盛，肌肉满壮；五八，肾气衰，发堕齿槁；六八，阳气衰竭于上，面焦，发鬓颁白；七八，肝气衰，筋不能动，天癸竭，精少，肾脏衰，形体皆极；八八，则齿发去。肾者主水，受五脏六腑之精而藏之，故五脏盛，乃能泻；今五脏皆衰，筋骨解堕，天癸尽矣，故发鬓白，身体重，步行不正，而无子耳。"

为什么要以女子14岁和男子16岁来定其性成熟期？因为14—16是朔望月由朔月到满月的周期数。《素问·八正神明论》说："月始生，则血气始精，卫气行；月郭满，则血气实，肌肉坚"，乃能泻，故曰人类到了14—16岁时才能泻精。

女子14岁性成熟而来月经，有生育能力，49岁月经绝，生育功能衰竭，是什么道理呢？因为女子卵原细胞有明显的年龄变化。自 14 岁性成熟起，一般每月生长发育有 15～20 个卵泡，但通常只有 1 个卵泡成熟并排出 1 个卵细胞。这样，大约 400 个卵原细胞在 33 年又 4 个月后排尽，14 岁加 33 年又 4 个月，则为 47 岁 4 个月。可见《内经》言女子 49 岁丧失生育能力是有科学根据的。七七四十九是《系辞传》大衍之数节律，讲女性天癸的节律。八八六十四是六十四卦节律，讲男性天癸的节律。男女天癸节律有别，相差十五年。

人生十岁，五脏始定，血气已通，其气在，故好走；二十岁，血气始盛，肌肉方长，故好趋；三十岁，五脏大定，肌肉坚固，血脉盛满，故好步；四十岁，五脏六腑十二经脉，皆大盛以平定，腠理始疏，荣华颓落，发颇斑白，平盛不摇，故好坐；五十岁，肝气始衰，肝叶始薄，胆汁始灭，目始不明；六十岁，心气始衰，苦忧悲，血气懈惰，故早卧；七十岁，脾气虚，皮肤枯；八十岁，肺气衰，魄离，故言善误；九十岁，肾气焦，四脏经脉空虚；百岁，五脏皆虚，神气皆去，形骸独居而终矣。(《灵枢·天年》)

这是人体的生长壮老死节律。夫妻俩的生育周期若以女性为准，50 岁天癸竭则止矣，只有 36 年的生育时间。约而言之，半百而已。为什么 50 岁开始天癸竭呢？因为"五十岁，肝气始衰"，肝主阳气生升，阳不生阴不长，继之"五脏皆虚，神气皆去"而终矣。说明生死是以阳气为主导的。

凡人之大忌，常加九岁，七岁、十六岁、二十五岁、三十四岁、四十三岁、五十二岁、六十一岁，皆人之大忌，不可不自安也，感则病行，失则忧矣。当此之时，无为奸事，是谓年忌。(《灵枢·阴阳二十五人》)

为什么以 7 岁为基数年？ 1995 年 4 月 4 日《参考消息》报道，法国科学家发现一种"抗衰老"分子，这种物质叫脱氢表雄甾酮（DHEA 的硫酸化合物），是一种类固醇激素。它由肾上腺分泌，7 岁以后出现在人的血液中，含量逐步增加，大约 25 岁时达到巅峰，此时它是人体内含量最多的类固醇。随后开始递减，到 70 岁时，其含量仅为巅峰时期含量的 10%。7 岁到 70 岁，正是《灵枢》说的年龄。又俗言"三岁看小，七岁看老"，也是以 7 岁为基数。

　　7 岁肾气盛，分泌脱氢表雄甾酮之后，为什么以 9 为年忌数？因为九数是洛书九宫周期数，是周期临界点。

　　在父母遗传中还有生男生女的问题（表 3–1），因是以虚岁算，所以当属于父母遗传。

表 3–1　清宫藏生男生女预算表（以母亲年龄虚岁为准）

年龄＼月份	1	2	3	4	5	6	7	8	9	10	11	12
18	女	男	女	男	男	男	男	男	男	男	男	男
19	男	女	男	女	女	男	男	女	男	男	女	女
20	女	男	女	男	男	男	男	男	男	女	男	男
21	男	女	女	女	女	女	女	女	女	女	女	女
22	女	男	男	女	男	女	男	女	男	女	男	男
23	男	男	女	男	男	女	女	男	男	男	女	女
24	男	女	男	男	女	男	女	女	女	女	女	女
25	女	男	男	女	男	女	男	男	男	男	男	男
26	男	女	男	女	男	女	女	男	女	女	女	女
27	女	男	女	男	女	男	女	男	男	男	女	男
28	男	女	男	女	男	女	男	男	男	男	男	男
29	女	男	女	男	男	男	女	男	女	女	女	女
30	男	女	男	女	女	女	女	女	女	女	男	女
31	男	女	男	女	女	女	女	女	女	男	女	女
32	男	女	男	女	女	女	女	女	女	女	女	女
33	男	女	男	女	女	女	女	女	女	女	女	女
34	男	女	男	女	女	女	女	男	女	女	女	女
35	男	女	男	男	女	女	女	男	女	女	男	女
36	女	男	男	女	男	女	女	女	男	男	男	男

（续表）

年龄 \ 月份	1	2	3	4	5	6	7	8	9	10	11	12
37	男	女	男	男	女	男	女	男	女	男	女	男
38	女	男	女	男	男	女	男	女	女	女	男	女
39	男	女	男	男	男	女	女	女	男	男	女	女
40	女	男	女	男	女	男	男	女	女	男	男	女
41	男	女	男	女	男	女	男	女	女	女	男	男
42	女	男	男	女	女	女	男	女	男	女	女	男
43	男	女	男	女	女	男	女	男	女	女	男	男
44	男	男	女	男	男	男	女	男	女	男	女	女
45	女	男	男	女	女	女	男	女	男	女	男	男

（二）自然遗传节律

因为人体自然遗传物质来源于天地，于是就产生了医易的天人合一理论，这在《周易》和《内经》中都有很多论述。

与天地合其德，与日月合其明，与四时合其序。（《周易》）

人以天地之气生，四时之法成。人能应四时者，天地为之父母。（《素问·宝命全形论》）

人与天地相参也，与日月相应也。（《灵枢·岁露》）

人与天地相应也。（《灵枢·邪客》）

天地之大纪，人神之通应也。（《素问·至真要大论》）

善言天者，必有验于人。（《素问·举痛论》）

圣人之为道者，上合于天，下合于地，中合于人事。（《灵枢·逆顺肥瘦》）

天人合一，天体的运行规律必然反映在人体上，因此，中医理论最核心的内容是以五脏系统为核心的天人合一理论，现在的中医人员大多只谈五脏系统，却丢掉了天人合一部分，悲哉！

日月星天体变化对人体的影响，现在已经引起了西方医学的重视。根据天文学家的分析，很多疾病的发生都与太阳活动有关，特别是太阳黑子活动的 11 年和 22 年周期。俄罗斯科学家统计发现，霍乱大流行基本上发生在太阳黑子活动峰年附近。传染病回归热的发生与流行，以及鼠疫、白喉、伤寒等流行病的发生，都与太阳活动规律基本一致。英国科学家通过对 280 年观测资料进行分析，发现最难制服的流行病之一，号称"百病之源"的流感大流行都发生在太阳活动最强烈的时候。这一发现，充分证明了流感的发生是受太阳活动制约的，这一结论已被当今科技界所接受，不少国家已经利用太阳活动来预测流感的发生与流行。但他们的发现，远远赶不上早在 2000 年前由中国中医五运六气对流感的发生与流行预测的准确性。又如研究发现，太阳活动强时，血管栓塞的并发症就会增多。血管痉挛，引起心肌梗死，使心脏病患者病情加重，甚至危及生命，同时，对心血管患者也生产极大的威胁。所以苏联科学家说："在太阳活动较强的日子里，对于心血管患者，可以说是一个生死关头，隐藏着致命的危险。"我国学者曾对中风死亡的原因进行过研究，发现其死亡的最高峰正好处于太阳活动的盛期。太阳活动不仅会引起和加重人类的某些疾病，而且对人的情绪、心理等也会产生影响。苏联科学家通过对一些人进行具体测试，发现太阳活动强烈时，被测试者的判断能力明显下降，处理和分析问题的能力也显著降低。自然节律有多种，长短不一，最明显的有年、月、日、时节律。

二、日节律

日节律，就是地球自转一周的节律，向太阳一方为白昼，背太阳一方为黑夜，昼夜的消长变化，反映了地球上不同地点、不同时间的阴阳多少的变化。

（一）阴阳昼夜节律

《内经》从生理和病理方面，对天人合一的昼夜节律进行了论述。

1. 生理

平旦至日中，天之阳，阳中之阳也；日中至黄昏，天之阳，阳中之阴也；合夜至鸡鸣，天之阴，阴中之阳也；鸡鸣至平旦，天之阴，阴中之阳也。故人亦应之。(《素问·金匮真言论》)

故阳气者，一日而主外，平旦人气生，日中而阳气隆，日西而阳气已衰，气门乃闭。(《素问·生气通天论》)

日中而阳隆为重阳，夜半为阴隆为重阴。故太阴主内，太阳主外，各行二十五度分为昼夜。夜半为阴隆，夜半后而为阴衰，平旦阴尽而阳受气矣。日中而阳隆，日西而阳衰，日入阳尽而阴受气矣。夜半而大会，万民皆卧，命日合阴，平旦阴尽而阳受气，如是无已，与天地同纪。(《灵枢·营卫生会》)

所以人白天精神旺盛，劳而作，黑夜精神疲惫困顿，卧而眠。杨如哲曾对 20 名健康大学生某些生理指标昼夜变化进行观察统计，结果发现，体温、呼吸、脉搏、血压、能量代谢、心电图的 R 波都存在深夜低、白天高的变化，与"阳气主昼"相符。而甲皱微循环检查的皮肤温度和血流速度却与上述变化相反，夜里比白天高，与"阴气主夜"相符，因阴气主营血，因此夜里血流比较旺盛。

沈自尹等测定了 10 名正常人血 $11\beta-$ 羟类固醇的昼夜变化（图 3-1），并绘制出其变化曲线图，结果发现与中医阳气变化曲线趋势一致。钱永益等则对 3 名正常人尿 17- 羟皮质类固醇的昼夜变化绘制了曲线图（图 3-2），其变化也与阳气昼夜变化曲线趋势一致。

2. 病理

人体不仅有生理上的昼夜变化节律，还有病理上的昼夜变化节律。

黄帝曰：夫百病者，多以旦慧，昼安，夕加，夜甚，何也？岐伯曰：四时之气使然。

黄帝曰：愿闻四时之气。岐伯曰：春生，夏长，秋收，冬藏，是气之常也，人亦应之，以一日分为四时，朝则为春，日中为夏，日入为秋，夜半为冬。朝则人气始生，病气衰，故旦慧；日中人气长，长则胜邪，故

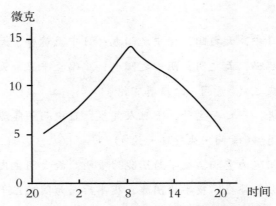

图 3-1　10 名正常人血 11β－羟类固醇均值昼夜变化曲线

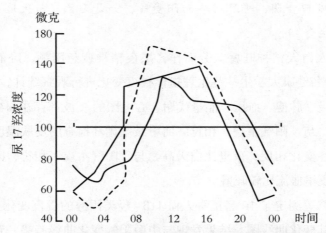

图 3-2　3 名正常人尿 17－羟皮质类固醇浓度昼夜变化曲线

安；夕则人气始衰，邪气始，生故加；夜半人气入藏，邪气，独居于身，故甚也。(《灵枢·顺气一日分为四时》)

少阳病欲解时，从寅至辰上。太阳病欲解时，从巳至未上。阳明病欲解时，从申至戌上。太阴病欲解时，从亥至丑上。少阴病欲解时，从子至寅上。厥阴病欲解时，从丑至卯上（图 3-3）。(《伤寒论》)

张仲景《伤寒论》的六经来源于《内经》，《内经》六经说来源于自然四时。《灵枢·顺气一日分为四时》认为，一日十二时辰如一年的十二月。就一年主气来说，春风主于肝，夏热主于心，长夏湿主于脾，秋燥主于

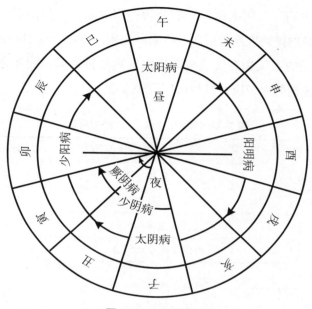

图 3-3　六经欲解时

肺，冬寒主于肾，肝风为厥阴，心火为太阳，脾湿为太阴（因为长夏为雨季，一年雨水最多之时，故称太阴），肺燥为阳明，肾寒为少阴。如《素问·四气调神大论》说："逆夏气则太阳不长，心气内洞。逆冬气则少阴不藏，肾气独沉。"此以心为太阳，肾为少阴。《素问·六节藏象论》说："心者……为阳中之太阳，通于夏气。肾者……为阴中之少阴，通于冬气。"也说心主太阳，肾主少阴。但因夏热极必反为寒，故曰太阳之上寒气主之；冬寒极必反为热，故曰少阴之上热气主之。火本一家而有君火、相火之分（相火为君火之使者），故有少阴热与少阳火之别。就标本中气来说，太阴之上湿气主之，少阳之上相火主之，标本皆同，故从本。厥阴之上风气主之，阳明之上燥气主之，此金木为生成之始终，故从其中气。太阳之上寒气主之，少阴之上热气主之，冬夏寒热之极则反，故或从本或从标。于是主气六经按四时六气的排列次序为厥阴风→少阴热→少阳火→太阴湿→阳明燥→太阳寒。

　　客气则从"一阴一阳之谓道"的规律，而阴阳有多少，一阴分为一阴厥阴、二阴少阴、三阴太阴，一阳分为一阳少阳、二阳阳明、三阳太阳。
于是客气六经的排列次序为厥阴→少阴→太阴→少阳→阳明→太阳。

以上六经的主气和客气是按五运六气理论排列的，而《素问·脉解》
按天人相应理论的六经应月排列次序见表3-2。

表3-2 《素问·脉解》六经配月表

六　经	月　份	时　辰
太阳	正月	寅
厥阴	三月	辰
阳明	五月	午
少阴	七月（据《太素》）	申
少阳	九月	戌
太阴	十一月	子

我们按表3-2绘成图3-4，反映了我们在《五运六气临床应用大观》
和《中医太极医学》两书中阐述的中医太极医学理论，即太阴和少阳纯阴
纯阳合为太极，厥阴和太阳主春夏阳气，阳明和少阴主秋冬阴气。

从图中可以看出，少阳病欲解时的中心时为卯时，太阳病欲解时
的中心时为午时，阳明病欲解时的中心时为酉时，从少阳的阳气渐生而

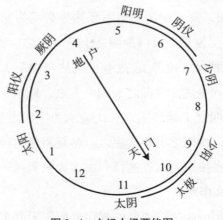

图3-4　六经太极两仪图

旺，到太阳的阳气旺盛，再到阳明的阳气渐衰，反映了阳气的消长变化。太阴病欲解时的中心时为子时，少阴病欲解时的中心时为丑时，厥阴病欲解时的中心时为寅时，从太阴的阴盛阳衰，到少阴的阴由盛转衰而阳渐生，再到厥阴的阴气自半，反映了阴气的盛衰情况。三阳经欲解时多在白昼，三阴经欲解时多在黑夜，反映了阴阳昼夜变化节律（图 3-5）。

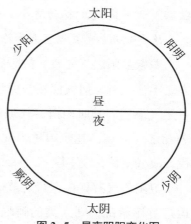

图 3-5　昼夜阴阳变化图

　　以上是六经在不同层次面上的不同含义，在这里提出来是为了让读者对六经含义有更多的了解，以免发生不必要的争论。站在不同层次讨论六经含义，会得出不同的结论，不必争吵；只有站在同一个层次讨论六经，才能得出相同的观点。

（二）卫气昼夜节律——五十营

　　卫气是人体的阳气，有卫护体表和温养机体的作用，能抵御外邪的入侵，其循行出入于体表和内脏及脉管内外，具体论述见上文。

　　卫气运行节律是人类睡眠 - 觉醒节律的控制调节者，因而用于解释人类寤寐机制。

　　黄帝曰：病而不得卧者，何气使然？岐伯曰：卫气不得入于阴，常留于阳。留于阳则阳气满，阳气满则阳跷盛，不得入于阴则阴气虚，故目不瞑矣。……夫卫气者，昼日常行于阳，夜行于阴，故阳气尽则卧，阴气尽则寤。

　　黄帝曰：人之多卧者，何气使然？岐伯曰：此人肠胃大而皮肤湿，而分肉不解焉。肠胃大则卫气留久；皮肤湿则分肉不解，其行迟。夫卫气者，昼日常行于阳，夜行于阴，故阳气尽则卧，阴气尽则寤。故肠胃大，则卫气行留久；皮肤湿，分肉不解，则行迟。留于阴也久，其气不清，则

欲瞑，故多卧矣。其肠胃小，皮肤滑以缓，分肉解利，卫气之留于阳也久，故少瞑焉。(《灵枢·大惑论》)

人老卫阳之气先衰，故睡眠也就减少了。《灵枢·营卫生会》说："老人之不夜瞑者，何气使然？少壮之人不昼瞑者，何气使然？岐伯答曰：壮者之气血盛，其肌肉滑，气道通，营卫之行，不失其常，故昼精而夜瞑。老者之气血衰，其肌肉枯，气道涩，五脏之气相搏，营气衰少而卫气内伐，故昼不精，夜不瞑。"

卫阳之气有昼夜运行之节律，人应之则有昼醒夜睡的节律。如果卫阳运行节律紊乱，则人类的睡眠－觉醒节律也会失常，出现多寐或少寐现象。多睡是卫气不行于阳而久留于阴之故。少睡、失眠是卫气不行于阴而久留于阳之故。《灵枢·口问》对此也有论述，言："阳气尽，阴气盛，则目瞑。阴气尽而阳气盛，则寤矣。"《内经》还据此提出了治疗失眠的具体方药。《灵枢·邪客》说："夫邪气之客人也，或令人目不瞑不卧出者，何气使然？伯高曰：五谷入于胃也……卫气者，出其悍气之慓疾，而先行于四末分肉皮肤之间而不休者也。昼日行于阳，夜行于阴，常从足少阴之分间，行于五脏六腑。今厥气客于五脏六腑，则卫气独卫其外，行于阳，不得入于阴。行于阳则阳气盛，阳气盛则阳跷满，不得入于阴，阴虚，故目不瞑。黄帝曰：善。治之奈何？伯高曰：补其不足，泻其有余，调其虚实，以通其道而去其邪，饮以半夏汤一剂，阴阳已通，其卧立至。"这就是很有名的半夏秫米汤。

《内经》指出，除了服用药物外，还可以用针灸治疗失眠。如《灵枢·卫气行》说："刺实者，刺其来也；刺虚者，刺其去也。此言气存亡之时，以候虚实而刺之。是故谨候气之所在而刺之，是谓逢时。病在于三阳，必候其气在于阳而刺之；病在于阴，必候其气在阴分而刺之。"于此启迪我们，病在阳在表者，白昼治之。病在阴在脏者，黑夜治之。

失眠，西医学认为是脑的问题，然而《内经》认为，是卫阳的问题，是阴阳的问题，是肠胃的问题。关于这个问题，我们将在第10章讨论。

（三）营气昼夜节律——五十营

营气与卫气一样皆出于中焦，是人体的营养物质。如《灵枢·营气》说："营气之道，内谷为宝。谷入于胃，乃传于肺，流溢于中，布散于外，精专者行于经隧，常营无已，终而复始，是谓天地之纪。"《灵枢·营卫生会》说："人受气于谷，谷入于胃，以传于肺，五脏六腑，皆以受气，其清者为营，浊者为卫，营在脉中，卫在脉外，营周不休，五十而复大会。阴阳相贯，如环无端。……（卫）常与营俱行于阳二十五度，行于阴亦二十五度，一周也，故五十度而复大会于手太阴矣。……中焦亦并胃口，出上焦之后。此所受气者，泌糟粕，蒸津液，化其精微，上注于肺脉，乃化而为血，以奉生身，莫贵于此，故独得行于经隧，命曰营气。"《灵枢·邪客》说："营气者，泌其津液，注之于脉，化以为血，以荣四末，内注五脏六腑，以应刻数焉。"

卫气的运行节律以昼夜阴阳为主，行于脉外，彰显的是地球自转规律。营气运行于脉中，虽有昼夜之周期，但不以昼夜阴阳为主，而以脏腑阴阳为主，彰显的是地球公转规律。

营卫的这一运行规律，成了宋金元时期医家创立子午流注针灸法的依据，详情见"九、子午流注节律"。

三、月节律

月节律，就是指月亮的运行节律，包括 27.3217 天的"恒星月"周期、29.5306 天的"朔望月"周期等。我国医学家很早就开始对此进行研究，《内经》中已有记载。

（一）气血潮节律

潮汐现象是宇宙间存在的普遍现象，是天体之间相互作用的结果。就地球上来说，有海潮、气潮和陆潮。陆潮是固体潮，变化小，人们感觉不到。气潮看不见，表现于风。只有海潮最显著，澎湃壮观。海潮主要是由太阳、月亮和地球的相对位置产生引力造成的，产生海潮的引力主要来自月亮，于日、月、地体处于一直线时的朔望日出现大潮，称作"月亮潮"或"太阴潮"，故属于月节律。人体也有80%的液体，故也能引起人体的液体潮。如《灵枢·岁露》曰："人与天地相参也，与日月相应也。故月满则海水西盛，人血气积，肌肉充，皮欣致，毛发坚，腠理郄，烟垢着，当是之时，虽遇贼风，其入浅不深。至其月廓空，则海水东盛，人血气虚，其卫气去，形独居，肌肉减，皮肤纵。腠理开，毛发残，腠理薄，烟垢落，当是之时，遇贼风则其入深，其病人也卒暴。"《素问·八正神明论》说："月始生，则血气始精，卫气始行，月廓满，则血气实，肌肉坚，月廓空，则肌肉减，经络虚，卫气去，形独居。是以因天时而调血气也。"

生理方面，血气潮汐的月节律，在人体最明显的反应就是妇女的月经潮，国外有学者对一万多名妇女月经周期调查发现，月经来潮恰在满月时则经量显著增多。

病理方面，如小儿有一种生于面部和耳部的"月蚀疮"，月晦则疮衰，月初则疮盛。有学者观察了1000例出血病患者，结果发现82%的出血危机发生在上弦到下弦之间的日子里，而满月时最危险。还有学者分析了1774例产后大出血及275例消化道出血者，结果发现月满时出血例数多于月偏时。这提醒我们在满月和日中时做手术要特别注意，应尽量避开该时间段。

《内经》中关于疟疾病的月节律，有以下记载。

邪客于风府，病循脊而下，卫气一日一夜，常大会于风府，其明日日下一节，故其日作晏，此其先客于脊背也。故每至于风府则腠理开，腠理开则邪气入，邪气入则病作，此所以日作尚晏也。卫气之行风府，日下一节，二十一日下至尾底，二十二日入脊内，注于伏冲之脉，其行九日，出于缺盆之中，其气上行，故其病稍益至。其内搏于五藏，横连募原，其道远，其气深，其行迟，不能日作，故次日乃糯积而作焉。（《灵枢·岁露》）

循督脉下行 21 日，乃后循冲任脉上行 9 日，共 30 日，一月也。故有人称此为月子病。《素问·虐论》与此有出入。月廓空人体易受外邪侵袭，《灵枢·岁露》还举正月朔日月空受邪以作说明（表 3-3）。

表 3-3　月空受邪表

正月朔日	西北风		不雨	人多死
	北方风	平旦北风	春	民多死，十有三
		日中北风	夏	民多死
		日入（夕）北风	秋	民多死
		终日（夜半）北风	东	大病死者十有六
	东方风			国有大灾
	东南方风			春有死亡
	南方风			旱
	西方风			国有殃，人多死亡
	天温不风			民不病
	天寒有风			民多病
二月丑不风				民多心腹病
三月戌不温				民多寒热
四月巳不暑				民多瘅病
十月申不寒				民多暴死

正月朔日，太一居天留之宫，其日西北风，不雨，人多死矣。正月朔日。平旦北风，春，民多死。正月朔日。平旦北风行，民病多者，十有三也。正月朔日，日中北风，夏，民多死。正月朔日，夕时北风，秋，民多死。终日北风，大病死者十有六。正月朔日，风从南方来，命曰旱乡；从西方来，命曰白骨，将国有殃，人多死亡。正月朔日，风从东方来，发屋，扬沙石，国有大灾也。正月朔日，风从东南方行，春有死亡。正月朔日，天和温不风，籴贱，民不病；天寒而风，籴贵，民多病。（《灵枢·岁露》）

这里的"终日"，应作冬日。《灵枢·顺气一日分为四时》载，冬日就是夜半，谓"一日分为四时，朝则为春，日中为夏，日入为秋，夜半为冬"。

正月已入春，阳气始升。北风为寒气则天寒，寒为杀厉之气，伤人阳气，违其时，失去抵抗免疫，故民不仅多病，且多死。南风为温气则天温，助人阳气，增强抵抗免疫力，故民不病。"天留之宫"在立春，如果在冬季"虚邪入客于骨而不发于外，至其立春，阳气大发，腠理开，因立春之日风从西方来，万民又皆中于虚风，此两邪相搏，经气结代者矣。……岁多贼风邪气，寒温不和，则民多病而死矣"。两邪指冬季的"虚邪"及立春的"虚风"，或称"贼风邪气"。二月厥阴风木为主气，若丑太阴湿土加临，春行长夏之令，湿土侮风木，木郁不伸反横克脾土，故民多心腹病。三月、四月少阴热气为主气，若戌太阳寒水临，行冬令，寒束于外，热郁于内，故民多寒热病；若巳厥阴风木加临，下行春令，热郁于内，故民多瘅病。十月阳明燥金为主气，若申少阳相火加临，孟冬行夏令，应寒不寒反行火令，故民多暴死。一年之冬（或岁气不及之年）如一月亏朔，为一虚；逢月之空，为二虚；冬行夏令，失时之和，是谓三虚，多"贼风邪气"，故民多"卒然暴死暴病"。一年之夏（或岁气有余的盛年）如一月月满，为一实："遇月之满"，为二实；"得时之和"，命曰三实，"得三实者邪不能伤人"，故"民不病"。

血气随月相而有潮汐，机体有虚实，所以针刺治疗要随之。月空络虚，不宜针刺，月生无泻，月满无补。如《素问·八正神明论》说："月郭空，则肌肉减，经络虚，卫气去，形独居。"所以"月郭空无治"，若"月郭空而治，是谓乱经。阴阳相错，真邪不别，沈以留止，外虚内乱，淫邪乃起"。不仅如此，讲一步研究还指出，要根据月亮生盈亏空的周期变化，来决定针刺穴位的多寡和针刺的次数。如《素问·缪刺论》说："以月死生为数，用针者，随气盛衰，以为痏数，针过其日数则气脱，不及日数则气不写，左刺右，右刺左，病已，止。不已，复刺之如法。月生一日一痏，二日二痏，渐多之，十五日十五痏，十六日十四痏，渐少之。"其效果是，"以月死生为痏数，发针立已"；其方法是，"左刺右，右刺左"。

（二）体力、情绪、智力节律

西方学者发现的 23 天"体力节律"属于朔望月的上弦月节律，28 天的"情绪节律"属于月节律及月经节律，而 33 天的"智力节律"则属于新月节律。

（三）人气月节律

《黄帝虾蟆经》论述了人气与月亮盈亏的密切关系。

月生一日，虾蟆生头喉，人气在足小（少）阴。

月生二日，虾蟆生左肩，人气在足内踝后足小阴。

月生三日，虾蟆生右肩，人气在股里。

月生四日，虾蟆生左胁，人气在腰中输。

月生五日，虾蟆生右胁，人气在承浆，又舌本。

月生六日，虾蟆生后左股，人气在足太阴。

月生七日，虾蟆生后右股，人气在足内踝上，与足厥阴交（三阴交）。

月生八日，虾蟆生尻，身形尽具，人气在鱼际（手太阴）、股内廉。

月生九日，兔生头，人气在（足）阳明。

月生十日，兔生左肩，人气在足阳明。

月生十一日，兔生右肩，人气在口齿鼻柱。

月生十二日，兔生左胁，人气在人迎发际。

月生十三日，兔生右胁，人气在头。

月生十四日，兔生左股，人气在阳陵泉。

月生十五日，兔生右股，身形尽具，人气在巨虚上下廉。

月毁十六日，虾蟆始省头，人气在足太阳、目眦风府。

月毁十七日，虾蟆省左肩，人气在脊膂。

月毁十八日，虾蟆省右肩，人气在肾募，下至髀股。

月毁十九日，虾蟆省左胁，人气在委阳。

月毁二十日，虾蟆省右胁，人气在外踝后京骨。

月毁二十一日，虾蟆省左股，人气在足少阳，目外眦及耳后。

月毁二十二日，虾蟆省右股，人气在缺盆腋下。

月毁二十三日，给蟆省尻，身形尽，人气在髀厌中。

月毁二十四日，兔始省头，人气在脚外踝陷者中。

月毁二十五日，兔省左肩，人气在（足）太阴，至绝骨又大陵。

月毁二十六日，兔省右肩，人气在足厥阴大敦。

月毁二十七日，兔省左胁，人气在内踝上交太阴。

月毁二十八日，兔省右胁，人气在脚内廉。

月毁二十九日，兔省左股，人气在鼠仆、环阴、气街。

月毁三十日，兔省右股，身形都尽，人气阴阳气促，关元至阴孔。

月蚀者毁，赤黄而无光，阴气大乱。（《黄帝虾蟆经》）

由上述可知，虾兔身形尽具之日，是在朔望月的朔、上弦、望、下弦四特征点处。月生八日，为上弦，虾蟆身形尽具。月生十五日，为月圆，兔身形尽具。月毁二十三日，为下弦，虾蟆身形尽具。月毁三十日，为晦，兔身形尽具，兔尽具在朔、望，虾蟆尽具在上下弦。人气之所在与朔望的位置有关，更与六经有密切关系（图3-6）。

由朔到望月生为阳，人气在足少阴、足太阴、足阳明，由望到晦月毁为阴，人气在足太阳、足少阳、足厥阴，这就是我在拙著《中医外感三部六经说》（修订后改名为《五运六气临床应用大观》）中所划分的表里，阳明、

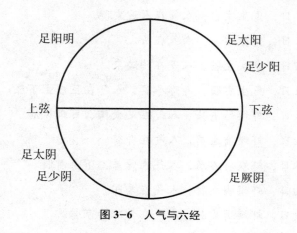

图3-6 人气与六经

太阴、少阴主里阴，宜受阳邪；太阳、少阳、厥阴主表阳，宜受阴邪。

四、年节律

年节律是地球绕太阳一周的时间，包含日月地的多种周期节律在内。

（一）阴阳年节律

一年有四季阴阳的盛衰变化。"人以天地之气生，四时之法成"，所以人的脏腑也与之相应。《素问》中《金匮真言论》《六节藏象论》《藏气法时论》《四时调神大论》等均有论述。如肝、胆应春，心、小肠应夏，脾、胃应长夏，肺、大肠应秋，肾、膀胱应冬。

脉是五脏功能活动的外在反映，脉象具有明显的四时节律。如《素问·脉要精微论》说："天地之变，阴阳之应……四变之动，脉与之上下。"又说："冬至四十五日，阳气微上，阴气微下；夏至四十五日，阴气微上，阳气微下。"《灵枢·终始》说："平人者不病，不病者，脉口人迎应四时也。"

体表色泽也是五脏功能的外在反映，亦具有随四时变化的节律。如《素问·移精变气论》说："夫色之变化，以应四时之脉。"色青脉弦应春，色赤脉钩应夏，色黄应长夏，色白应秋，色黑应冬。

经脉也是如此。如《素问·阴阳别论》说："四经应四时，十二从应十二月，十二月应十二脉。"《灵枢·五乱》说："经脉十二者，以应十二月；十二月者，分为四时；四时者，春夏秋冬，其气各异……"

人气年节律，如《素问·诊要经终论》说："正月、二月……人气在肝；三月、四月……人气在脾；五月、六月……人气在头；七月、八月……人气在肺；九月、十月……人气在心；十一月、十二月……人气在肾。"

（二）五运六气节律

关于五运六气节律，我们在《中医运气学解秘：医易宝典》一书中已做了详细解说，读者可参阅。

五运六气可有年、月、日、时不同层次，五运六气所用干支，是各种"象"的代表。首先，是阴阳五行之象的结合。天干为阳，地支为阴。就天干来说，甲、丙、戊、庚、壬为阳干，乙、丁、己、辛、癸为阴干；甲己为土，丁壬为木，乙庚为金，丙辛为水，戊癸为火。就地支来说，子、寅、辰、午、申、戌为阳支，丑、卯、巳、未、酉、亥为阴支；子午、寅申为火，丑未为土，卯酉为金，辰戌为水，巳亥为木。春夏为阳属于木火，秋冬为阴属于金水。所以五运六气的干支，又象征万物从萌芽到生长、壮大、衰退、死亡的过程。

其次，有自然之象。

太虚寥廓，肇基化元，万物资始，五运终天，布气真灵，总统坤元，九星悬朗，七曜周旋，曰阴曰阳，曰柔曰刚，幽显既位，寒暑弛张，生生化化，品物咸章。(《素问·天元纪大论》)

岁木太过，风气流行……云物飞动，草木不宁。

岁火太过，炎暑流行……雨水霜寒，上应辰星。上临少阴少阳，火燔焫，冰泉涸，物焦槁。

岁土太过，雨湿流行……泉涌河衍，涸泽生鱼，风雨大至，土崩溃，鳞见于陆。

岁金太过，燥气流行……收气峻，生气下，草木敛，苍干凋陨。

岁水太过，寒气流行……大雨至，埃雾朦郁……上临太阳，雨冰雪霜不时降，湿气变物。

木不及，春有鸣条律畅之化，则秋有雾露清冷之政；春有惨凄残贼之胜，则夏有炎暑燔烁之复。

火不及，夏有炳明光显之化，则冬有严肃霜寒之政；夏有惨凄凝冽之胜，则不时有埃昏大雨之复。

土不及，四维有埃云润泽之化，则春有鸣条鼓折之政；四维发振拉飘腾之变，则秋有肃杀霖露之复。

金不及，夏有光显郁蒸之令，则冬有严凝整肃之应；夏有炎烁燔燎之变，则秋有冰雹霜雪之复。

水不及，四维有湍润埃云之化，则不时有和风生发之应；四维发埃昏骤注之变，则不时有飘荡振拉之复。(《素问·气交变大论》)

请看，其中有天象，有气象，还有物象，是一幅美丽的自然运行规律图景。

再次，有人体之象。

敷和之纪………其藏肝……其主目……其色苍，其养筋，其病里急支满，其味酸。

升明之纪……其藏心……其主舌…其色赤，其养血，其病闰瘛，其味苦。

备化之纪…其藏脾……其主口……其色黄，其养肉，其病否，其味甘。

审平之纪……其藏肺……其主鼻…其色自，其养皮毛，其病咳，其味辛。

静顺之纪……其藏肾……其主二阴……其色黑，其养骨髓，其病厥，其味咸。(《素问·五常政大论》)

请看，既有人体的生理，也有人体的病理。

总之，五运六气是"象"的世界，是一幅幅自然的美丽图景。

（三）六十甲子节律

关于六十甲子节律，我们在《中医运气学解秘：医易宝典》一书中做了详细解说，读者可参阅。

五、五脏节律

《素问·宝命全形论》说："夫人生于地，悬命于天，天地合，命之曰人。人能应四时者，天地为之父母。"《素问·金匮真言论》说"五脏应四时"。具体如何相应呢？又有日节律和年节律之分。如《灵枢·顺气一日分为四时》说："春生，夏长，秋收，冬藏，是气之常也，人亦应之。"《素问·脏气法时论》说："合人形以法四时五行而治。"这讲的是年节律。《素问·玉机真脏论》说："一日一夜五分之，此所以占死生之早暮也"，讲的是日节律。

　　黄帝问曰：合人形以法四时五行而治，何如而从？何如而逆？得失之意，愿闻其事。岐伯对曰：五行者，金木水火土也，更贵更贱，以知死生，以决成败，而定五脏之气，间甚之时，死生之期也。帝曰：愿卒闻之。岐伯曰：肝主春，足厥阴少阳主治，其日甲乙，肝苦急，急食甘以缓之。心主夏，手少阴太阳主治，其日丙丁，心苦缓，急食酸以收之。脾主长夏，足太阴阳明主治，其日戊己，脾苦湿，急食苦以燥之。肺主秋，手太阴阳明主治，其日庚辛，肺苦气上逆，急食苦以泄之。肾主冬，足少阴太阳主治，其日壬癸，肾苦燥，急食辛以润之，开腠理，致津液，通气也。

　　病在肝，愈于夏，夏不愈，甚于秋，秋不死，持于冬，起于春，禁当风。肝病者，愈在丙丁，丙丁不愈，加于庚辛，庚辛不死，持于壬癸，起于甲乙。肝病者，平旦慧，下晡甚，夜半静。肝欲散，急食辛以散之，用辛补之，酸泻之。

　　病在心，愈在长夏，长夏不愈，甚于冬，冬不死，持于春，起于夏，禁温食热衣。心病者，愈在戊己，戊己不愈，加于壬癸，壬癸不死，持于甲乙，起于丙丁。心病者，日中慧，夜半甚，平旦静。心欲耎，急食咸以耎之，用咸补之，甘泻之。

　　病在脾，愈在秋，秋不愈，甚于春，春不死，持于夏，起于长夏，禁温食饱食湿地濡衣。脾病者，愈在庚辛，庚辛不愈，加于甲乙，甲乙不死，持于丙丁，起于戊己。脾病者，日昳慧，日出甚，下晡静。脾欲缓，急食甘以缓之，用苦泻之，甘补之。

　　病在肺，愈在冬，冬不愈，甚于夏，夏不死，持于长夏，起于秋，禁寒饮食寒衣。肺病者，愈在壬癸，壬癸不愈，加于丙丁，丙丁不死，持于戊己，起于庚辛。肺病者，下晡慧，日中甚，夜半静。肺欲收，急食酸以收之，用酸补之，辛泻之。

　　病在肾，愈在春，春不愈，甚于长夏，长夏不死，持于秋，起于冬，禁犯焫热食温炙衣。肾病者，愈在甲乙，甲乙不愈，甚于戊己，戊己不死，持于庚辛，起于壬癸。肾病者，夜半慧，四季甚，下晡静。肾欲坚，急食苦以坚之，用苦补之，咸泻之。

夫邪气之客于身也，以胜相加，至其所生而愈，至其所不胜而甚，至于所生而持，自得其位而起。必先定五脏之脉，乃可言间甚之时，死生之期也。(《素问·脏气法时论》)

这里既有日节律，也有年节律，合而论之，我们可以用五脏节律表（表3-4和表3-5）表示，正是命理学中所说的生旺死绝规律。

表3-4　五脏休王相死囚节律周期表

时　间			五脏休王相死囚节律
年	昼夜	五行	肝 心 脾 肺 肾 木 火 土 金 水
春 夏 长夏 秋 冬	平旦 日中 日昃 下晡 夜半	木 火 土 金 水	王 相 死 囚 休 休 王 相 死 囚 囚 休 王 相 死 死 囚 休 王 相 相 死 囚 休 王

表3-5　五脏慧甚静节律表

五　脏	愈	加	持	起	慧	甚	静
肝	丙丁	庚辛	壬癸	甲乙	平旦	下晡	夜半
心	戊己	壬癸	甲乙	丙丁	日中	夜半	平旦
脾	庚辛	甲乙	丙丁	戊己	日昃	平旦①	日中②
肺	壬癸	丙丁	戊己	庚辛	下晡	日中	日昃③
肾	甲乙	戊己	庚辛	壬癸	夜半	日昃④	下晡

① 平旦：原文为"日出"。新校正按《甲乙经》"日出"作"平日"，虽目出与平旦等，……盖日出于冬夏之期有早晚，不若平旦之为得也。《千金方》卷十五上第一也作"平旦"。

② 日中：原文为"下晡"。午后申酉两个时辰为晡，"下晡"为晡末尾，将进入下一个时辰——戌时，按子午流注说，是进入心包三焦相火之时，火则生土。但这不是一个层次，故据《素问识》改之。

③ 日昃：原文为"夜半"。据生我者静改，然据《素问·脉解》说太阴脾主于子时、十一月，也不错。

④ 日昳：原文为"四季"。一年为四季末辰戌丑未四个月，一日则为辰戌丑未四个时辰，都是土旺时。而按一日五分说，则在未时，故改为日昳。

关于五脏节律（表3-5），有四时五脏节律说和五时五脏节律说之分，其分歧只是对脾脏的配时不同而已。

就四时五脏说，《内经》对脾的配时有三种观点：一是脾不主时，位于四时之中没有独立位置（《素问·玉机直藏论》《素问·刺禁论》）；二是脾主四季之末，主四季中最后一个月中的十八日，合计七十二日（《素问·刺要论》《素问·太阴阳明论》）；三是既不说脾主时，也不说脾主何时，只说"腹为至阴"（《素问·六节藏象论》《素问·咳论》《素问·痹论》）。

而五时五脏说，是将一日或一年划分为五个时间段，配属于五脏。把四时之外的时间段称为"长夏"，配于脾。《内经》对长夏的配时有两种说法：一是指夏三月的最后一个月，即农历的六月(《素问·金匮真言论》《素问·阴阳应象大论》《素问·平人气象论》《素问·藏气法时论》《素问·风论》《灵枢·本神》《灵枢·顺气一日分为四时》)；二是将一年平均分为五时（五季），每季为七十二日，其中长夏也占七十二日（《素问·阴阳类论》）。

我们这里采用的是五时五脏节律说，五脏节律说也就是五行节律说，是生命进程节律的重要学说。关于五行演化节律已述于前文，就不多说了。这里要说的是五行对人体生命的调控作用。

五行之间的相生相克关系（图3-7），即相互资生、相互制约关系。从相生言，每一行都具有"生我"和"我生"两种关系，生我者为母，我生者为子，形成了一种母、我、子之间的三角关系。从相克言，每一行都具有"克我"和"我克"两种关系，《内经》称为"所不胜""所胜"，克我者为"所不胜"，我克者为"所胜"，形成了"所不胜"、我、"所胜"之间的三角关系。因此，每一行都具有"生我""我生""克我""我克"四种关系，与"我"组成两种三角关系。相生三角关系反映了五行的生长帝旺发展循环周期。

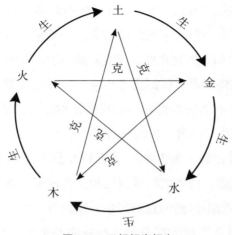

图 3-7 五行相生相克

木生在亥，帝旺在卯，死在午，墓在未。

火生在寅，帝旺在午，死在酉，墓在戌。

金生在巳，帝旺在酉，死在子，墓在丑。

水生在申，帝旺在子，死在卯，墓在辰。

土同火（反映了火土一家的关系）。

五行"生我""我生""我""克我""我克"五者之间的关系，通过"相生三角关系"和"相克三角关系"维持和保障了人体生命五行体系的动态平衡。这种"三角关系"也是《老子》"三生万物"的内容。古人所谓的"三五"含义，此是《老子》之谓乎？

"乘"是以强凌弱、趁虚入侵的意思。五行相乘指五行由某一行对被克的一行克制太过，所引起的异常相克反应，有两种表现：一是五行中的某一行本身过于强盛，造成对被克制的一行克制太过，促使被克的一行变得虚弱，从而引起五行之间的生克制化出现异常。如木过于强盛，则克土太过，造成土的不足，称为"木乘土"。二是五行中的某一行本身虚弱，因而显得克制它的一行相对增强，造成乘克现象。如土虚不足，形成了木克土力量的相对增强，称为"土虚木乘"。相乘是事物间关系失却正常协调的表现。

五行相侮，亦称"五行反克"，指五行中的某一行本身过于强盛，反克原来"克我"的那一行，表现为两方面：一是某一行特别强盛，而反克"克我"的那一行。如木太过强盛，反克原来"克我"的金，称作"木侮金"。二是某一行本身虚弱不足，反而受"所克"一行的克制。如金本身十分虚弱时，不仅不能克木，反而受到木的反侮，称作"金虚木侮"。相侮是事物间关系失却正常协调的另一种表现。

五行的相乘和相侮（图3-8），是五行在异常情况下的生克关系，都是不正常的相克现象，两者之间既有区别又有联系。其主要区别是：相乘是按五行相克次序发生过强的克制现象，相侮是按与五行相克次序相反方向的克制现象。两者之间的联系是：在发生相乘时，也可以同时发生相侮；发生相侮时，也可以同时发生相乘。如木过于强盛时，既可以乘克于土，又可以侮金；金虚弱时，既可以受到木的反侮，又可受到火乘，可见相乘与相侮之间有着密切的联系（图3-9）。《素问·五运行大论》说："气有余，则制己所胜而侮所不胜；其不及，则己所不胜侮而乘之，己所胜轻而侮之。"

五行的另一种关系是五行胜复关系。如五行乘侮中所述，当五行中的某一行出现过强或过弱时，则该行与其他四行的关系在总体上就会出现不

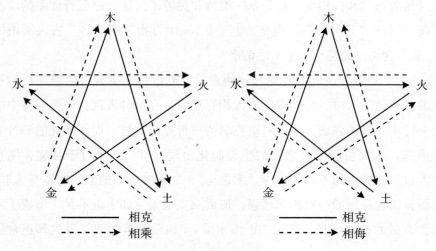

图 3-8　五行乘侮图

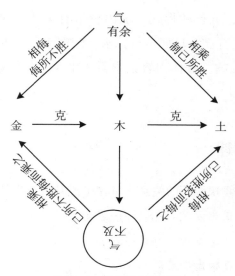

图 3-9 五行有余不及图

平衡，使五行系统发生紊乱。《内经》把这种太过或不及所引起的对"所克"的过度克制称为"胜气"；而把平抑胜气的反作用力量称作"复气"，有胜则有复，有多少胜气，就有多少复气，无胜气，也就没有复气。这样通过胜复机制，就维持和保障了五行系统在异常情况下的动态平衡。

由上述可知，《内经》论述了五行系统的两套自行调节机制：一套是正常情况下的生克制化机制，一套是异常情况下的胜复机制。生克机制和胜复机制维持和保障了五行系统对人体生命的动态平衡。不仅如此，五行还是宇宙生命的五程演化规律，一如前说。

张其成先生说：五行不仅是宇宙生命的构成要素，而且是宇宙生命的分类原则；不仅是宇宙生命的动态功能，而且是宇宙生命的运行关系。五行就是"气"的演化模型，就是时间与空间合一的理论模型。

五行的宇宙生命关系网是通过五行之间的生克、乘侮、胜复、制化编织而成的。五行生克反映宇宙生命运行的相互生发和制约关系，乘侮反映宇宙生命体内部的非平衡关系，胜复则反映这种非平衡态下的一种自我复救的关系，亢害承制反映的不仅是两行之间而且是多行之间的生化制约关系，如此则构成一幅环环相连、立体、多维的宇宙生命关系网。

《内经》认为，五行的形成与五大行星有关系，木星配木行，火星配火行，土星配土行，金星配金行，水星配属水行，五行的运行规律受五星的运行规律影响。具体内容请参看《中医运气学解秘：医易宝典》一书。

六、八卦节律

八卦与四时气候相配伍的关系，早在《说卦传》中就已有阐述。

坎者，水也，正北方之卦也，……万物之所归也。

艮，东北之卦也，万物之所成终……

震，东方也。万物出乎震。

巽，东南也。言万物絜齐也。

离也者，南方之卦也。万物皆相见。

坤也者，地也，万物皆致养焉。

兑，正秋也，万物之所说也。

乾，西北之卦也，言阴阳相薄也。(《说卦传》)

上述八卦，每一卦主司一个方位和三个节气，反映了一年中阴阳二气的消长变化，以及万物的生长壮老死规律。

《乾凿度》记载了八卦与十二月的对应关系。

孔子曰：《易》始于太极。太极分而为二，故生天地。天地有春秋冬夏之季，故生四时。四时各有阴阳刚柔之分，故生八卦。八卦成列，天地之道立，雷风水火山泽之象定矣。其布散用事也，震生物于东方，位在二月；巽散于东南，位在四月；离长之于南方，位在六月；……乾制之于西北方，位在十月；坎藏之于北方，位在十一月；艮终始之于东北方，位在十二月。八卦之气终，则四正四维之分明。生长收藏之道，备阴阳之体，定神明之德，通而万物各以其类成矣，皆《易》之所包也。至矣哉,《易》之德也！

孔子曰：岁三百六十日而天气周，八卦用事各四十五日方备岁焉。故艮渐正月，巽渐三月，坤渐七月，乾渐九月，而各以卦之所言为月也。乾者，天也，终而为万物始。西北方，万物所始也，故乾位在于十月。艮者，止物者也，故在四时之终，位在十二月。巽者，阴始顺阳者也，阳始壮于东南方，故位在四月。坤者，地之道也，形正六月。四维正纪，经纬仲序，度毕矣。(《乾凿度》)

到了《通卦验》则和人体紧密结合，形成了气象医学。

乾，西北也，主立冬。人定，白气出直乾，此正气也。气出右，万物半死；气出左，万物伤。乾气不至，则立夏有寒，伤禾稼，万物多死，人民疾疫，应在其冲。乾气见于冬至之分，则阳气火盛，当藏不藏，蛰虫冬行。乾为君父，为寒为冰，为金为玉。于是岁，则立夏早蛰，夏至寒。乾得坎之寒，则夏雨雪水冰。乾气退，伤万物。

坎，北方也，主冬至。夜半，黑气出直坎，此正气也。气出右，天下旱；气出左，涌水出。坎气不至，则夏至大寒雨雪，涌泉出，岁大水，应在其冲。坎气见立春之分，则水乘出。坎为沟渎。于是岁，多水灾，江河决，水涌出。坎气退，则天下旱。

艮，东北也，主立春。鸡鸣，黄气出直艮，此正气也。气出右，万物霜；气出左，山崩涌水出。艮气不至，则立秋山陵多崩，万物华实不成，五谷不入，应在其冲。艮气见于春分之分，则万物不成。艮为山为止，不止则气过山崩。艮气退，则数有云、雾、霜。

震，东方也，主春分。日出，青气出直震，此正气也。气出右，万物半死；气出左，蛟龙出。震气不至，则岁少雷，万物不实，人民疾热，应在其冲。震气见立夏之分，雷气盛，万物蒙而死不实，龙蛇数见，不云而雷，冬至乃止。震气退，岁中少雷，万物不茂。

巽，东南也，主立夏。食时，青气出直巽，此正气也。气出右，风摖木；气出左，万物伤，人民疾湿。巽气不至，则岁中多大风发屋扬砂，禾稼尽，应在其冲。巽气见夏至之分，则风气过折木。巽气退，则肓风至万物不成，湿伤人民。

离，南方也，主夏至。日中，赤气出直离，此正气也。气出右，万物半死；气出左，赤地千里。离气不至，则无日光，五谷不荣，人民病目痛，冬无冰，应在其冲。离气见于立秋之分，离气退，则其岁日无光，阴必害之。

坤，西南也，主立秋。晴时，黄气出直坤，此正气也。气出右，万物半死；气出左，地动。坤气不至，则万物不茂，地数震，牛羊多死，应在其冲。坤气见于秋分之分，则其岁地动摇，江河水乍存乍亡。坤气退，则地分裂，水泉不泯。

兑，西方也，主秋分。日（此处疑脱"入"或"落"字），白气出直兑，此正气也。气出右，万物不生；气出左，则虎害人。兑气不至，则岁中多霜，草木枯落，人民疥瘙，应在其冲。兑气见于立冬之分，别万物不成，虎狼为灾在泽中，兑气退，则泽枯，万物不成。（《通卦验》）

以上详细阐述了八卦灾异，八卦应八节，细到人定、夜半、鸡鸣、日出、食时、日中、晴时、日入八个时辰，八卦气分不及、有余，或当至而不至，便会对万物造成灾害，并能伤害于人。如"乾气（白色）不至"，则"人民疾疫"；"震气（青色）不至"，则"人民疾热"；"巽气（青色）"出左（过），万物伤，人民疾湿"；"巽气退"则"湿伤人民"；"离气（赤色）不至"，则"人民病目痛"；"兑气（白色）不至"，则"人民疥瘙"。

冬至。广莫风至，兰射干生，麋角解，曷旦不鸣。晷长丈三尺，阴气去，阳云出，其茎末如树木之状。凡此阴阳之云，天之云，天之便气也。坎震离兑为之，每卦六爻，既通于四时、二十四气，人之四肢、二十四脉亦存于期。故其当至不至，则万物大旱，大豆不为，人足太阴脉虚，多病振寒；未当至而至，则人足太阴脉盛，多病暴逆胪胀心痛，大旱，应在夏至。

小寒。合冻，虎始交，豺祭兽，蚖垂首，曷旦入空。晷长丈二尺四分，仓阳云出平，南仓北黑。当至不至，则先小旱，后小水，人手太阴脉虚，人多病喉痹，未当至而至，则人手太阴脉盛，人多热，来年麻不为。

大寒。霜降，草木多生心，鹊始巢。晷长丈一尺八分，黑阳云出心，南黑北黄。当至不至，则旱后水，麦不成，人足少阴脉虚，多病蹶逆，惕善惊；未当至而至，则人足少阴脉盛，人多上气嗌肿，应在大暑。

立春。雨水降，条风至，雉雊，鸡乳，冰解，杨柳杮。晷长丈一尺二分，青阳云出房，如积水。当至不至，则兵起，来年麦不成，人足少阳脉虚，多病疫疟；未当至而至，则人足少阳脉盛，人多病粟疾疫，应在立秋。

雨水。冻冰释，猛风至，獭祭鱼，鸧鹒鸣，蝙蝠出。晷长九尺一寸六分，黄阳云出亢，南黄北黑。当至不至，则旱，麦不为，人手少阳脉虚，人多病心痛；未当至而至，则人手少阳脉盛，人多病目，应在处暑。

惊蛰。雷候应北。晷长八尺二寸，赤阳云出翼，南赤北白，当至不至，则雾，稚禾不为，人足太阳脉虚；人多疫病疟；未当至而至，则人足太阳脉盛，多病痈疽胫肿，应在白露。

春分。明庶风至，雷雨行，桃始花，月日同道。晷长七尺二寸四分，正阳云出，张如积鹄。当至不至，先旱后水，岁恶重来不为，人手太阳脉虚，人多病痹痛；未当至而至，人手太阳脉盛，人多病疠疥身痒，应在秋分。

清明。雷鸣雨下，清明风至，玄鸟来。晷长六尺二寸八分，白阳云出，南白北黄。当至不至，菽豆不为，人足阳明脉虚，人多病疥疾，振寒，洞泄；未当至而至，人足阳明脉盛，人多病温，暴死，应在寒露。

谷雨。田鼠化为駕。晷长五尺三寸二分，大阳云出，张上如车盖，不如薄。当至不至，水物稻等不为，人足阳明脉虚，人多病痈疽，虐振寒，霍乱；未当至而至，人足阳明脉盛，人多病温，黑肿，应在霜降。

立夏。清明风至而暑，鹖声蜇，电见早出，龙升天。晷长四尺三寸之分，当阳云出，觜紫赤如珠。当至不至则旱，五谷大伤，牛畜病，人手阳明脉虚，多病寒热，齿龋；未当至而至，人手阳明脉盛，多病头，肿嗌喉痹，应在立冬。

小满。雀子蜇，蝼蛄鸣。晷长三尺四寸，上阳云出，七星赤而饶。当至不至，多凶言，有大丧，先水后旱，人足太阳虚，人多病筋急，痹痛；

未当至而至，人足太阳脉盛，人多病冲，气肿。

芒种。蚯蚓出。昼长二尺四分，长阳云集，赤如曼曼。当至不至，多凶言，国有狂令，人足太阳脉虚，多病血痹；未当至而至，人足太阳脉盛，多蹶眩，头痛，痹。应在大雪。

夏至。景风至，暑且湿，蝉鸣，螳螂生，鹿解角，木茎荣。晷长四寸八分，少阴云出，如水波崇崇。当至不至，邦有大殃，阴阳并伤，口干嗌痛；未当至而至，人手阳脉盛，多病肩痛，应在冬至。

小暑。云五色出，伯劳鸣，虾蟆无声。晷长二尺四寸四分，黑阴云出，南黄北黑。当至不至，前小水后小旱，有兵，人足阳明脉虚，多病泄注腹痛；未当至而至，人足阳明脉盛，多病胕肿，应在小寒。

大暑。雨湿，半夏生。晷长三尺四寸，阴云出，南赤北仓。当至不至，外兵作，来年饥，人手少阳脉虚，多病筋痹胸痛；未当至而至，人手少阳脉盛，多病胫痛恶气，应在大寒。

立秋。凉风至，白露下，虎啸，腐草为嗌（萤），蜻蚓鸣。晷长四尺三寸六分，浊阴云出，上如赤缯列，下黄弊。当至不至，暴风为灾，年岁不入，人足少阳脉虚，多病疠，少阳气中寒，白茫茫；未当至而至，人足少阳脉盛，多病咳嗽、上气、咽喉肿，应在立春。

处暑。雨水，寒蝉鸣。晷长五尺三寸二分，赤阴云出，南黄北黑。当至不至，国有淫令，四方兵起，人手太阴脉虚，多病胀身热，来年麦不为；未当至而至，人手太阴脉盛，多病胀身热，不汗出，应在雨水。

白露。云气五色，蜻蚓上堂，鹰祭鸟，燕子去室，鸟雌雄别。晷长六尺二寸八分，黄阴云出，南黑北黄。当至不至，六畜多伤，人足太阴脉虚，人多病痤痘，泄；未当至而至，人足太阴脉盛，多病心胀闭，癥瘕，应在惊蛰。

秋分。风凉惨，雷始收，鸷鸟击，元鸟归，昌盍风至。晷长七尺二寸四分，白阳云出，南黄北白。当至不至，草木复荣，人手少阳脉虚，多病温、悲、心痛；未当至而至，人手少阳脉盛。多病胸胁膈痛，应在春分。

寒露。霜小下，秋草死，众鸟去。晷长八尺二寸，正阳云出，如冠缨。当至不至，来年谷不成，六畜鸟兽被殃，人足厥阴脉虚，多病疝疼腰痛；不当至而至，人足厥阴脉盛，多病痛胸中热，应在清明。

霜降。候雁南向，豺祭兽，霜大下，草禾死。晷长九尺一寸六分，太阳云出，上如羊，下如石番石。当至不至，万物大耗，来年多大风，人足厥阴脉虚，多病腰痛；未当至而至，人足厥阴脉盛，多病喉风肿，应在谷雨。

立冬。不周风至，始冰，荞麦生，宾爵入水为蛤。晷长丈一寸二分，阴云出接。当至不至，地气不藏，立夏反寒，早旱晚水，万物不成，人手少阳脉虚，多病湿、心烦；未当至而至，人子少阳脉盛，多病臂掌痛，应在立夏。

小雪。阴寒，熊熊入穴，雉入水为蜃。晷长丈一尺八分，阴云出而黑。当至不至，来年五谷伤，蚕麦不为，人心主脉虚，多病肘腋痛；未当至而至，人心主脉盛，人多病腹耳痛，应在小满。

大雪。鱼负冰，雨雪。晷长丈二尺四分，长云出，黑如介。当至不至，温气泄，夏煌生，大水，人手心主脉虚，多病少气、五疸、水肿；未当至而至，人手心主脉盛，多病痈疽肿痛，应在芒种。(《通卦验》)

以上阐述了二十四节气的灾异，并对气象与人体经脉及疾病的联系进行了深入探讨，其将二十四经脉分配于二十四节气，类似于子午流注之意，且以前半年为阳、后半年为阴，如下所示。

前半年阳		后半年阴	
立春	足少阳	立秋	足少阳
雨水	手少阳	处暑	手太阴
惊蛰	足太阳	白露	足太阴
春分	手太阳	秋分	手少阳
清明	足阳明	寒露	足厥阴
谷雨	足阳明	霜降	足厥阴
立夏	手阳明	立冬	手少阳
小满	足太阳	小雪	手厥阴（心主）

芒种	足太阳	大雪	手厥阴（心主）
夏至	手阳脉	冬至	足太阴
小暑	足阳明	小寒	手太阴
大暑	手少阳	大寒	足少阴

在后半年为阴之中，只有少阳经一个阳经在其中，这是值得我们注意的。白露足太阴和秋分手少阳的结合，不正是我建立的"中医太极"理论吗。《通卦验》所载的经脉理论，虽然与《黄帝内经》不同，但也有相同的地方。《灵枢·阴阳系日月》中有以下记载。

前半年阳		后半年阴	
正月立春雨水	左足少阳	七月立秋处暑	右足少阴
二月惊蛰春分	左足太阳	八月白露秋分	右足太阴
三月清明谷雨	左足阳明	九月寒露霜降	右足厥阴
四月立夏小满	右足阳明	十月立冬小雪	左足厥阴
五月芒种夏至	右足阳明	十一月大雪冬至	左足太阴
六月小暑大暑	右足少阳	十二月小寒大寒	左足少阴

不妨将两者做个对比，如下所示。

前半年阳			后半年阴		
立春	足少阳	左足少阳	立秋	足少阳	右足少阴
雨水	手少阳	左足少阳	处暑	手太阴	右足少阴
惊蛰	足太阳	左足太阳	白露	足太阴	右足太阴
春分	手太阳	左足太阳	秋分	手少阳	右足太阴
清明	足阳明	左足阳明	寒露	足厥阴	右足厥阴
谷雨	足阳明	左足阳明	霜降	足厥阴	右足厥阴
立夏	手阳明	右足阳明	立冬	手少阳	左足厥阴
小满	足太阳	右足阳明	小雪	手厥阴	左足厥阴
芒种	足太阳	右足太阳	大雪	手厥阴	左足太阴
夏至	手阳脉	右足太阳	冬至	足太阴	左足太阴
小暑	足阳明	右足少阳	小寒	手太阴	左足少阴

大暑　手少阳　右足少阳　　　　大寒　足少阴　左足少阴

《通卦验》包括了手足经，而《阴阳系日月》只有足经，没有手经。还显示了左右阴阳交叉对应的关系，值得我们深思。从行文看来，《通卦验》之说可能形成于《阴阳系日月》篇之前。而在帛书《足臂十一脉灸经》和《阴阳十一脉灸经》之后。最后形成于《灵枢·经脉》，成为子午流注学说，十二经脉阴阳相贯，如环无端。

七、河图五行节律

我在《周易真原》和《周易与日月崇拜》中都讲道，河图、洛书来源于日月运动规律，因此也具备了自然节律与天人相应。

河图、洛书所载天地之数，《内经》称之为"大数""至数""生数""成数"，是五运六气学说的精髓，用于推算历法和纪气化规律。

天地之至数，始于一，终于九焉。（《素问·三部九候论》）

天地之大数也，始于一而终于九。（《灵枢·九针论》）

至数之机，迫迮以微，其来可见，其往可追，敬之者昌，慢之者亡，无道行私，必得天殃，谨奉天道，请言真要。帝曰：善言始者，必会于终；善言近者，必知其远，是则至数极而道不惑，所谓明矣。愿夫子推而次之，令有条理，简而不匮，久而不绝，易用难忘，为之纲纪，至数之要，愿尽闻之。（《素问·天元纪大论》）

张志聪注："至数者，太过不及之定数也。"本段经文主要强调掌握河图洛书数的重要性。因为河图洛书数是纪气化规律用的，推算河图洛书数，就可以掌握气化规律。如《素问·六元正纪大论》说天地数为"天地之纲纪，变化之渊源"，是"天道"的"真要"。

天地之数，终始奈何？岐伯曰：悉乎哉问也！是明道也。数之始，起于上而终于下，岁半之前，天气主之，岁半之后，地气主之，上下交互，气交主之，岁纪毕矣。故曰：位明气月可知乎，所谓气也。帝曰：余司其事，则而行之，不合其数何也？岐伯曰：气用有多少，化治有盛衰，盛衰

多少，同其化也。帝曰：太过不及，其数何如？岐伯曰：太过者其数成，不及者其数生，土常以生也。(《素问·六元正纪大论》)

此将河图洛书天地数分为"生数"和"成数"。一、二、三、四、五为生数，即河图内圈之数。六、七、八、九、十为成数，即河图外圈之数。一至九数，即洛书之数。总之，河图洛书天地之数，就是《素问·六元正纪大论》所说的"金木水火土运行之数"。

《内经》阐述运气之常化，主要是用河图模型。

东方青色，入通于肝……其数八。南方赤色，入通于心……其数七。中央黄色，入通于脾……其数五。西方白色，入通于肺……其数九。北方黑色，入通于肾……其数六。(《素问·金匮真言论》)

敷和之纪，木德周行……其数八。升明之纪，正阳面治……其数七。备化之纪，气协天休……其数五。审平之纪，收而不争……其数九。静顺之纪，藏而勿害……其数六。(《素问·五常政大论》)

由九数在西方，七数在南方，可知这里用的是河图外圈的成数。而《内经》阐述运气之变化则用洛书。

甲子、甲午岁……热化二，雨化五，燥化四。

乙丑、乙未岁……灾上宫，湿化五，清化四，寒化六。

丙寅、丙申岁……火化二，寒化六，风化三。

丁卯、丁酉岁……灾三宫，燥化九，风化三，热化七。

戊辰、戊戌岁……寒化六，热化七，湿化五。

己巳、己亥岁……灾五宫，风化三，湿化五，火化七。

庚午、庚子岁……热化七，清化九，燥化九。

辛未、辛丑岁……灾一宫，雨化五，寒化一。

壬申、壬寅岁……火化二，风化八。

癸酉、癸卯岁……灾九宫，燥化九，热化二。

甲戌、甲辰岁……寒化六，湿化五。

乙亥、乙巳岁……灾七宫，风化八，清化四，火化二。

丙子、丙午岁……热化二，寒化六，清化四。

丁丑、丁未岁……灾三宫，雨化五，风化三，寒化一。

戊寅、戊申岁……火化七，风化三。

己卯、己酉岁……灾五宫，清化九，雨化五，热化七。

庚辰、庚戌岁……寒化一，清化九，雨化五。

辛巳、辛亥岁……灾一宫，风化三，寒化一，火化七。

壬午、壬子岁……热化二，风化八，清化四。

癸未、癸丑岁……灾九宫，雨化五，火化二，寒化一。

甲申、甲寅岁……火化二，雨化五，风化八。

乙酉、乙卯岁……灾七宫，燥化四，清化四，寒化二。

丙戌、丙辰岁……寒化六，雨化五。

丁亥、丁巳岁……灾三宫，风化三，火化七。

戊子、戊午岁……热化七，清化九。

己丑、己未岁……灾五宫，雨化五，寒化一。

庚寅、庚申岁……火化七，清化九，风化三。

辛卯、辛酉岁……灾一宫，清化九，寒化一，热化七。

壬辰、壬戌岁……寒化六，风化八，雨化五。

癸巳、癸亥岁……灾九宫，风化八，火化二。(《素问·六元正纪大论》)

委和之纪（木运不及年）……眚于三。

伏明之纪（火运不及年）……眚于九。

卑监之纪（土运不及年）……其眚四维。

从革之纪（金运不及年）……眚于七。

涸流之纪（水运不及年）……眚于一。(《素问·五常政大论》)

从以上所述看，天地之至数一、二、三、四、五、六、七、八、九，皆依洛书九宫位为说。其中三次陈述一、三、五、七、九五宫受"灾"。这五宫皆是阳数，阴数二、四、六、八未言受"灾"。

在《内经》七篇运气大论中，用生成数标记气化规律，主要有两种情况：第一，用生成数标记气化太过不及规律。不及用生数标记，太过用成数标记。第二，用生成数标记受灾地域。灾一宫，正北方受灾。灾三宫，正东方受灾。灾九宫，正南方受灾。灾七宫，正西方受灾。灾五宫，正中央受灾。

这里"七"在西方，"九"在南方，可知用的是洛书。

综上可知，河图模型源于日月运行规律，主运气的正常气化周期，这种周期属于主运主气周期，反映常规气化规律。洛书模型也来源于日月运行规律，主运气的异常气化周期，这种周期属于客运客气周期，反映特殊气化规律。

徐振林说："前人注释《内经》五运六气理论，没有区分运气的常与变，是致命的弱点。……通观《内经》，每论运气之'常'必接论运气之'变'，不了解五运六气变化的规律，实际上是丢掉了五运六气理论的重要组成部分。"而各种"常""变"周期规律皆根源于日、月、地、五星等天体的运行周期，表明运气理论有着雄厚的天文学基础，科学性极强。并且各种"常""变"周期规律，几乎全部囊括在甲子六十年周期之内。所以研究运气各种"常""变"周期规律，必须以甲子六十年周期为基础。足见，甲子六十年周期具有揭示"常""变"周期规律的优势，在研究探索运气周期节律及时空医学方面的确具有独特的价值。

总之，河图洛书天地数在《内经》有十分重要的意义，掌握河图洛书之数，是研究五运六气气化规律的纲纪，正如《素问·六元正纪大论》所说："凡此运期之纪，胜复正化，皆有常数，不可不察。"

八、洛书九宫节律

太一常以冬至之日，居叶蛰之宫四十六日，明日居天留四十六日，明日居仓门四十六日，明日居阴洛四十五日，明日居上天四十六日，明日居玄委四十六日，明日居仓果四十六日，明日居新洛四十五日，明日复居叶蛰之宫，日冬至矣。

太一日游，以冬至之日，居叶蛰之宫，数所在日，从一处，至九日，复反于一，常如是无已，终而复始。

太一移日，天必应之以风雨，以其日风雨则吉，岁美民安少病矣。先之则多雨，后之则多汗。太一在冬至之日有变，占在君；太一在春分之日有变，占在相；太一在中宫之日有变，占在吏；太一在秋分之日有变，占在将；太一在夏至之日有变，占在百姓。所谓有交者，太一居五宫之日，病风折树木，扬沙石，各司其主，占贵贱。因视风所徒来而占之，风从其所居之乡来为实风，主生，长养万物；从其冲后来为虚风，伤人者也，主杀，主害者。谨候虚风而避之，故圣人日避虚邪之道，如避矢石然，邪弗能害，此之谓也。

是故太一入徒立于中宫，乃朝入风，以占吉凶也。风从南方来，名曰大弱风，其伤人也，内舍于心，外在于脉，气主热。风从西南方来；名曰谋风，其伤人也，内舍于脾，外在于肌，其气主为弱。风从西方来，名曰刚风，其伤人也，内舍于肺，外在于皮肤，其气主为燥。风从西北方来，名曰折风，其伤人也，内舍于小肠，外在于手太阳脉，脉绝则溢，脉闭则结不通，善暴死。风从北方来，名曰大刚风，其伤人也，内舍于肾，外在于骨与肩背之膂筋，其气主为寒也。风从东北方来，名曰凶风，其伤人也，内合于大肠，外在于两胁腋骨下及肢节。风从东方来，名曰婴儿风，其伤人也，内舍于肝，外在于筋纽，其气主为身湿。风从东南方来，名曰弱风，其伤人也，内合于胃，外在肌肉，其气主体重。此八风皆从其虚之乡来，乃能病人。三虚相搏，则为暴病卒死。两实一虚，病则为淋露寒热。犯其两湿之地，则为痿。故圣人避风，如避矢石焉。其有三虚而偏中于邪风，则为击仆偏枯矣（图 3-10）。（《灵枢·九宫八风》）

九、子午流注节律

《灵枢·营气》提出了营气循行十四经络运行的情况，并指出营气运行有时间性，是"应刻数"的，但没有说明流注各经脉的具体时间。到了

立夏 阴洛宫 四巽 弱风	夏至 上天宫 九离 大弱风 占在百姓	立秋 玄委宫 二坤 谋风
春分 仓门宫 三震 婴儿风 占在相	招5摇 占在吏	秋分 仓果宫 七兑 刚风 占在将
立春 天留宫 八艮 凶风	冬至 叶蛰宫 一坎 大刚风 占在君	立冬 新洛宫 六乾 折风

图 3-10　九宫八风

宋金元时代，医家去掉了十四经中的任督二脉，以对应脏腑的十二经脉应一日十二个时辰，创立了子午流注学说，"子午流注"之名首见于金代何若愚的《子午流注针经》，见载于明代高武的《针灸聚英》中。营气每日早晨寅时由手太阴肺经开始开旺，以后每隔一个时辰依次序流注一经脉脏腑开旺，至次日早晨丑时结束其一昼夜周次的运行（表 3-6）。

　　关于子午流注针法，各家论述很多，出了不少有关书籍，读者可参阅。我在这里只介绍单玉堂先生的秘传之法。

　　《子午流注传真》一书载有单玉堂先生"一、四、二、五、三、零"变闭穴为开穴规律针法，今转述于下。

　　单先生认为，子午流注属于五运六气学说，因此可用运气学说中的天干、地支合化说，即甲己化土、乙庚化金、丙辛化水、丁壬化木、戊癸化火五合局（图 3-11）和子丑化土、寅亥化木、卯戌化火、辰酉化金、巳申化水、午未化土六合局，以及卯亥未合化为木、寅午戌合化为火、巳酉丑合化为金、申子辰合化为水、寅午戌亦合化为土的三合局（火土一家）（图 3-12）。

表 3-6　子午流注表

十二经脉	手太阴经	手阳明经	足阳明经	足太阴经	手少阴经	手太阳经	足太阳经	足少阴经	手厥阴经	手少阳经	足少阳经	足厥阴经
脏腑	肺	大肠	胃	脾	心	小肠	膀胱	肾	心包	三焦	胆	肝
旺时	寅	卯	辰	巳	午	未	申	酉	戌	亥	子	丑
衰时	申	酉	戌	亥	子	丑	寅	卯	辰	巳	午	未

地支合化说来源于日缠月建理论，月建又叫斗建（图 3-13）。

地支三合局来源于年节律。一年之中，上半年司天为阳，主万物之生长；下半年在泉为阴，主万物之收藏。生物在生长过程中都有生长、壮老、病死的阶段，以应五行生、旺、墓的过程，这就叫三合五行。如甲木生于亥、旺于卯、墓于未，亥卯未是甲木的生、旺、墓三个阶段，故曰亥卯未合为木局。其余合局也是此规律。总之，三合五行，即寅午戌合为火局，巳酉丑合为金局，申子辰合为水局，亥卯未合为木局，寅午戌合为土

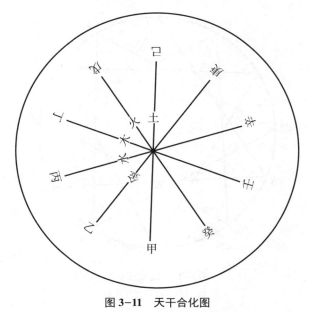

图 3-11　天干合化图

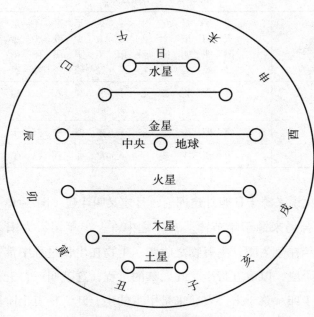

图 3-12　地支合化图

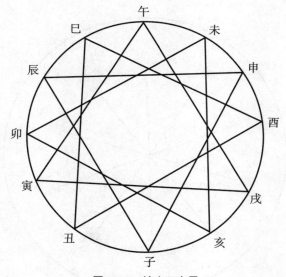

图 3-13　地支三合局

局，火与土合局，局者库府之意，指的是一个整体。

根据五行的自然合化演变规律可知，甲日可开己日的穴，己日亦可开甲日的穴，从而变闭穴为开穴。这就是单先生的秘传。

表 3-7 可说明以下几个问题。

1. 所谓一、二、三、四、五，乃指五输穴的次序，即一井、二荥、三输、四经、五合，零为纳穴。表中甲日戌时，为阳日阳时，阳日阳时窍阴穴开，可适用于己日巳时（阴日阴时）隐白穴；反之，阴日阴时的己日巳时亦可适用于（阳日阳时）窍阴穴，这样运用更加灵活，更能增强疗效。

2. 根据"一、四、二、五、三、零"规律，表中原十二个空白处补充甲寅（侠溪）、甲午（临泣）、乙巳（太冲）、丙辰（后溪）、己未（商丘）、庚午（阳溪）、辛巳（经渠）、辛酉（尺泽）、壬辰（昆仑）、壬申（委中）、癸卯（然谷）、癸未（太溪），使闭穴变开穴。

3. 括号内穴位，均为单氏所加。

4. 此表可与图 3-14 至图 3-16 互参应用。

五行是指金、木、水、火，土，在中医学中用来代表脏器和系统。如阴脏肺（金）、肝（木）、肾（水）、心（火）、脾（土）；阳腑大肠（金）、胆（木）、膀胱（水）、小肠（火）、胃（土）。代表系统有呼吸系统（金）、神经系统和肌肉（木）、泌尿和生殖系统（水）、循环系统和脑（火）、消化系统（土）。并用以比喻它们之间的生理功能和病理转化，如五行的化生学说。

子母是根据五行化生学说中的"生我者为母，我生者为子"的原则，来比喻脏器系统之间的联系。如"心为肝子，肝为心母；脾为心子，心为脾母；肺为脾子，脾为肺母；肝为肺子，肺为肾母；肝为肾子，肾为肝母"。又根据"子能令母实，母能令子虚""虚则补其母，实则泻其子"的道理，创立了子母补泻法则。

单氏秘传法的好处就是和五运六气关系密切，更容易理解五运六气的重要性。

表3-7 子午流注六甲到六癸干支配合五腧穴和纳穴推算常规表
（简称"一、四、二、五、三、零"规律）

推算常规		一	四	二	五	三	零
五腧和纳六		井	经	荥	合	俞	纳
六甲	干支配合	甲戌	甲子	甲寅	甲辰	甲午	甲申
	穴名	窍阴	阳辅	（侠溪）	侠溪、阳陵泉	（临泣）	液门、临泣
六乙	干支配合	乙酉	乙亥	乙丑	乙卯	乙巳	乙未
	穴名	大敦	中封	行间	曲泉	（太冲）	劳宫、太冲
六丙	干支配合	丙申	丙戌	丙子	丙寅	丙辰	丙午
	穴名	少泽	阳谷	前谷	小海	（后溪）	中渚、后溪、京骨、阳池
六丁	干支配合	丁未	丁酉	丁亥	丁丑	丁卯	丁巳
	穴名	少冲	灵道	少府	少海	神门、太溪、大陵	大陵
六戊	干支配合	戊午	戊申	戊戌	戊子	戊寅	戊辰
	穴名	厉兑	解溪	内庭	三里	陷谷、丘墟	支沟
六己	干支配合	己巳	己未	己酉	己亥	己丑	己卯
	穴名	隐白、商丘	（商丘）	大都	阴陵泉	太白、太冲	间使
六庚	干支配合	庚辰	庚午	庚申	庚戌	庚子	庚寅
	穴名	商阳、阳溪	（阳溪）	二间	曲池	三间、腕骨	天井
六辛	干支配合	辛卯	辛巳	辛未	辛酉	辛亥	辛丑
	穴名	少商、经渠	（经渠）	鱼际、尺泽	（尺泽）	太渊、神门	曲泽
六壬	干支配合	壬寅	壬辰	壬午	壬申	壬戌	壬子
	穴名	至阴、昆仑	（昆仑）	通谷、委中	（委中）	束骨、冲阳	关冲
六癸	干支配合	癸亥	癸丑	癸卯	癸巳	癸未	癸酉
	穴名	涌泉	复溜	（然谷）	阴谷、然谷	（太溪）	中冲、太溪、太白

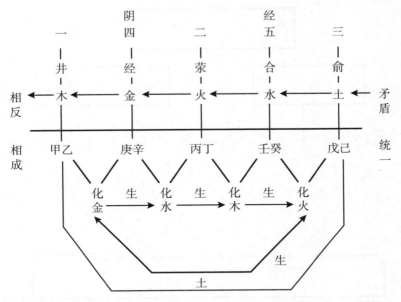

图 3-14　子午流注"阴经"化生五行规律（简称"一、四、二、五、三、零"规律）

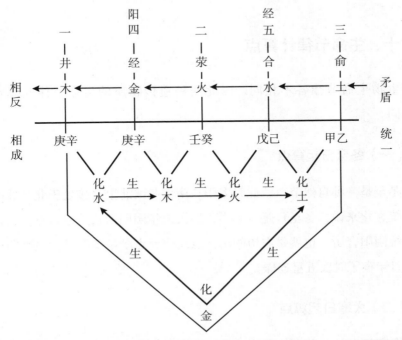

图 3-15　子午流注"阳经"化生五行规律（简称"一、四、二、五、三、零"规律）

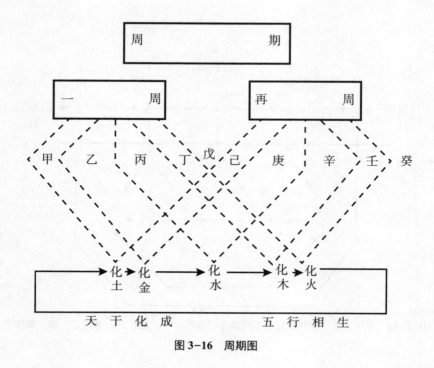

图 3-16 周期图

十、生命节律计算点

生物生命节律各不相同，因此两种遗传物质的生命节律起算点也有不同。

（一）冬至日起算点

冬至是一种自然节律，此时太阳从南回归线北上，按处于北半球的中国传统文化来说，冬至日是一阳生，即天道年阴阳消长的起始点。这是中国传统阴阳合历，也就是农历的历元点。历元点既是冬至日，又是朔望月的朔日半夜子时及五星连珠。

（二）大寒日起算点

大寒日也是一种自然节律，是地道寒极一阳生，即地道年阴阳消长的起始点，与天道冬至日一阳生起始点相差 30 度。

（三）立春日起算点

立春日同样是一种自然节律，是一年四季的起始点，是中国特有明阳合历的农历历元点，其既是一年四季的始点，也是农历正月初一，大约 19 年 7 闰为一个小周期，60 年为一个大周期。命理书中常以立春日为起算点。《素问·六节藏象论》说："五运之始……求其至也，皆归始春。"王冰注："始春，谓立春之日也。"《素问·六元正纪大论》说："夫六气者，行有次，止有位，故常以正月朔日平旦视之，观其位而知其所在矣。"可知五运六气的主运主气不是始于大寒，而是始于立春。

（四）农历正月初一起算点

春天有两种说法：一是从立春到立夏为春天，二是以农历的正月、二月、三月为春天。这是五运六气的节律。《素问·六元正纪大论》说："夫六气者，行有次，止有位，故常以正月朔日平旦视之，观其位而知其所在矣。"当然这是以朔望月为主，立春日是以太阳历为主。

（五）出生日起算点

出生日属于父母遗传节律。因为受胎日不是父母性交日，排卵可能不在性交日，或是第二天排卵，所以受胎种子日不好确定，于是就用出生日为起算法，出生时刻是能够确定的。

十一、天年——128 岁

宇宙间的万物都有生与死，生死乃宇宙的基本法则。那么人究竟能活多大岁数？这一直都是人类关注的焦点。神话小说中的说法固不可信，现代科学家从基因、蛋白质、大脑、免疫、内分泌等方面也提出了各种说法，有说 120 岁的，有说 100—175 岁的，有说 112—150 岁的，有说 167 岁的……很不一致。但《内经》认为"天年有定数"，如《素问·上古天真论》说，"上古之人，其知道者，法于阴阳，和于术数，食饮有节，起居有常，不妄作劳，故能形与神俱，而尽终其天年，度百岁乃去。"《灵枢·天年》说："人之寿百岁而死……百岁，五脏皆虚，神气皆去，形骸独居而终矣。"这个"百岁"的说法是怎么来的呢？我在 2002 年出版的《中医运气学解秘：医易宝典》中说是根据"大衍之数五十"而来的，正反阴阳各 50，即 100 岁。

而《尚书·洪范》说："一寿，百二十岁也。"此 120 岁来源于 60 甲子周期，正反阴阳一周就是 120 岁。

我还说按照 64 卦和 64 个遗传密码规律来看，人类的最大寿命上限是 128 岁。

第4章 一阴一阳之谓道

《内经》说"生之本，本于阴阳"，人之有生，不离阴阳，因此研究生命科学不能不研究阴阳。

一、中医之本——太极阴阳

天为阳，地为阴，天地合气化生万物，就是阴阳合气化生万物。父男为阳，母女为阴，父母合精生儿女，就具阴阳合精生男女。所以说，万物一阴阳也，人也是一阴阳也，因此，孔子在《系辞传》中提出了著名的"一阴一阳之谓道"的命题。《素问·阴阳应象大论》说："阴阳者，天地之道也，万物之纲纪，变化之父母，生杀之本始，神明之府也。治病必求于本。"所谓"阴阳者，天地之道也"，就是"一阴一阳之谓道"。道，就是太极。太极含阴阳，太极阴阳就是中医之本。这是古人从自然规律中概括出来的最高哲学概念——太极阴阳。阴阳无形，故曰"且夫阴阳，有名而无形"。太极图就是这个纲领的模型，两条阴阳鱼代表一阴一阳。但阴阳的消长变化却是无数的，所以《素问·阴阳离合论》说："阴阳者，数之可土，推之可百，数之可千，推之可万，万之大不可胜数，然其要一也。"这个"一"就是"一阴一阳"。万物都离不开阴阳，都是阴阳所生，人为万物之灵，也不例外，在其产生、成长、衰老直到终结的整个过程，自然也就时时离不开阴阳。

人体的"一阴一阳"在哪里呢？父母遗传下来的有形的、解剖可见的机体就是"一阴"，自然遗传下来的看不见的、无形之气就是"一阳"。所谓"阳化气，阴成形"也。这里的"一阴"和"一阳"相结合组成一个太极体，所以说，人一太极也。因为阴阳可以无限延伸，所以"阴"可以是一个系统，"阳"可以是一个系统，人体就是由阴阳两个系统组建成的，故曰"人生有形，不离阴阳"。

但阴阳是多层次的，一阴一阳是个大层面，一阴之中还有阴，一阳之中也有阴阳。如"一阴"中，父精为阳，母精为阴；"一阳"中，天气为阳，地气为阴，等等，可以无限分下去。

人以阴阳为本，故《素问·生气通天论》说："生之本，本于阴阳"。那么阴和阳又本于哪里呢？《素问·生气通天论》曰："阳气者，若天与日……天运当以日光明"，即曰阳本于太阳。而《素问·生气通天论》"阴之所生，本在五味""阴阳之要，阳密乃固"，说明阳气是占主导地位的，故《素问·阴阳离合论》说："天覆地载，万物方生……阳予之正，阴为之主。"就是说，阳是人体生命的本质，阴是人生命的载体。如印度《六问奥义书》说："惟太阳为生命，惟太阴为原质。凡此一切有形体者，皆原质也。故原质即形体。"万物生长靠太阳。所以明代大医学家张介宾在《类经附翼·求正录·大宝论》中说："凡万物之生由乎阳，万物之死亦由乎阳，非阳能死物也，阳来则生，阳去则死……人是小乾坤，得阳则生，失阳则死。"

阴阳之间的关系则如《素问·阴阳应象大论》说："阳为气，阴为味；味归形，形归气；气归精，精归化；精食气，形食味；化生精，气生形；味伤形，气伤精；精化为气，气伤于味。"

自然界的规律都是由一阴一阳组成的，任何完整的物体都含有阴和阳。人有男女，一个人有肉体、魂魄，以及左阳右阴、上阳下阴，动物有雌雄，电子有正电负电，一日分昼夜，物有显物质暗物质，银河系有白洞黑洞，等等。就人来说，有左手右手，左腿右腿，肺有左肺右肺，心有左室右室，肝有两叶，肾有两肾。我国学者王锡宁在解剖中发现人体由两个对称的身体构成，称为颈上人与颈下人，后来科学家又发现人有两个大脑，1996年美国哥伦比亚大学解剖和细胞生物学系的主任迈克·D.格林森提出了人体的第二个"大脑"——腹脑说。所以自然界的一切周期节律，也是有正负周期才能组成一个完整的大周期，如白昼为阳周期，黑夜为阴周期，白昼和黑夜组成日周期。古人把这种周期规律抽象化，用太极图、八卦、天干、地支及干支来标示。

太极、八卦，用阳爻和阴爻表示阴阳，阴阳结合组成的完整体称之为"太极"。所以孔子在《系辞传》中说："易有太极，是生两仪（阴仪和阳仪），两仪生四象，四象生八卦。"这是用太极图模型和八卦模型表示阴阳周期的形象，给人一种直观象形化的感觉。

十天干，甲、乙、丙、丁、戊、己、庚、辛、壬、癸，单数为阳干，偶数为阴干，阳干甲和阴干乙组成一个完整封闭周期，阳干甲和阴干乙也组成一个完整封闭周期。或用十个数标示，其周期组成模型就是河图，1至5五个生数组成一个封闭阳周期，6至10五个成数组成一个封闭阴周期，一个封闭阳周期和一个封闭阴周期相结合，组成了一个大的封闭周期，我们称之为"河图"周期（图4-1）。河图周期是封闭周期的模型，是十数周期模型，其开放周期是九数周期，就变成了"洛书"周期模型（图4-2），即九宫周期模型。

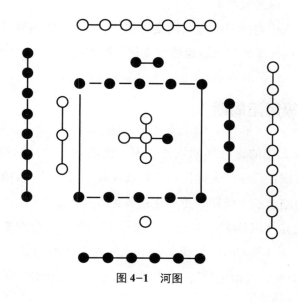

图 4-1　河图

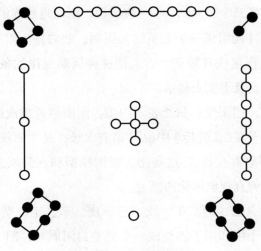

图4-2　洛书

十二地支，子、丑、寅、卯、辰、巳、午、未、申、酉、戌、亥，同天干，以单数为阳支，偶数为阴支，由阳支和阴支组成一个完整的周期。地支的封闭周期是十二，开放周期是十一，即太阳黑子活动的11年周期。

干支，即天干和地支的结合，用天干表示阳，用地支表示阴，干支结合表示60甲子大周期。其中包含若干个小周期。其详细内容请参看《中医运气学解秘：医易宝典》一书。

用干、支表示自然界的周期性变化规律，是周期数化的表示，也符合现代科学数化的要求。怎么能说传统文化不科学呢?

二、太极阴阳周期

我国传统文化的这种周期规律学说，比西方现代科学的周期学说高明。因为西方现代科学讲人体生命周期规律时，只讲单一的阳周期或阴周期，不讲阴阳结合的大周期，更不注意各种周期起始点的不同。周期起始点的不同，决定了其周期的长短，即决定了一个人的自然寿命长短，《内经》称之为"天年"。《内经》说，营卫之气在人体内的运行周期是五十，即《周易》筮法的"大衍之数"，阴阳两个五十，周期就是一百，故《内经》

确定人的自然"天年"寿命周期是百岁。人之所以活不到这个岁数，是后天因素造成的。

上古之人，其知道者，法于阴阳，和于术数，食饮有节，起居有常，不妄作劳，故能形与神俱，而尽终其天年，度百岁乃去。

今时之人，不然也，以酒为浆，以妄为常，醉以入房，以欲竭其精，以耗散其真，不知持满，不时御神，务快其心，逆于生乐，起居无节，故半百而衰也。(《素问·上古天真论》)

所谓"法于阴阳"，就是遵守阴阳周期节律。根据"一阴一阳之谓道"的法则，我们发现了宇宙间阴与阳为一组周期的普遍节律，以及正与反的运动规律，《系辞传》称为"是故幽明之故，原始反终，故知死生"。

三、明暗两系统

阴阳是一个宇宙代数式，既可以表示阴阳两个周期，也可以表示明暗两个系统、两个世界。阳，可以是明的、有形的；阴，可以是暗的、无形的。一个有形，一个无形。这样一个太极体就含有两套体系，即人这个生命体有两套生命系统：一是父母遗传下来的有形生命体系统，二是自然遗传下来的无形生命体系统。两套生命系统相结合，就产生了占据统治地位的太极生理系统。而且这一现象在人体无处不在，如心脏是有形的，心所主之神是无形的；肺脏是有形的，肺所主之魄是无形的；脾脏是有形的，脾所主之意是无形的；肝脏是有形的，肝所主之魂是无形的；肾脏是有形的，肾所主之志是无形的。《内经》对此有详细记载，现以《素问·六节藏象论》为例说明于下（表 4-1）。

四、太极阴阳消长节律

太极阴阳周期，其阳周期和阴周期是等长的，相合而为一个大周期。太极阴阳消长节律的阴阳不一定相等是两者的区别。

表 4-1　两系统表

有形生理系统	无形生理系统
心脏　面　血脉	神　阳中之太阳　夏气
肺脏　毛　皮	魄　阳中之太阴　秋气
肾脏　发　骨	精　阳中之少阴　冬气
肝脏　爪　筋	魂　阳中之少阳　春气
脾胜　唇　肌	营　至阴　　　土气

　　按照《系辞传》太极生两仪、两仪生四象、四象生八卦的论述，以及一年分五季为五行的说法，可定出隶属于"一阳一阳之谓道"下的太极-阴阳-五行-八卦之子体系。

五、三阴三阳

　　《内经》多次提到"生之本，本于阴阳"，阴阳虽然各有多少，而运气学说将其概括为三阴三阳，并分为主气和客气。此六经来源于《内经》藏气法时。主气就是一年四季的正常之气，春风、夏热、长夏湿、秋燥、冬寒。春应肝，夏应心，长夏应脾，秋应肺，冬应肾。其与三阴三阳的关系是：春风应厥阴肝，夏火应太阳心（心为太阳），长夏湿应大阴脾（雨水最多时），秋燥应阳明肺，冬寒应少阴肾（肾为少阴，雨水最少时）。

　　其三阴三阳的顺序是：厥阴风，太阳热（君火），少阳相火（心君之使，君火之用，故置君火之后），太阴湿，阳明燥，少阴寒。春夏为阳，故将厥阴、太阳、少阳划为表部为阳仪；秋冬为阴，故将太阴、阳明、少阴划为里部为阴仪。有人说把厥阴、少阳、太阳划为表部，阳明、太阴、少阴划为里部，认为伤寒的传变途径是太阳→少阳→厥阴，温病的传变途径是阳明→太阴→少阴，总觉得怪怪的，其实是因为他对运气学说及藏气法时的天人合一学说了解得太少了。阳在表，阴在里，毋庸置疑。由此推之，春夏肝心在表，太阳心为阳中表之表，厥阴肝为阳中表之里；秋冬肺肾在里，阳明肺为阴中里之表，少阴肾为阴中里之里。少阳三焦相火和太阴脾湿则主于暑夏。这应是一般的常识，为什么还会有疑问呢？又肝为将军之官，当以卫外为己任，自当在表。且肝味酸，能防范病菌、病毒的生长繁殖及侵袭，这有什么不对吗？然而却有人觉得好笑，我劝这些人还是多学习学习《内经》吧。否则这样无知的发问，恐怕就贻笑于人了。

但因物极必反，重阳必阴，重阴必阳，太阳反宜伤于寒，少阴反宜伤于热，故《内经》运气学说将主气的三阴三阳顺序为：厥阴风→少阴热→少阳相火→太阴湿→阳明燥→太阳寒。

而客气按"一阴一阳之谓道"及阴阳各有多少的原则，划分为一阴、二阴、三阴及一阳、二阳、三阳。所以客气三阴三阳的顺序为：厥阴风→少阴热→太阴湿→少阳相火→阳明燥→太阳寒。

我们根据《内经》藏气法时的观点建立了中医太极三部六经说体系，如下所示。

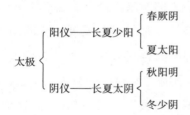

伏暑长夏在一年之中，此时湿热交加如太极弥漫于自然界，是万物生长最茂盛的时候，少阳为阳之生升而统春夏之阳气，太阴雨水为阴之主而统秋冬之阴气。所以我在《五运六气临床应用大观》中说，太阳、厥阴、少阳主人身之阳气，阳明、少阴、太阴主人身之阴气。有人对此排序不理解，就请多看看藏气法时理论吧。

六、阴阳离合

人体是一个太极体，是一个阴阳和合的机体，即有形生命体和无形生命体的合一，也就是"天人合一"的机体。《内经》称此为"法于阴阳，和于术数""提挈天地，把握阴阳""形与神俱""形神合一"。如《素问·上古天真论》说："余闻上古有真人者，提挈天地，把握阴阳，呼吸精气，独立守神，肌肉若一，故能寿敝天地，无有终时，此其道生。"又说："上古之人，其知道者，法于阴阳，和于术数，食饮有节，起居有常，不妄作劳，故能形与神俱，而尽终其天年，度百岁乃去。"所谓"道"，就是"一阴一阳之谓道"之道。知其道，则"阴平阳秘，精神乃治"，否则"阳强不能密，阴气乃绝""阴阳离决，精气乃绝"，这是古人评判生死的标准。如《素问·生气通天论》说："生之本，本于阴阳……此寿命之本也。"指出生死的根本在于阴阳。以《素问·阴阳别论》说："别于阴阳，知生死之期。"

天食人以五气，五气入鼻，藏于心肺，指的就是呼吸之气。这里说"呼吸精气"，知此为五气中的"精气"，是有生命力的气，这种"精气"充满宇宙。如《管子·内业》说："凡物之精，此则为生，下生五谷，上为列星，流行于天地间。"它是天地合气生人的源泉，是自然遗传物质。

人之一生，从产生到成长、衰老、终结，都是阴阳发展变化的结果。阳为神，阴成形，阴阳的离合，就是形神的离合。《灵枢·本神》说："生之来谓之精，两精相搏谓之神""两精者，阴阳之精也……故人之生也，必合阴阳之气，媾父母之精，两精相搏，形神乃成"。由此可知，人这个生命体是父母之精和阴阳二气的共生体，没有父母之精，没有天地阴阳二气，就没有人这个生命体。

天地合气，阴阳合一，形神俱备，便产生了人的生命。父母遗传给的有形生命体是生命的基础，没有这个形体，神就无处存在。形为神之本，神为形之主，形为神之体，神为形之用，形神合一，是生命的基本特征，故《灵枢·天年》说："血气已和，荣卫已通，五脏已成，神气舍心，魂魄毕具，乃成为人。"《素问·上古天真论》说："能形与神俱，而尽终其天年。"形神分离则死，故《灵枢·天年》说："百岁，五脏皆虚，神气皆去，形骸独居而终矣。"

七、阴病阳病

父母遗传下来的有形机体为阴，自然遗传下来的无形生命为阳，因此就有了阳病和阴病之分。如《素问·调经论》说："夫邪之生也，或生于阴，或生于阳。其生于阳者，得之风雨寒暑；其生于阴者，得之饮食起居，阴阳喜怒。"显然这都是外来因素，一来于天地之气，二来于社会因素。《素问·阴阳应象大论》说："天之邪气，感则害人五藏；水谷之寒热，感则害于六腑；地之湿气，感则害皮肉筋脉。"《素问·六节藏象论》说："食饮不节，起居不时者，阴受之。"这是受自然因素影响。《灵枢·百病始生》说："喜怒不节则伤脏，脏伤则病起于阴。"这是受社会因素。

阳中有阴阳，阴中也有阴阳。就属有形之阴的脏腑而言，腑主受纳水谷，泻而不藏，与外界自然相通，则为阳。脏主收纳精气，藏而不泻，不与外界相通，则为阴。故有天之阳邪伤五脏之阴，地之阴邪伤腑阳，以及阳病治阴、阴病治阳之说。

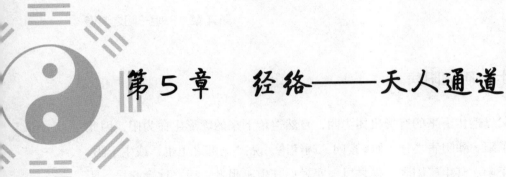

第5章 经络——天人通道

一、经络是什么

在人体生命科学中，经络是神秘的、因为经络有名而无形，有不少人企图想用现代科学手段揭开经络的本质。但都是无果而终。经络有存在的现象，而无解剖的实质，真有点让人捉摸不透，难倒无数英雄汉。还是让我们看看《内经》是怎么说的吧。

（一）营卫气血、阴阳的通道

《灵枢·本藏》说："经脉者，所以行血气而营阴阳，濡筋骨，利关节者也。"《素问·气穴论》说："孙络三百六十五会，亦以应一岁，以溢奇邪，以通荣卫……"《素问·调经论》说："五脏之道，皆出于经隧，以行血气，而气不和，百病乃变化而生，是故守经隧焉。"《灵枢·营卫生会》说："营行脉中，卫行脉外，营周不休，五十而复大会。阴阳相贯，如环无端。"说明经络是运行营卫气血、阴阳的通道。

那么营卫气血、阴阳运行的动力是什么呢？是经气。《素问·离合真邪论》说："真气者，经气也。"《灵枢·刺节真邪》说："真气者，所受于天，与谷气并而充身也。"说明真气是由天气和地气组合成的，即"天食人以五气，地食人以五味"而生神气之谓，可知真气就是神气。

（二）水液通道

《内经》往往以日月和河流，即以日月和水流运行来推论经脉。

人有四经十二从，四经应四时，十二从应十二月，十二月应十二月脉。(《素问·阴阳别论》)

经脉十二者，以应十二月，十二月者，分为四时；四时者，春夏秋冬，其气各异……(《灵枢·五乱》)

地有十二经水，人有十二经脉。(《灵枢·邪客》)

气之不得无行也，如水之流，如日月之行不休。故阴脉营其脏，阳脉营其腑，如环之无端，莫知其纪，终而复始。(《灵枢·脉度》)

关于经络中经气运行的四时节律，《素问·四时刺逆从论》说："春气在经脉，夏气在孙络，长夏气在肌肉，秋气在皮肤，冬气在骨髓中。"其月节律，《素问·八正神明论》说："月始生，则血气始精，卫气始行；月郭满，则血气实，肌肉坚；月郭空，则肌肉减，经络虚，卫气去，形独居。是以……月生无泻，月满无补，月郭空无治，是谓得时而调之。"

从"脉"字来说有二体：其一，脉由"月"和"永"构成。月就是月亮，我在《周易真原》中曾探讨过，月为水气之精。而"永"字，一通泳，如《六书故·地理三》："永，潜行水中谓之永"；一曰水势长流，如《说文解字》："永，长也，象水巠理之长。《诗》曰'江之永矣'。"其二，脉的正规写法是"脈"，由"月"和"辰"构成。《说文解字》："辰，水之衺流别也。"《集韵·卦韵》："辰，水分流也。"即河的支流。辰就是派的意思，或为脈，由"血"和"辰"构成。血也是液体，总之都与水液有关，可知经脉是水液的通道。

（三）气之街

《内经》认为，气街是经络的重要组成部分，是经气汇聚的地方。如《灵枢·动输》说："夫四末阴阳之会也，此气之大络也。四街者，气之径路也，故络绝则径通，四末解则气从合，相输如环。"街，《说文解字》："四通道也"，即纵横交通的大道。《灵枢·卫气》："有头、胸、腹、胫四部。"我在《医易启悟》中提出了"气街"三焦说，并在《中医太极医学》中进一步发挥，认为与腠理有密切关系，读者可参阅。

经络通行经气，针灸就是通过调理经气来治病的。所以《内经》说"凡刺之道，气调而止""气至而有效""刺之要，气至而有效"。

（四）神气通道

《灵枢·营卫生会》说："血者，神气也。"《素问·八正神明论》说："血气者，人之神。"《灵枢·九针十二原》说："所言节者，神气之所游行出入也，非皮肉筋骨也。"《灵枢·小针解》说："上守神者，守人之血气有余不足，可补写（泻）也。神客者，正邪共会也；神者，正气也；客者，邪气也。"《灵枢·平人绝谷》说："五藏安定，血脉和利，精神乃居，故神者，水谷之精气也。"《灵枢·经水》说："五藏者，合神气魂魄而藏之。"由此可知，经络是神气的通道。

所以《素问·宝命全形论》提出"针刺五要"的第一要领就是"治神"，即通过调神达到治病的目的。

凡刺之法，必先本干神……是故用针者，察观病人之态，以知精神魂魄之存亡得失之意。（《灵枢·本神》）

凡刺之真，必先治神。（《素问·宝命全形论》）

用针之要，无忘其神。（《灵枢·官能》）

得神者昌，失神者亡。（《素问·移精变气论》）

必正其神……令气易行也。（《素问·针解》）

专意一神，精气之分，毋闻人声，以收其精，必一其神，令志在针。（《灵枢·终始》）

神在秋毫，属意病者，审视血脉者，刺之无殆。（《灵枢·九针十二原》）

小针之要，易陈而难入，粗守形，上守神。（《灵枢·小针解》）

调神治病是上工，针刺时要先安定患者的神情，怕针乱神不可刺。

（五）经络之根

经络为天人之通道，天地之气进入人体之后藏在哪里呢？藏在气海。因此，气海就成了经脉之根本。如《八难》说："诸十二经脉者，皆系于生气之原。所谓生气之原者，谓十二经之根本也。谓肾间动气也，此五脏六腑之本，十二经脉之根，呼吸之门，三焦之源，名守邪之神。故气者，人之根本也，根绝则茎叶枯矣；寸口脉平而死者，生气独绝于内也。"《六十六难》说："脐下肾间动气者，人之生命也，十二经之根本也，故名曰原。三焦者，原气之别使也，主通行三气，经历于五脏六腑。原者，三焦之尊号也，故所止辄为原。五脏六腑之有病者，皆取其原也。"肾间动气为气海、为命门，又名丹田，命门为人生命之本原，经络之根本，而三焦却为命门之别使，布散命门生气于五脏六腑及四肢百骸。其气通行诸经，注于诸原。所以是三焦在统摄着经络，故二者都是"有名而无形"。《三十八难》说："三焦也，有原气之别焉，主持诸气。"经络为神气通道，故曰"守邪之神。"越人二言命门为三焦之原，三焦运布命门生气，外御邪气，内养脏腑经脉。可见越人对三焦的重视。所谓"呼吸之门"，就是指与天地自然之气的交换之门。就是肺吸入的天地之气也会归入气海，如《灵枢·阴阳清浊》说："肺之浊气，下注于经，内积于海。"

《中藏经》对三焦的生理功能和病理变化论述简明扼要。

三焦者，人之三元之气也。号曰中清之腑，总领五脏、六腑、荣卫、经络，内外上下左右之气也。三焦通，则内外左右上下皆通也。其于周身灌体，和内调外，荣左养右，导上宣下，莫大于此也。又名玉海、水道。上则曰三管，中则曰霍乱，下则曰走哺，名虽三而归一，有其名而无形者也。亦号曰孤独之府。而卫出于上（《内经》作下），荣出于中。上者络脉之系也，中者经脉之系也，下者水道之系也。亦又属膀胱之宗始，主通阴阳，调虚实呼吸……三焦之气，和则内外和，逆则内外逆，故云，三焦者，人之三元之气也，宜修养矣。（《中藏经》）

"经脉之系"和"络脉之系",概括了所有的经络,所以经络的生理病理都与三焦有关,其关键是《六十二难》"三焦行于诸阳"。张寿颐说:"三焦行于诸阳者,乃指人身上、中、下三部之阳气而言,非手少阳之三焦一经,故曰行于诸阳。"因为乾为阳,三焦纯阳之体,故行于诸阳。

《难经》说:"三焦者,原气之别使也,主通行三气,经历于五脏六腑。原者,三焦之尊号也,故所止辄为原。五脏六腑之有病者,皆取其原也。"这说明三焦相火是产生原气的源泉,这为子午流注针法和灵龟八法的取原穴针法奠定了理论基础。

既然经络是营卫气血、阴阳、水液、神气的通道,而且又是三焦的功能,所以三焦和经络是一家,上焦为"络脉之系",中焦为"经脉之系",下焦为"水道之系"。

二、经络体系

人体的经络包括经脉、络脉、奇经八脉、经别、经筋五部分。经脉又有十一经脉、十二经脉、十四经脉之说。1973 年 12 月在湖南长沙东郊马王堆三号汉墓出土了两部医书:《足臂十一脉灸经》和《阴阳十一脉灸经》。与《灵枢·本输》一样,这两部医书也记载了十一条经脉,但它们的排序不一样,如下所示。

《足臂十一脉灸经》	《阴阳十一脉灸经》	《灵枢·本输》
足泰(太)阳脉	巨阳脉	手太阴经
足少阳脉	少阳脉	手少阴经
足阳明脉	阳明脉	足厥阴经
足少阴脉	肩脉(手太阳经)	足太阴经
足泰(太)阴脉	耳脉(手少阳经)	足少阴经
足厥阴脉	齿脉(手阳明经)	足太阳经
臂泰(太)阴脉	太阴脉(足)	足少阳经
臂少阴脉	厥阴脉(足)	足阳明经

臂泰（太）阳脉	少阴脉（足）	手少阳经
臂少阳脉	臂巨阴脉	手太阳经
臂阳明脉	臂少阴脉	手阳明经

　　请看，《足臂十一脉灸经》是先足阳经、足阴经，后手阴经、手阳经；而《阴阳十一脉灸经》是先足阳经，次手阳经，后足阴经、手阴经。《灵枢·本输》则是先手阴经，次足阴经，后足阳经、手阳经。其共同点是都缺手厥阴心包经。还有《灵枢·阴阳系日月》所载也是十一经脉，缺手厥阴心包络经。但《灵枢·本输》所载五输穴却用手厥阴经的中冲、劳宫、大陵、间使、曲泽，而不用手少阴经的五输穴。为什么会这样？《灵枢·邪客》解释说，"黄帝曰：手少阴之脉独无腧何也？岐伯曰：少阴，心脉也。心者，五脏六腑之大主也，精神之所舍也，其脏坚固，邪弗能容也，容之则心伤，心伤则神去，神去则死矣。诸邪之在于心者，皆在于心之包络，包络者，心主之脉也，故独无腧焉。"其意思是说，心为脏腑之主宰，君主之官，藏神的地方，"邪弗能容"，其外的心包代心受邪，故邪之在于心者，都在心包络，所以治疗时就不取手少阴心经输穴，而取手厥阴心包络经的输穴，故此曰"少阴无腧"。由此可知，当时的人是知道十二经脉的，只是把手少阴心经和手厥阴心包络经合二为一了。这种手足三阴三阳的排法在《灵枢·逆顺肥瘦》也有记载，如"手之三阴，从藏走手；手之三阳，从手走头；足之三阳，从头走足；足之三阴，从足走腹"。这样手足经脉"阴阳相贯，如环无端"。其连接点在胸腹五脏、手、头、足，组成一个圆环（图 5-1）。

　　《灵枢·经脉》中说出了十二经脉，其顺序是：手太阴肺经、手阳明大肠经、足阳明胃经、足太阴脾经、手少阴心经、手太阳小肠经、足太阳膀胱经、足少阴肾经、手厥阴心包络经、手少阳三焦经、足少阳胆经、足厥阴肝经。这一排序就是后世的子午流注排序，组成了一个大圆环，"经络之相贯，如环无端"（《灵枢·邪气脏腑病形》），加上其支流络脉，统摄监控人体的所有部位，与人体健康甚为密切。如《灵枢·经脉》说："经脉者，所以能决死生，处百病，调虚实。"经脉这个大圆形通道系统，气功家称

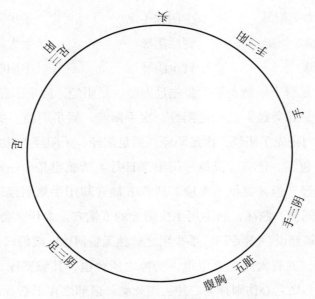

图 5-1　十二经脉阴阳环流图

之为大周天（图 5-2）。

　　络脉有十五络脉,《素问·气穴论》"孙络三百六十五穴会, 亦以应一岁";《灵枢·邪气脏腑病形》"十二经脉三百六十五络", 另外还有数不清的浮络, 就不一一说了, 但奇经八脉应再说明一下。

　　督脉, 起于下极之俞, 并于脊里, 上至风府, 入于脑。

　　任脉, 起于中极之下, 以上毛际, 循腹里, 上关元, 至喉咽。

　　冲脉, 起于气冲, 并足阳明之经, 夹脐上行, 至胸中而散。

　　带脉, 起于季胁, 回身一周。

　　阳跷脉, 起于跟中, 循外踝上行, 入风池。

　　阴跷脉, 亦起于跟中, 循内踝上行, 至咽喉, 交贯冲脉。

　　阳维脉, 起于诸阳会。

　　阴维脉, 起于诸阴会。（《难经·二十八难》）

　　奇经八脉也是一种圆形结构, 其中任脉和督脉沿人体中轴线构成了一个圆圈, 气功家称之为小周天。带脉自环人体腰部一周。冲脉、阳跷脉、阴跷脉、阳维脉、阴维脉往往与十二经脉相交会构成一个圆系统。

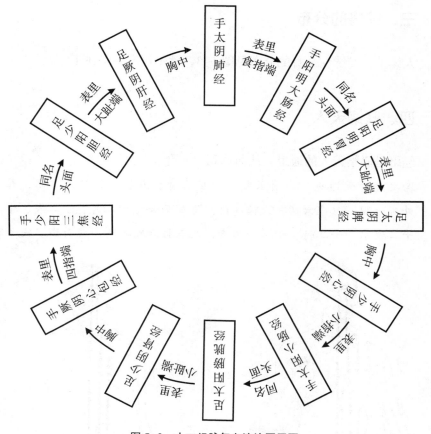

图 5-2　十二经脉气血流注圆周图

　　督脉、任脉、冲脉、带脉与十二经脉一样，都是根于少腹气海，即丹田部位，而阳跷脉、阴跷脉、阳维脉、阴维脉又都入于气海，所以奇经八脉亦植根于气海。其中最重要的是督脉和任脉，督脉是头脑的经脉，循脊而络全身；任脉是腹脑的经脉，循胸腹而络全身。督脉和任脉的小周天圆环沟通了头脑和腹脑，使先后天天人合一。

　　经络构成了人体营卫气血、阴阳的圆形运动，但这种圆形结构不是封闭的，而是与外界自然宇宙、时空相沟通的，因而是开放的生命圆。

　　经络与自然宇宙沟通的一个表现就是《内经》说的"开、阖、枢"和"关、阖、枢"，"开"就是开放，"关"就是闭合，是一种功能的两个方面。

三、经络的分布

人体十二经脉在全身的分布见图 5-3，就不用文字叙述了。

四、联络天人

经络是联络天人的通道，从而达到天人合一。

人之合于天道也，内有五脏，以应五音、五色、五时、五味、五位也；外有六腑，以应六律。六律建阴阳诸经而合之十二月、十二辰、十二节、十二经水、十二时、十二经脉者，此五脏六腑之所以应天道。夫十二

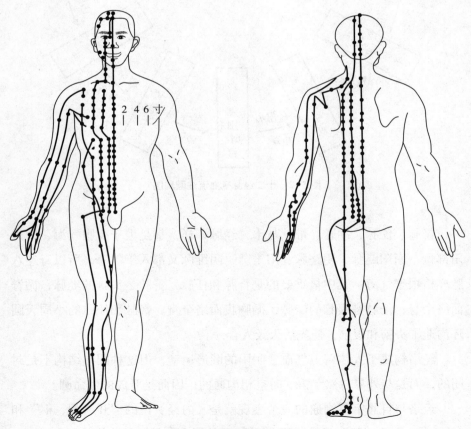

图 5-3　十四经脉分布图

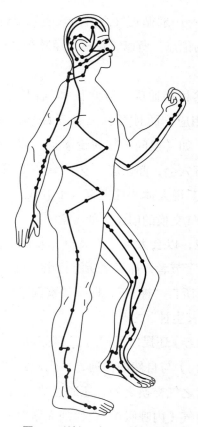

图 5-3（续）　十四经脉分布图

经脉者。人之所以生，病之所以成，人之所以治，病之所以起，学之所始，工之所止也。(《灵枢·经别》)

上古圣人，论理人形，列别藏府，端络经脉，会通六合，各从其经，气穴所发，各有处名，溪谷属骨，皆有所起，分部逆从，各有调理，四时阴阳，尽有经纪，外内之应，皆有表里。(《素问·阴阳应象大论》)

经脉十二者，以应十二月；十二月者，分为四时；四时者，春、夏、秋、冬，其气各异。(《灵枢·五乱》)

夫十二经脉者，内属于脏腑，外络于肢节。(《灵枢·海论》)

这就是说，经脉是沟通有形人体与无形自然相结合的通道。天地之精气是通过经络灌输到人体的。同样，天地之邪气也要通过经络来侵犯人体，如"客者邪气也……邪循正气之所出入也"。从而提出"人与天地相应""与日月相应"的论点。所以《灵枢·经脉》说："经脉者，所以能决死生，处百病，调虚实。"

经络如何与自然相接通呢？有穴位和气门。人体不仅有十二经脉与一年十二月自然相应，而且经脉上有三百六十五个腧穴，亦应一年三百六十五日之数。如《素问·气穴论》说："气穴三百六十五以应一岁""孙络三百六十五穴会，亦以应一岁""溪谷三百六十五穴会，亦应一岁"。《素问·气府论》说人体"凡三百六十五穴也"。这三百六十五穴就是人体与自然天地之气交换的门路。如《素问·气穴论》说："分肉之间，溪谷之会，以行营卫，以会大气。"《灵枢·九针十二原》说："节之交，三百六十五会……所言节者，神气之所游行出入也。"所"会大气"，即指自然界的天地之气。所言"神气"，即指《素问·天元纪大论》所说"阴阳不测谓之神"及"玄生神"之神。

除穴位之外，《内经》还提出了"气门"（《素问·生气通天论》）、"鬼门"（《素问·汤液醪醴论》）与自然的沟通，气门即人体的汗孔。人体除肺呼吸（外呼吸）与自然之气交换之外，还通过"气门"与自然之气相交换，现代医学谓之组织换气（内呼吸）。金代刘完素对"气门"有一段精辟的描述。

刘完素言："皮肤之汗孔者，谓泄气液之孔窍也。一名气门，谓泄气之门也；一名腠理者，谓气液出行之腠道纹理；一名鬼神门者，谓幽冥之门也；一名玄府者，谓玄微府也。然玄府者，无物不有，人之藏腑、皮毛、肌肉、筋膜、骨髓、爪牙，至于世之万物，尽皆有之，乃气出入升降之道路门户也。夫气者，形之主，神之母，三才之本，万物之元，道之变也。故元阳子解《清静经》曰：大道无形，非气不足以长养万物，由是气化则物生，气变则物易，气甚即物壮，气弱即物衰，气正即物和，气乱即物病，气绝即物死。《经》曰，'出入废，则神机化灭，升降息，则气立孤危。故非出入则无以生、长、化、收、藏，是以升降出入，无器不有。'人之眼、耳、鼻、舌、身、意、神志，能为用者，皆由升降出入之通利也，有所闭塞者，不能为用也。若目无所见，耳无所闻，鼻不闻臭，舌不知味，筋痿骨痹，齿腐，毛发堕落，皮肤不仁，肠不能渗泄者，悉由热气怫郁，玄府闭密而致，气液、血脉、荣卫、精神，不能升降出入故也。各随郁结微甚，而察病之轻重也。"

经络是沟通天人的通道，如何沟通，有络脉之开合。

第6章 无性繁殖——克隆技术

遗传物质脱氧核糖核酸（DNA）双螺旋结构和基因三联体遗传密码的发现，基因工程的建立，使生命的诞生进入到了无性繁殖时代。

王文清说："人类正常的生育过程是，精子＋卵子→遗传物质相结合→受精卵→胚胎→婴儿。而克隆人的过程为，体细胞遗传物质→胚胎→婴儿。传统的人类正常的生育是有性繁殖，克隆人则是无性繁殖。正常生育出的婴儿由于基因的遗传和变异，即使是同胞兄弟，身高、体重、相貌也不相同。而'克隆人'产生的都是同一个人的复制品。传统生育离不开男性和女性，但克隆人的生育模式则完全不同，它不一定非要男性，也不需要精子，只要有体细胞核和去核卵子即可。单身女子可以取出乳腺细胞的核，移植到自己的去核卵子中形成重构卵，将重构卵移植到自己的输卵管中，就可以怀孕，在子宫里发育成胎儿并分娩。这是一种自己生自己的生育模式。……克隆人技术使来源于男子体细胞核的胚胎发育成男孩，来源于女子体细胞核的胚胎发育成女孩。"克隆技术虽然不用精子，却离不开卵子（去核卵子）和子宫，纯属有形物质的单性繁殖。如此看来，物种的千差万别，是取决于精子的，故乾卦《象传》说："大哉乾元，万物资始，乃统天。……乾道变化，各正性命"，而坤卦《象传》却说"至在坤元，万物资生，乃顺承天"。

生命的无性繁殖是科学家们主观意志创造发明的成果，不是自然生态，它对自然生态有多大的利与害，现在还难以说清楚，我们只能静观其变。

第7章 影响生命衰老的因素

　　人类自然寿命的"天年"期限是100—128岁，就算120岁左右吧。然而真正能活到这个年龄的人是极少数的，总有种种原因影响人类生命的健康，让人活不到"天年"。现代研究人类生命衰老的科学理论多达300多种，分歧严重，难于统一，其中有四种观点可资参考：一是基因衰老说，二是饮食热量衰老说，三是温度变化衰老说，四是房事衰老说。

　　我们认为，从发生学来说，既然人类生命是由两套生理系统构成的，那么影响人类寿命长短的原因就应该从这两个方面寻找。

一、父母遗传生命系统的影响

　　父母遗传的是有形物质，是先天的，最重要的影响是基因，其次是父母的健康状况，从而产生先天性的遗传病。

二、自然遗传生命系统的影响

　　自然遗传物质是后天的，是外来的，有天地之气、饮食及社会因素等。如《素问·上古天真论》说："余闻上古之人，春秋皆度百岁，而动作不衰，今时之人，年半百而动作皆衰者，时世异耶？人将失之耶？岐伯对曰：上古之人，其知道者，法于阴阳，和于术数，食饮有节，起居有常，不妄作劳，故能形与神俱，而尽终其天年，度百岁乃去。今时之人，不然也，以酒为浆，以妄为常，醉以入房，以欲竭其精，以耗散其真，不知持满，务快其心，逆于生乐，起居无节，故半百而衰也。"《素问·生气通天论》说："喜怒不节，寒暑过度，生乃不固。"由此可知，导致人类生命衰老的原因，不是时世的变迁，而是人自身的过错。所以《内经》提出，人要善于养生。如《灵枢·本神》说："故智者之养生也，必顺四时而适寒暑，和喜怒而安居处，节阴阳而调刚柔。如是，则僻邪不至，长生久视。"

（一）阳气是生命的根本

知"道"者，要法于阴阳，那么如何法阴阳呢?《素问·生气通天论》说："生之本，本于阴阳……数犯此者，则邪气伤人，此寿命之本也""凡阴阳之要，阳密乃固。两者不和，若春无秋，若冬无夏；因而和之，是谓圣度。故阳强不能密，阴气乃绝；阴平阳秘，精神乃治；阴阳离决，精气乃绝。"看来生命寿夭的关键是阴阳的调和，而且阳气是人的生命之本。所以《素问·生气通天论》又说："阳气者，若天与日，失其所，则折寿而不彰。"《素问·五常政大论》说："阴精所奉其人寿，阳精所降其人夭。"《脾胃论》说："夫阴精所奉者，上奉于阳，谓春夏生长之气也；阳精所降者，下降于阴，谓秋冬收藏之气也。"阴精上奉，乃阳生阴长所致，关键还是阳气，所以说阳气是生命的根本。因此道家常言：阳精若壮千年寿，阴气如强必毙伤，阴气未消终是死，阳精若在必长生。

（二）饮食对生命的影响

饮食来自于地气而藏于肠胃，饮食寒热则伤于腑，腑伤则消化吸收功能衰，不能生成营卫气血，则生命失养而衰夭，故曰：有胃气则生，无胃气则死。

（三）流年岁气的影响

人自从出生形成天人合体之后，就无时无刻不在受着流年岁气，即宇宙自然和社会因素的影响。就两者而论，人体是主体，流年岁气是客。但因宇宙自然和社会因素是变化的，所以中医不能不讲变化。中医讲变化的目的是要解决作为主体的人与客观世界（包括自然与社会）的关系问题，使主体与客体达到统一。实现这个统一的途径是主体适应客体，而不是客体适应主体。客体是变化的，主体为了适应客体，也要按客体的变化而变化。客体的变化是重要的，因为它能控制主体，所以主体如何随客体的变化而变化就更重要了，因此《内经》多次反复讨论"顺天应人"的问题。这与《系辞传》所说的"是以明于天之道，而察于民之故"有点相似。"明于天之道"要知"三虚""三实"，如《灵枢·岁露》说："乘年之衰，逢月之空，失时之和，因为贼风所伤，是谓三虚""逢年之盛，遇月之满，得时之和，虽有贼风邪气，不能危之也……命曰三实"。

中医学讲究的是主体与客体的统一，即天人合一。如何实现主体与客体的统一是中医学的一大难题，真正做到不是一件容易的事。原因很清楚，因为客体世界是变化的，想要实现主体与客体的统一，作为主体的人就必须正确地认识并把握客体的变化规律。客体的运动变化以"时"的形式表现出来，所以中医学特别重"时"，有人说中医学就是时间医学。

中医学有关"时"的系统论述有五运六气理论、藏气法时理论、子午流注理论等，其中最重要的是五运六气理论。

我们认为，岁气应由"运"和"气"组成，因为无论是五运还是六气，都能决定动植物的生长发育及繁殖（表 1-8 和表 1-9）。人虽为万物之灵，但也不能超越此规律，所以人也要受岁气的影响，命理学称为流年。

运与气合算的原则是根据运与气的五行生克关系来确定的：运生、克气，为运盛气衰，以运为主，气为次。气生、克运，为气盛运衰，以气为主，运为次。气生运为顺化，气克运为天刑。运生气为小逆，运克气为不和。

总之，"气相得则和，不相得则病""从其气则和，违其气则病，不当其位者病，迭移其位者病，失守其位者危，尺寸反者死，阴阳交者死"。

如某女，1934 年 9 月 15 日出生，阴历为甲戌年甲戌月丙寅日。1999 年（己卯年）得病，2000 年（庚辰年）确诊为肺癌，2001 年（辛巳年）病死。

分析：就出生时间来说，第一，女性生于阳年（阳干阳支）阳月阳日为逆。第二，甲运为湿土，戌气为寒水，运土克气水为不和，运盛气衰，甲运脾湿太过必克肾水。湿土盛则火眚，寒水盛则金眚，此人心肺脏弱宜病。

从流年来说，1999 年为己卯年，己运不及则病脾土，金气司天为土灾，会加重此女脾病，故从 7 月开始，此女脾胃病重，吃不下饭，以致身体极度消瘦，半年之内体重锐减 14 千克。到 2000 年，即庚辰年，辰与戌合，寒水加重则肺金病重，所以诊断出肺癌。2001 年，即辛巳年，水衰火旺而克肺金，则死矣。

以上所述都属于自然界对人体生命的影响，其天人连接处是：第一，肺系，即肺与皮毛，司气之呼吸出入。天之邪气，感则害人五藏。第二，胃肠系，即胃、小肠、大肠、三焦、膀胱，天气所主，主饮食五味之吸收出入。水谷之寒热，感则害于六腑。

肺主燥，胃肠属阳明，经曰"阳明之上，燥气主之"，所以二者都属于阳明。《内经》据此还提出了"岁主藏害"和"司岁备物"两个命题。

（四）社会因素对生命的影响

人生于世，离不开花红柳绿的社会，于是多生嗜欲，产生七情六欲，残害人体生命，所以情志多起于外部社会因素。

（五）形神关系

形神说是生命科学的一个重要概念，《内经》多处都有论述。我们认为，形以来源于父母的遗传物质为主，神以来源于自然的遗传物质为主。形为神之舍，神为形之主。

《灵枢·本神》说："故生之来谓之精，两精相搏谓之神。"《灵枢·决气》说："两神相搏，合而成形，常先身生，是谓精。"这里的精指父母之精，神随精生，形生才能有神。

《素问·六节藏象论》说："心者，生之本，神之变也。"《素问·灵兰秘典论》说："心者，君主之官，神明出焉。"《灵枢·天年》说："神气舍心"，说明心脏是神气存在的基础，形存则神存。《素问·上古天真论》说："形体不敝，精神不散。"《灵枢·天年》说："百岁，五脏皆虚，神气皆去，形骸独居而终矣。"如此，形亡则神亡。

《素问·灵兰秘典论》说："心者，君主之官，神明出焉。……故主明则下安，以此养生则寿，殁世不殆，以为天下则大昌；主不明则十二官危，使道闭塞而不通，形乃大伤，以此养生则殃，以为天下者，其宗大危。"《素问·本病论》说："人犯五神易位，即神光不圆也，非但尸鬼，即一切邪犯者，皆是神失守位故也。此谓得守者生，失守者死；得神者昌，失神者亡。"这也说明神是形之主。

生命科学对此的要求是形与神俱，如《素问·上古天真论》说："故能形与神俱，而尽终其天年矣。"这就形成了养生学中的两大派别：一是养形派，即导引拳械派；二是养神派，即气功炼丹派。

第8章 法天则地

一、人与天地同参合

从发生学来说，人有两套生命体系，一套来源于父母遗传，一套来源于天地自然遗传。如《素问·宝命全形论》说："人生于地，悬命于天，天地合气，命之曰人""人以天地之气生，四时之法成"。《灵枢·本神》说："天之在我者德也，地之在我者气也，德流气薄而生者也。"因此，人就具备了天地之气，"人与天地相参"，则人与天地自然同源。据此，《内经》提出了人与自然同构、同道的学说。

天圆地方，人头圆足方以应之。天有日月，人有两目；地有九州，人有九窍；天有风雨，人有喜怒；天有雷电，人有声音；天有四时，人有四肢；天有五音，人有五脏；天有六律，人有六腑；天有冬夏，人有寒热；天有十日，人有手十指；辰有十二，人有足十指，茎垂以应之，女子不足二节，以抱人形；天有阴阳，人有夫妻；岁有三百六十五日，人有三百六十五节；地有高山，人有肩膝；地有深谷，人有腋腘；地有十二经水，人有十二经脉；地有泉脉，人有卫气；地有草蓂，人有毫毛；天有昼夜，人有卧起；天有列星，人有牙齿；地有小山，人有小节；地有山石，人有高骨；地有林木，人有募筋；地有聚邑，人有䐃肉；岁有十二月，人有十二节；地有四时不生草，人有无子。此人与天地相应者也。（《灵枢·邪客》）

天以六六为节，地以九九制会，天有十日，日六竟而周甲，甲六覆而终岁，三百六十日法也。夫自古通天者，生之本，本于阴阳。其气九州九窍，皆通乎天气。故其生五，其气三。三而成天，三而成地，三而成人，三而三之，合则为九。九分为九野，九野为九脏；故形脏四，神脏五，合为九脏以应之也。(《素问·六节藏象论》)

天人最具有紧密的类属关联莫过于阴阳五行的分界和归类。

平旦至日中，天之阳，阳中之阳也；日中至黄昏，天之阳，阳中之阴也；合夜至鸡鸣，天之阴，阴中之阴也；鸡鸣至平旦，天之阴，阴中之阳也。故人亦应之，夫言人之阴阳，则外为阳，内为阴。言人身之阴阳，则背为阳，腹为阴。言人身之脏腑中阴阳，则脏者为阴，腑者为阳。肝心脾肺肾五脏皆为阴，胆胃大肠小肠膀胱三焦六腑皆为阳。

东方青色，入通于肝，开窍于目，藏精于肝。其病发惊骇，其味酸，其类草木，其畜鸡，其谷麦，其应四时，上为岁星，是以春气在头也。其音角，其数八，是以知病之在筋也，其臭臊。南方赤色入通于心，开窍于耳，藏于心，故病在五脏。其味苦，其类火，其畜羊，其谷黍，其应四时，上为荧惑星。是以知病之在脉也。其音徵，其数七，其臭焦。中央黄色，入人通于脾，开窍于口，藏精于脾，故病在舌本。其味甘，其类土，其畜牛，其谷稷，其应四时，上为镇星。是以知病之在肉也。其音宫，其数五，其臭香。西方白色，入通于肺，开窍于鼻，藏精于肺，故病在背。其味辛，其类金，其畜马，其谷稻，其应四时，上为太白星。是以知病之在皮毛也。其音商，其数九，其臭腥。北方黑色，入通于肾，开窍于二阴，藏精于肾，故病在溪。其味咸，其类水，其畜彘，其谷豆，其应四时，上为辰星。是以知病之在骨也。其音羽，其数六，其臭腐。(《素问·金匮真言论》)

在此天人参合思想的指导下，《内经》把"天道"作为论述人体生理、病理、治病、防病、用药、针灸的起始点或最终归结。

谨奉天道，请言终始。终始者，经脉为纪。持其脉口人迎，以知阴阳有余不足，平与不平，天道毕矣。(《灵枢·终始第九》)

人之合于天地道也，内有五脏，以应五音、五色、五时、五味、五位也；外有六腑，以应六律。六律建阴阳诸经而合之十二月、十二辰、十二节、十二经水、十二时、十二经脉者，此五脏六腑之所以应天道。(《灵

枢·经别第十一》）

夫一天、二地、三人、四时、五音、六律、七星、八风、九野，身形亦应之，针各有所宜，故曰九针。人皮应天，人肉应地，人脉应人，人筋应时，人声应音，人阴阳合气应律，人齿面目应星，人出入气应风，人九窍三百六十五络应野。故一针皮，二针肉，三针脉，四针筋，五针骨，六针调阴阳，七针益精，八针除风，九针通九窍，除三百六十五节气。（《素问·针解》）

总而言之，人当以"天道"为终极之门，天人合一，天人同源、同构、同道，人体也与天地的运行变化具有同样的机制，保持着同样的节奏。人的一切行为都要顺应天地自然，要与天地自然保持统一步调，因为天地自然、四时阴阳是万物之根本，当然也是人类应当遵守和适应的"道"。

二、病之起源

按发生学来说，人体有两套生命体系，其生病也不外于此。有形生命体之病多是父母遗传，由父母亲系遗传的病有很多，但古少治法，今有基因疗法。而无形生命体之病多来源于自然界及外部社会，《内经》将其划分为两类，即阴病和阳病。如《素问·调经论》说："夫邪之生也，或生于阴，或生于阳。其生于阳者，得之风雨寒暑；生于阴者，得之饮食起居，阴阳喜怒。"《灵枢·百病始生》说："夫百病之始生也……或起于阴，或起于阳……喜怒不节则伤藏，藏伤则病起于阴也；清湿袭虚则病起于下，风雨袭虚则病起于上，是谓三部。"就是说，不外阴病和阳病两大类。

据上所述，我在《五运六气临床应用大观》一书中提出了发病的新三因说：一是父母遗传基因，二是自然环境因素，三是社会环境因素。

三、诊断大纲

生命本于阴阳，病生于阴阳，诊断当然也离不开阴阳这个"本"了。

如《素问·阴阳应象大论》说:"善诊者,察色按脉,先别阴阳……以治无过,以诊则不失矣""治病必求于本"。清代名医张志聪注:"本者,本于阴阳也。"所以中医治病要"谨察阴阳所在而调之,以平为期。"《素问·征四失论》说:"诊不知阴阳逆从之理,此治之一失也。"《素问·方盛衰论》说:"是以圣人持诊之道,先后阴阳而持之……追阴阳之变……切阴不得阳,诊消亡;得阳不得阴,守学不湛,知左不知右,知右不知左,知上不知下,知先不知后,故治不久;知丑知善,知病知不病,知高知下,知坐知起,知行知止,用之有记,诊道乃具,万世不殆。"左右、上下、先后都是在分阴阳,这样可以避免诊断失误,此其一。其二,分辨邪正盛衰。《素问·阴阳应象大论》说:"审其阴阳,以别柔刚",即邪或中于阴,或中于阳之意。其三,理解疾病的复杂性及其相互影响。《素问·阴阳应象大论》说:"阴胜则阳病,阳胜则阴病。阳胜则热,阴胜则寒。重寒则热,重热则寒……重阴必阳,重阳必阴。"《素问·调经论》说:"阳盛则外热,阴盛则内寒""阳虚则寒,阴虚则内热"。其四,预测疾病的发展及转归。《素问·阴阳别论》说:"知阳者知阴,知阴者知阳。"

具体诊断应"司外揣内",内为阴,外为阳,外阳表现出生命的现象,内阴是生命的状态。揣是进行逻辑思维,分析生理病理的变化,从而确定病证。如《灵枢·本藏》说:"视其外应,以知其内藏,则知所病矣。"《灵枢·论疾诊尺》说:"以外知内。"《灵枢·外揣》说:"故远者司外揣内,近者司内揣外。"《素问·阴阳应象大论》说:"以我知彼,以表知里,以观过与不及之理,见微得过,用之不殆。"

四、治疗总纲

病因来源于天地自然,治疗也必须"法天则地"。所以《内经》强调:"圣人之治病也,必知天地阴阳,四时经纪""治病者,必明天道地理,阴阳更胜,气之先后,人之寿夭,生化之期,乃可以知人之形气矣"。否则,"治不法天之纪,不用地之理,则灾害至矣"。因此,《素问·八正神明论》

开篇即说："用针之服，必有法则焉……法天则地，合以天光。"《素问·宝命全形论》说："今末世之刺也，虚者实之，满者泄之，此皆众工所共知也。若夫法天则地，随应而动，和之者若响，随之者若影，道无鬼神，独来独往。"以"法天则地"作为治疗的总纲，这是《内经》的宗旨，其法就是顺应天道而治。如《灵枢·五乱》说："五行有序，四时有分，相顺则治，相逆则乱。"《灵枢·顺气一日分为四时》说："顺天之时，而病可与期。顺者为工，逆者为粗。"总而言之，就是要"应天地、阴阳、四时、五行也""别阴阳，应四时，合之五行""合人形以法四时五行而治"。否则"因不知合之四时五行，因加相胜，释邪攻正，绝人长命"。具体来说要"察其所痛，以知其应，有余不足，当补则补，当泻则泻，毋逆天时，是谓至治""谨候其时，病可与期，失时反候者，百病不治""谨度病端，与时相应，内合于五脏六腑，外合于筋骨皮肤"。

　　《内经》以此为宗旨，指导着临床应用。如《素问·阴阳应象大论》说："故善用针者，从阴引阳，从阳引阴""阴病治阳，阳病治阴"。《素问·缪刺论》说："凡痹往来行无常处者，在分肉间痛而刺之，以月死生为数……月生一日一痏，二日二痏，渐多之，十五日十五痏，十六日十四痏，渐少之。"《素问·痿论》说："筋脉骨肉，各以其时受月，则病已矣。"《灵枢·终始》说："春气在毛，夏气在皮肤，秋气在分肉，冬气在筋骨，刺此病者，各以其时为齐。"《素问·八正神明论》说："凡刺之法，必候日月星辰，四时八正之气，气定乃刺之""是以天寒无刺，天温无疑。月生无泻，月满无补，月郭空无治，是谓得时而调之"。否则，"月生而泻，是谓减虚；月满而补，血气扬溢，络有留血，命曰重实；月郭空而治，是谓乱经"。在五运六气学说中，壬辰、壬戌年的药食原则是：上苦温，中酸和，下甘温。即谓治司天太阳寒水用苦温药，治在泉太阴湿土用甘温，治中运壬木用酸和药。

　　总之，人生于天地之气，活于天地之间、六合之内，时时刻刻都离不开天地，成长也好，发病也好，治疗也好，养生也好，都要"法天则地"，这是总原则。

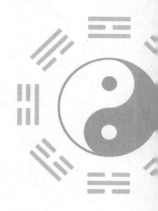

第9章 命门学说

在《医易启悟》和《中医太极医学》中都详细讨论了命门学说，这里就不赘述了。右肾命门说、两肾俱称命门说、动气命门说、肾间命门说，其说虽异，其实可以合一，称"脐间命门"，即气功家所谓的丹田、黄庭。

目命门与脑命门合一。这样可以将历代命门说合而为四：一是脑命门，二是脐间命门，三是包络命门，四是脾胃命门。这四大命门在《内经》中称之为四海。《灵枢·海论》说："人有髓海，有血海，有气海，有水谷之海。"这四海与人的生命至关重要，故后世医家称之为命门。四海与四命门的关系是：髓海配脑命门；心包络为血母，故血海配包络命门；丹田为生气之源，故气海配丹田命门；水谷精微出于胃腑，故水谷之海配脾胃命门。这四海，即四命门可以划分为两个系统：髓海脑命门和血海包络命门归属于先天父母遗传的有形生理系统，气海丹田命门和水谷之海脾胃命门归属于后天自然遗传的无形生理系统。

血海包络命门属于心，组成了先天心—脑轴线系统，主思维，主神明，从现代医学说以大脑为主，而中医学主张"心主神明"。20世纪80年代中期，科学家发现心的分泌物中有一种特殊的化学成分——心纳素，这种物质直接参与了大脑神经的化学过程，即参与了人的精神活动，而且这种物质只有人的心脏才能产生。

"天食人以五气"藏于气海，"地食人以五味"藏于胃肠，故组成了后天脾胃—丹田轴线系统，主生营卫气血，以滋养先天之形体。当以气海，即丹田为主，我认为这就是人的"腹脑"。

失眠，西医学认为是脑的问题，然而《内经》认为是卫阳的问题，是阴阳的问题，是肠胃的问题。关于这个问题，我们将在第10章讨论。

中　卷

脑与生命科学

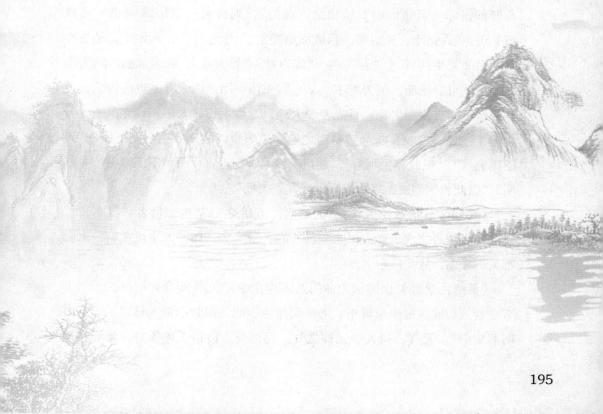

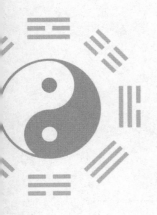

第10章　头脑说

我在《医易启悟》和《中医太极医学》中提出：目为命门者，实指脑髓为命门；命根在脑，而显像于目。脑髓为体，目为之用。张介宾指此为"脑心"。

《素问·灵兰秘典论》说："主明则下安，以此养生则寿，殁世不殆，以为天下则大昌；主不明则十二官危，使道闭塞而不通，形乃大伤，以此养生则殃，以为天下者，其宗大危。"赵献可经过研究提出"主明"之"主""非心也"，认为"主"是指"命门"，诚为卓识。但赵氏谓此"命门"在肾间，非《黄帝内经》所指之"命门"，则属另一说法。《灵枢·经脉篇》说："人始生，先成精，精成而脑髓生。"于此可知，人始生，是先生脑髓，非先生两肾。《说卦》谓："乾为首""乾为君"，乾为大脑，脑为命门，于此可以推断，脑为君主。从心脑一体一用来说，君主也应指脑。乾为日而明，有主明之象。日光普照大地，万物生长靠太阳，日光温煦，万物安泰。比类取象，头为"精明之府"之象也。故曰"主明则下安""天下则大昌"。"以此养生则寿"，是指阴精上奉则寿言。阴精不上奉则"主不明""以此养生则殃，以为天下者，其宗大危"。

《素问·解精微论》说："夫心者，五脏之专精也。目者，其窍也。"此又言目为心之窍，如此说来，脑、心、目本为一体。大主虽在脑，未必不关于心也，故又曰心主神明。

《黄庭内景经》也讲脑为命门及元神在脑，"元气所合列宿分，紫烟上下三素云。灌溉五华植灵根，七液洞流冲庐间，回紫抱黄入丹田，幽室内明照阳门"。元气，指人身元神之气。列宿分，借指人体周身。紫烟，比喻两目之精光。三素云，比喻上、中、下三焦之光气。五华，五官之精华。植，《中华大字典》道"倚也"。灵根，喻人身之命根，即命门。七液，指五脏二气之精。庐间，即两眉之间，借指目。阳门，即阳宫命门。幽室，指脑。意思是说：脑为命门，是人身的命根。目为命门光照之所。命门元气之精华外露于面，灌注脏腑周身。

至道不烦诀存真，泥丸百节皆有神。发神苍华字太元，脑神精根字泥丸。眼神明上字英玄，鼻神玉陇字灵坚，耳神空闲字幽田，舌神通命字正伦，齿神腭峰字罗千。一部之神宗泥丸，泥丸九真皆有房，方圆一寸处此中，同服紫衣飞罗裳，但思一部寿无穷，非各别住居脑中，列位次坐向外方，所存在心自相当。(《黄庭内景经》)

《黄庭经讲义》注："道法以简要为贵，口诀虽多，重在存真。存，即存想。真，即真人。言存想，吾身真人主所在也。真人，即神。虽周身百节皆有神，惟泥丸之神为诸神之宗。泥丸一部，有四方、四隅、并中央，共九位，皆神之所寄。而当中央方圆一寸处，乃百神总会。修炼家不必他求，但存思一部之神，已可享无穷之寿。"此言脑命门元神之功用。眼、鼻、耳、舌、齿面部五官之神皆根于命门脑神，其用却在于心。

琼室之中八素集，泥丸夫人当中立，保我泥丸三奇灵，恬淡闭视内自明。(《黄庭内景经》)

《黄庭经讲义》注："琼室，即脑室。八素，即四方、四隅之神。泥丸夫人，即脑室中央之神。名为夫人者，谓脑属阴性，宜静不宜动。静，则安；动，则伤。本于老子守雌之义也。三奇，即三元。三元，即元精、元气、元神。恬淡，谓节嗜欲，少谋虑。闭观，谓闭目返观。此言保养脑中精、气、神之法。唯在返观内照也。"

上清紫霞虚皇前，太上大道玉宸君。九气英明出霄间，神盖童子生紫烟。(《黄庭内景经》)

上清，三清之境，有太清、上清、玉清，是大圣居所。紫霞，即紫气。虚皇，指元始虚无之神的本号。玉宸君，即太上大道君之号。讲元神居于脑中，为神明之主。英明出霄间，指照耀在人身至高之处——头部。

神盖，即眉，借指目。紫烟，目之精华。意思是目为光照之所。

总之，《黄帝内经》所言命门在脑，脑为精根，为诸神之宗，能主宰面部五官之神，又是百神总会，能主宰上中下、头面、脏腑、百骸诸神。《灵枢·海论》说："脑为髓之海。"《春秋元命苞》说："人精在脑。"《素问·脉要精微论》说："头者精明之府。"这说明，父母合精形成胎儿时，首先生成的是脑，所以我们说"脑为命门"。

人类大脑（图10-1至图10-3）是父母遗传有形生理系统的控制中枢，一切解剖生理系统的运作都在大脑的指挥下完成，这个司令部的指挥系统就是神经系统（图10-4）。

西医学中对大脑进行了详细的解剖生理和病理说明，大家可以参阅，就不一一述说了。

神经系统由中枢神经（脑和脊髓）及遍布全身各处的周围神经所组成。神经系统控制和调节着全身所有的器官、系统的功能及其互相影响，保证人体的整体统一，并与外界保持相对平衡。

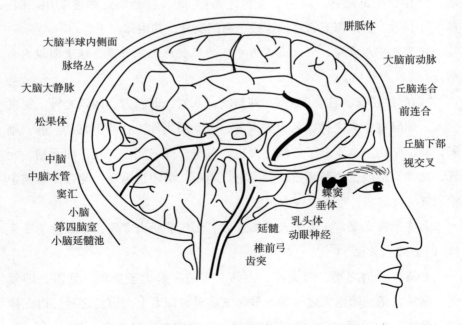

图10-1 脑的正中矢状切面

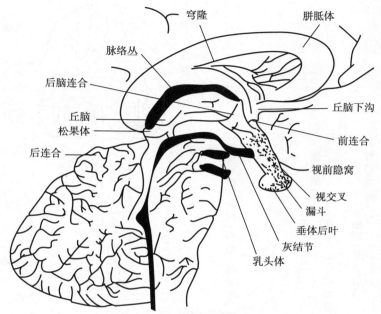

图 10-2　脑干正中矢状切面

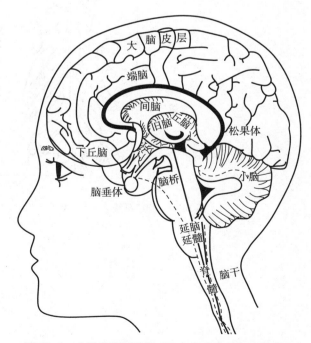

图 10-3　大脑的组织结构（王大有《天人合一养生》）

199

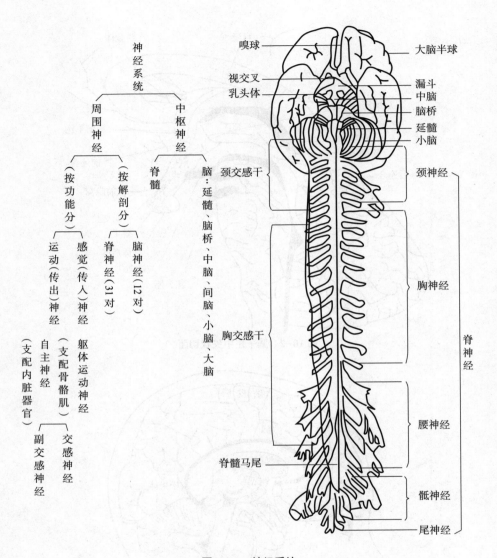

神经系统

中枢神经
　脊髓
　脑：延髓、脑桥、中脑、间脑、小脑、大脑

周围神经
　（按解剖分）
　　脑神经（12对）
　　脊神经（31对）
　（按功能分）
　　感觉（传入）神经
　　运动（传出）神经
　　　躯体运动神经（支配骨骼肌）
　　　自主神经（支配内脏器官）
　　　　交感神经
　　　　副交感神经

嗅球
视交叉
乳头体
颈交感干
胸交感干
脊髓马尾

大脑半球
漏斗
中脑
脑桥
延髓
小脑
颈神经
胸神经
腰神经
骶神经
尾神经
脊神经

图 10-4　神经系统

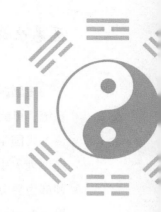

第11章　腹脑说

　　20世纪90年代美国科学家提出了"腹脑"的概念，称人有两个大脑，一个是位于头部的头脑，一个是藏于肚子里的"腹脑"。腹脑能传递很多感觉和知觉，有自己的喜怒哀乐，有记忆，会做梦，还能指挥。科学家们说，"腹脑"实际上是一个非常复杂的肠胃神经系统。在人消化道的内壁、胃部、大小肠中的组织细胞皮层中，大约有1000亿个神经细胞，它们与大脑中的细胞数基本相等，其结构与大脑也大致相同。腹脑通过迷走神经与大脑联系在一起，但又相对独立，它负责监控胃部活动及消化过程，观察食物特点，调节消化速度，加快或放慢消化液的分泌等。这套神经系统能下意识地储存身体对心理过程的反应，而且在有需要时能将这些信息调出，并向大脑传递。腹脑同大脑一样，能感觉肉体和精神伤痛。另外，人患忧郁症、急躁症及帕金森病等疾病，都能够使"大脑"和"腹脑"同时出现异样的症状。

　　美国哥伦比亚大学解剖和细胞生物学系主任任迈克·D.格尔森认为，腹脑是人体消化器官的总开关，它能分析成千上万种化学物质的成分，并使人体免受各种毒物和危险的侵害。肠是人体中最大的免疫器官，它拥有人体70%的防御细胞，而防御细胞与腹脑相通，当毒素进入身体时，腹脑最先察觉，随即向大脑发出警告信号，人们马上意识到腹部有毒素，接着采取行动，如呕吐、痉挛或排泄。越往消化系统的深处，大脑对其控制力越弱。口、部分食管及胃都受大脑控制，胃以下部分则由腹脑负责，最后到达直肠及肛门时，控制权就又回到大脑。当腹部神经功能紊乱时，腹脑便会"发疯"，导致人的消化功能失调。

腹脑，又称"腹部神经系统"，腹脑唯一的解剖定位标志是肝门静脉系统，可能与大脑的垂体门静脉系统对应。

我国学者王锡宁于1993年在《论人体巨系统的解剖构成原理——结绳原理》中指出：传统意义上的人，其实是由两个对称的身体构成的，以颈部为界分别称为颈上人与颈下人。解剖分析证实，颈上人的身体构造为男、女双性体，颈下人的身体构造为男、女单性体，彼此上下、内外反向对称。英国学者曾经指出：从人脑中首先发现的脑啡肽、生长抑制素、神经降压素等同时也存在于胃肠内，而最初在胃肠中发现的胃泌素、缩胆囊肽、血管活性肠肽等同时也在脑内存在。正当人们为此大惑不解时，王锡宁在一次手术中偶然发现，人体脑组织外观皱折与肠组织外观皱折有惊人的相似之处，于是他通过移植"大陆板块漂移"学说，对人体解剖学的大量资料进行类比"漂移"处理，结果发现人体的消化管腔与脑室管腔两套板块模型漂移对位重叠在了一起。1994年5月《苏州日报》以《外科医师王锡宁提出医学解剖新观点——人体是由两个对称的身体构成的》,《扬子晚报》以《中国学者王锡宁发现——人是由两个对称的身体构成的》进行了报道。

李卫东也认为"人有两个精神主体，一是大脑精神主体，二是藏象系统的精神主体"，并认为大脑精神主体受控于藏象精神主体，而不承认"腹脑"这一概念。

一般认为大小肠是人体最大的免疫器官。而上海生命科学研究院生化与细胞所的裴钢院士和高华、孙悦博士首先研究发现交感神经系统是调控免疫系统的一把"钥匙"。他们经过数年的不懈研究发现，β_2肾上腺素受体信号通路中的一个重要的信号分子，直接抑制在免疫系统中掌管着许多基因表达的转录因子NF-κB的激活，并抑制其转录因子进入细胞核，因而无法启动基因表达。同时发现，β_2肾上腺素受体信号还会增强这种抑制作用。由于NF-κB转录因子在机体的免疫功能、应激反应、肿瘤发生、细胞的增殖和分化中发挥着中枢功能，因此，阐明交感神经系统调控免疫系统的分子机制，具有十分重要的价值。

关于自主神经系统，读者可参阅图 11-1 至图 11-5，就不细说了。

我认为，人确实有腹脑存在，它就是人体内的"黄庭""丹田"，是自然遗传无形生命体的大脑，不属于神经系统。而我们所说的大脑，则是父母遗传有形生命体的大脑，归属于神经系统。

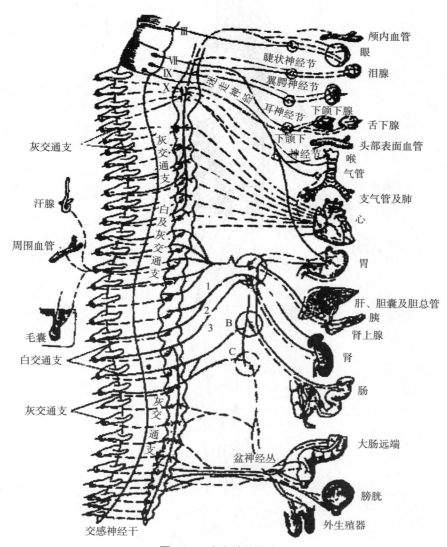

图 11-1　自主神经系统
注：虚线示交感神经，实线示副交感神经

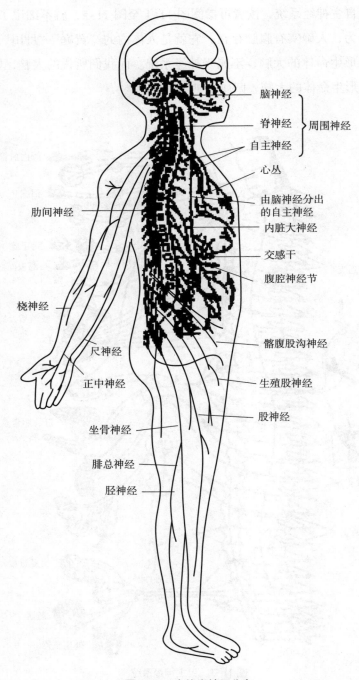

脑神经
脊神经　　周围神经
自主神经

心丛

由脑神经分出
的自主神经

内脏大神经

交感干

腹腔神经节

肋间神经

桡神经

尺神经

正中神经

髂腹股沟神经

生殖股神经

股神经

坐骨神经

腓总神经

胫神经

图 11-2　人体脊神经分布

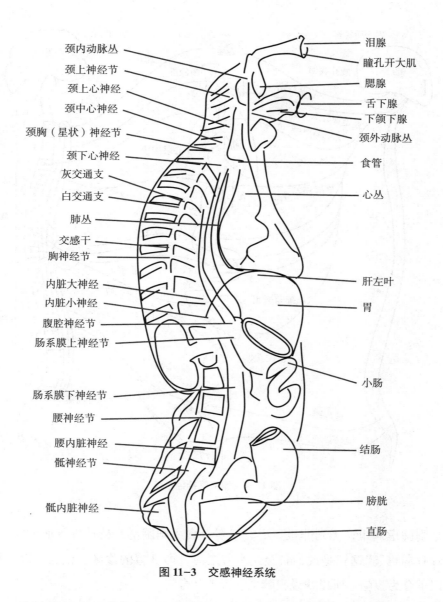

图 11-3　交感神经系统

颈内动脉丛
颈上神经节
颈上心神经
颈中心神经
颈胸（星状）神经节
颈下心神经
灰交通支
白交通支
肺丛
交感干
胸神经节
内脏大神经
内脏小神经
腹腔神经节
肠系膜上神经节
肠系膜下神经节
腰神经节
腰内脏神经
骶神经节
骶内脏神经

泪腺
瞳孔开大肌
腮腺
舌下腺
下颌下腺
颈外动脉丛
食管
心丛
肝左叶
胃
小肠
结肠
膀胱
直肠

　　腹脑生于天地之气。"天食人以五气"而积于气海，"地食人以五味"而藏于肠胃，即水谷之海。李东垣《脾胃论》说："夫胃病其脉缓，脾病其脉迟，且其人当脐有动气，按之牢若痛""脾胃病，则当脐有动气，按之牢若痛，有是者乃脾胃虚，无是则非也""《难经》云，脾病当脐有动气，按之牢若痛，动气筑筑然坚牢，如有积而硬，若似痛也，甚则亦大痛，有

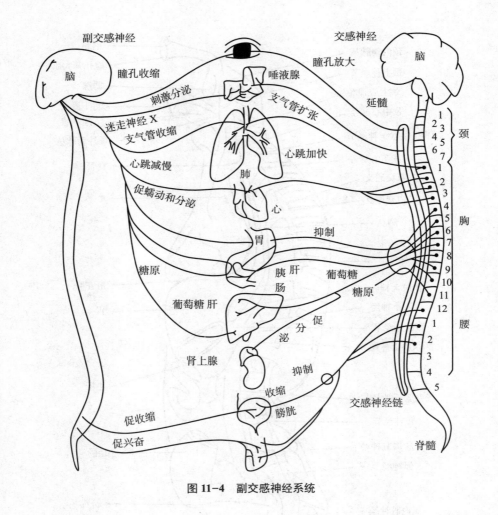

图 11-4 副交感神经系统

是则脾虚病也，无则非也。更有一辨，食入则困倦，精神昏冒而欲睡者，脾亏弱也"。这就是说，脐腹是水谷之海，即脾胃的诊区，正与气海、丹田重合为腹脑。所以我说腹脑生于天地之合气。

大脑通过神经系统控制和调节人体各个部分，而腹脑，即脐腹之气海、丹田，为人体经络之根，通过经络控制和调节人体各个部分。

经络为天人之通道，天地之气进入人体之后藏在哪里呢？藏在气海。因此，气海就成了经脉之根本。如《八难》说："诸十二经脉者，皆系于生气之原。所谓生气之原者，谓十二经之根本也。谓肾间动气也，此五脏

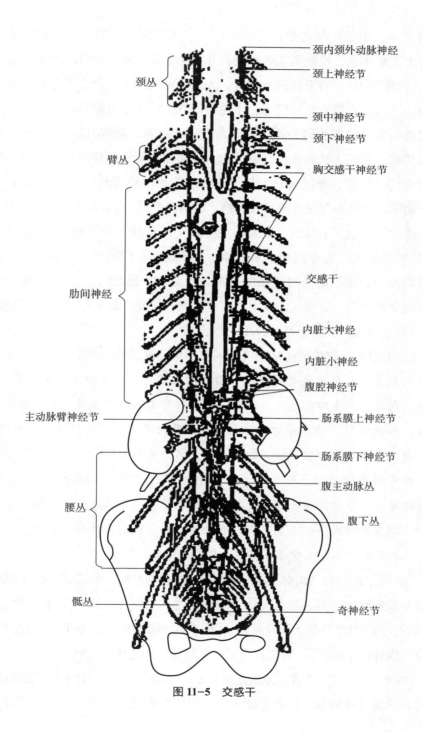

颈内颈外动脉神经

颈上神经节

颈中神经节

颈下神经节

胸交感干神经节

交感干

内脏大神经

内脏小神经

腹腔神经节

肠系膜上神经节

肠系膜下神经节

腹主动脉丛

腹下丛

奇神经节

颈丛

臂丛

肋间神经

主动脉臂神经节

腰丛

骶丛

图 11-5　交感干

六腑之本，十二经脉之根，呼吸之门，三焦之源，一名守邪之神。故气者，人之根本也，根绝则茎叶枯矣；寸口脉平而死者，生气独绝于内也。"《六十六难》说："脐下肾间动气者，人之生命也，十二经之根本也，故名曰原。三焦者，原气之别使也，主通行三气，经历于五脏六腑。原者，三焦之尊号也，故所止辄为原。五脏六腑之有病者，皆取其原也。"肾间动气为气海、命门，又名丹田，命门为人生命之本原，经络之根本，而三焦却为命门之别使，布散命门生气于五脏六腑及四肢百骸。其气通行诸经，注于诸原。所以是三焦在统摄着经络，故两者都是"有名而无形"。《三十八难》说："三焦也，有原气之别焉，主持诸气。"经络为神气通道，故曰"守邪之神"。越人二言命门为三焦之原，三焦运布命门生气，外御邪气，内养脏腑经脉，可见越人对三焦的重视。所谓"呼吸之门"，指与天地自然之气的交换之门，肺吸入的天地之气也会归入气海，如《灵枢·阴阳清浊》说："肺之浊气，下注于经，内积于海。"

《中藏经》对三焦的生理功能和病理变化的论述简明扼要，如下所述。

三焦者，人之三元之气也。号曰中清之腑，总领五脏、六腑、荣卫、经络，内外上下左右之气也。三焦通，则内外左右上下皆通也。其于周身灌体，和内调外，荣左养右，导上宣下，莫大于此也。又名玉海、水道。上则曰三管，中则曰霍乱，下则曰走哺，名虽三而归一，有其名而无形者也。亦号曰孤独之府。而卫出于上（《内经》作"下"），荣出于中。上者络脉之系也，中者经脉之系也，下者水道之系也。亦属膀胱之宗始，主通阴阳，调虚实呼吸……三焦之气，和则内外和，逆则内外逆，故云，三焦者，人之三元之气也，宜修养矣。（《中藏经》）

"经脉之系"和"络脉之系"，概括了所有的经络，所以经络的生理病理都与三焦有关，其关键是《六十二难》之"三焦行于诸阳"。张寿颐说："三焦行于诸阳者乃指人身上、中、下三部之阳气而言，非手少阳之三焦一经，故曰行于诸阳。"因为乾为阳，三焦属纯阳之体，故行于诸阳。

《难经》说："三焦者，原气之别使也，主通行三气，经历于五脏六腑。原者，三焦之尊号也，故所止辄为原。五脏六腑之有病者，皆取其原也。"

这说明三焦相火是产生原气的源泉，这为子午流注针法和灵龟八法的取原穴针法奠定了理论基础。关于三焦之说，请参阅拙著《中医太极医学》一书。

既然经络是营卫气血、阴阳、水液、神气的通道，而且其也是三焦的功能，所以三焦和经络是一家，上焦为络脉之系，中焦为经脉之系，下焦为水道之系。

腹脑，其科学基础是天地之气，科学体系是经络系统，基本法则是则天法地，基本功能是布散原气，运行形式是五运六气，操作程序是阴阳五行系统、太极八卦系统、河图洛书系统。

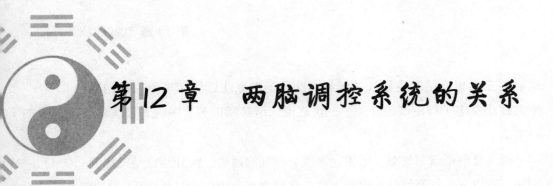

第12章 两脑调控系统的关系

人有两个脑，一个是大脑，一个是腹脑。大脑通过神经系统控制和调节人体各个部分。腹脑，即脐腹之气海、丹田，为人体经络之根，通过经络控制和调节人体各个部分。

头脑的神经系统通过脊髓到达全身各部分，而脊柱是督脉的循行路线，所以头脑由督脉联络。

督脉气所发者二十八穴：项中央二，发际后中八，面中三，大椎以下至尻尾及傍十五穴，至骶下凡二十一节，脊椎法也。(《素问·气府论》)

督脉为病，脊强反折。督脉者，起于少腹，以下骨中央，女子入系廷孔，其孔，溺孔之端也，其络循阴器合篡间，绕篡后，别绕臀，至少阴与巨阳中络者，合少阴上股内后廉，贯脊属肾，与太阳起于目内眦，上额交巅，上入络脑，还出别下项，循肩髆内，侠脊抵腰中，入循膂络肾；其男子循茎下至篡，与女子等；其少腹直上者，贯脐中央，上贯心入喉，上颐环唇，上系两目之下中央。此生病者，从少腹上冲心而痛，不得前后，为冲疝。其女子不孕，癃痔遗溺嗌干。(《素问·骨空论》)

督脉之别，名曰长强，侠膂上项，散头上，下当肩胛左右，别走太阳，入贯膂。实则脊强，虚则头重高摇之。侠膂之有过者，取之所别也。(《灵枢·经脉》)

督脉者，起于下极之俞，并于脊里，上至风府，入属于脑。(《难经·二十八难》)

其脉起于肾下胞中，至于少腹，乃下行于腰横骨围之中央，系溺孔之端。男子循茎下至篡，女子络阴器，合篡间，具绕篡后屏翳，别绕臀，至少阴与太阳中络者合少阴上股内廉，由会阳贯脊，会于长强穴。在骶骨端与少阴会，并脊里上行，历腰俞、阳关、命门、悬枢、脊中、中枢、筋缩、至阳、灵台、神道、身柱、陶道、大椎，与手足三阳会合，上哑门，会阳维，入系舌本上至风府，会足太阳阳维，同入脑中，循脑户、强间、后顶上巅，历百会、前顶、囟会、上星至神庭，为足太阳督脉之会，循额中至鼻柱，经素髎、水沟，会手足阳明至兑端，入龈交，与任脉足阳明交会而终。(《奇经八脉考》)

其循行路线见图 12-1。

腹脑的经络系统通过冲脉分布于全身各部分。

夫冲脉者，五脏六腑之海也，五脏六腑皆禀焉。其上者，出于颃颡，渗诸阳，灌诸精；其下者，注少阴之大络，出于气街，循阴股内廉，入腘中，伏行骭骨内，下至内踝之后属而别。其下者，并于少阴之经，渗三

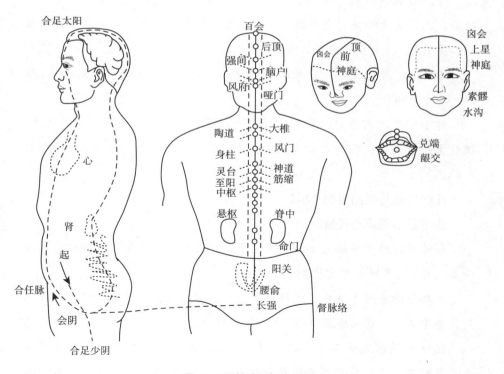

图 12-1　督脉循行线路图

阴；伏行出跗属，下循跗，入大指间。(《灵枢·逆顺肥瘦》)

　　冲脉者，十二经脉之海也，与少阴之大络起于肾下，出于气街，循阴股内廉，邪入腘中，循胫骨内廉，并少阴之经，下入内踝之后，入足下；其别者，斜入踝，出属跗上，入大指之间，注诸络以温足胫。(《灵枢·动输》)

　　冲脉者，经脉之海也，主渗灌溪谷，与阳明合于宗筋，阴阳揔宗筋之会，会于气街，而阳明为之长，皆属于带脉，而络于督脉。(《素问·痿论》)

　　寒气客于冲脉，冲脉起于关元，随腹直上，寒气客则脉不通，脉不通则气因之，故喘动应手矣。(《素问·举痛论》)

　　冲脉者，为十二经之海，其输上在于大杼，下出于巨虚之上下廉。(《灵枢·海输》)

　　冲脉任脉，皆起于胞中，上循背里，为经络之海，其浮而外者，循腹右，上行会于咽喉，别而络唇口，血气盛则充肤热肉，血独盛则澹渗皮肤，生毫毛。(《灵枢·五音五味》)

　　冲脉者，起于气冲，并足阳明之经，夹脐上行，至胸中而散也。(《难经·二十七难》)

　　起于少腹之内胞中，其浮而外者，起于气冲，并足阳明、少阴之间，循腹上行至横骨，侠脐左右各五分，上行历大赫……至胸中而散。(《奇经八脉考》)

　　冲脉的循行线路见图 12-2。

　　联络腹脑的还有任脉。

　　任脉者，起于中极之下，以上毛际，循腹里，上关元，至咽喉，上颐循面入目。(《素问·骨空论》)

　　冲脉任脉皆起于胞中，上循背里，为经脉之海；其浮而外者，循腹上行，会于咽喉，别而络唇口。(《灵枢·五音五味》)

　　任脉之气所发者二十八穴：喉中央二，膺中骨陷中各一，鸠尾下三寸，胃脘五寸，胃脘以下至横骨六寸半一，腹脉法也。下阴别一，目下各

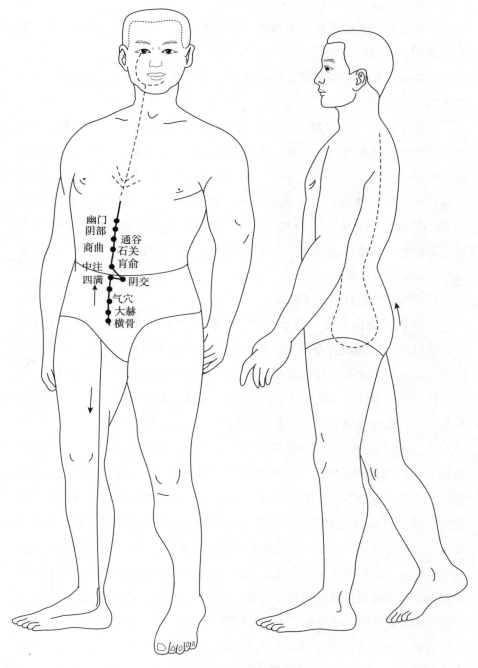

幽门
阴部
商曲
中注
四满

通谷
石关
肓俞
阴交
气穴
大赫
横骨

图 12-2 冲脉循行线路图

一，下唇一，龈交一。(《素问·气府论》)

任脉之别，名曰尾翳，下鸠尾，散于腹。实则腹皮痛，虚则痒搔，取之所别也。(《灵枢·经脉》)

任脉者，起于中极之下，以上毛际，循腹里，上关元，至咽喉。(《难经·二十八难》)

起于中极之下，少腹之内，会阴之分，上行而外出，循曲骨，上毛际，至中极，同足厥阴、太阴、少阴并行腹里，循关元，历石门，会足少阳、冲脉于阴交，循神阙、水分，会足太阴于下脘，历建里，会手太阳、少阳、足阳明于中脘，上上脘、巨阙、鸠尾、中庭、膻中、玉堂、紫宫、华盖、璇玑、上喉咙，会阴维于天突、廉泉，上颐，循承浆，与手足阳明、督脉会，环唇上至下龈交，复而分行，循面系两目下之中央，至承泣而终。(《奇经八脉考》)

任脉的循行路线见图 12-3。

头脑和腹脑由督脉和任脉连通，互补互用，可以组成气功家的小周天。头脑的神经系统分布全身，对全身起着控制和调节的作用。腹脑的经络系统也分布于全身，同样对全身起着控制和调节的作用（图 12-4）。

两者的结合体，《内经》称为"藏象"系统，其推算过程及方法是五运六气系统，载于《素问·六节藏象论》及运气七篇中。

头脑神经系统是有形的物质，我们可以称之为阴性调控系统，它是一个相对封闭的调控系统，是内环境物质的调控系统，只能通过体内的物质代谢与宇宙自然界进行信息和物质、能量的交流。腹脑经络系统是无形的物质，我们可以称之为阳性调控系统，它是一个开放的调控系统，可以直接与宇宙自然环境进行信息和能量的交流。头脑生命系统是人体生命系统的基础，腹脑生命系统是人体生命系统的主宰。因此，头脑神经阴性调控系统是腹脑经络阳性调控系统的基础系统，而腹脑经络阳性调控系统则是头脑神经阴性调控系统的主宰系统，两系统的协调共用，使人体生命快乐地活着。

脑最重要的作用是主神，两脑都主神志。《内经》关于"神"的论述约有一百多处，后世注家对神的见解也不一样，就神的含义和功能来说，可

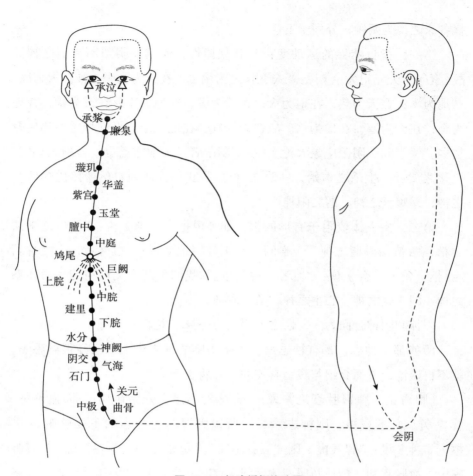

图 12-3　任脉循行线路图

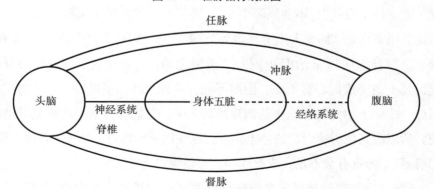

图 12-4　头脑和腹脑关系图
注：实线表示神经，虚线表示经络

215

概各家之说为两种，分列于下。

第一，指自然界的运动变化及其规律性，所谓"阴阳不测谓之神"。故《素问·天元纪大论》说："夫变化之为用也，在天为玄……神在天为风，在地为木；在天为热，在地为火；在天为湿，在地为土；在天为燥，在地为金；在天为寒，在地为水。故在天为气，在地成形，形气相感而化生万物矣。"《素问·阴阳应象大论》说："阴阳者，天地之道也，万物之纲纪，变化之父母，生杀之本始，神明之府也。"我们称此为自然遗传生命体系之神，即腹脑之神，谓之阳神。

第二，指人体依附于有形的神。如《灵枢·本神》说："故生之来谓之精，两精相搏谓之神。"《素问·八正神明论》说："血气者，人之神。"《灵枢·营卫生会》说："血者，神气也。"我们称此为父母遗传生命体系之神，即头脑之神、心主之神，谓之阴神。

阳神和阴神合而为一，谓之神明，乃一身之主宰。

两脑都主神志，都有神志病。关于头脑的神志病大家已经很熟悉了，就不再谈论，下面介绍与腹脑有关的神志病。

《脾胃论·脾胃胜衰论》说："夫脾胃不足，皆为血病。"而血藏神，脾胃病，血不藏神，则神志病矣。所以脾胃是主神志的重要脏腑。《灵枢·本神》说："脾气虚"则"五脏不安"。《灵枢·平人绝谷》说："五脏安定，血脉和利，精神乃居。"《素问·宣明五气》说："并于脾则畏。"《素问·逆调论》说："胃不和则卧不安。"卧不安，就是神志烦躁。《灵枢·大惑论》说多寐是"肠胃大则卫气留久"，善忘是"肠胃实而心肺虚"，多寐、善忘，即神志病。《证治汇补》说："五脏之精，悉运于脾，脾旺则心肾相交，凡土虚脾病而心肾不交，阴阳不归，可见惊悸、不得卧、卧不得宁。"因此，临床上治疗神志病多从调理脾胃入手。又因脾胃病可影响到其他脏腑，所以由其他脏腑引起的神志异常，也往往兼治脾胃，如《脾胃论》说："其治肝心肺肾有余不足，或补或泻，唯益脾胃之药为切。"

《伤寒论》言精神异常多与脾胃有关，《伤寒论讲义》中论"烦"的病机有第200条脾胃气滞，第266条胃不和，第174条肠胃热盛扰乱神明，

第 240 条胃中燥屎浊气攻心，第 208 条津伤胃燥及第 397 条脾虚不能消谷，以致日暮微烦等。再如癫狂，多是肠胃蓄血所致。樊海认为，第 239 条的"喜忘"并非是健忘，而是妄闻、妄见、妄言，为癫狂病的主要症状。至于失眠、嗜睡、神志不清、郑声谵语、惊悸等，《伤寒论》也均认为多与脾胃有关。

从经络来说，心与脾也相关联。如《灵枢·经脉》说足太阴脾"其支者，复从胃别上膈，注心中"；《素问·刺热论》说："脾热病者……烦心。"胃之经络亦与心相连通。如《灵枢·平人气象论》说："胃之大络，名曰虚里，贯膈络肺，出于左乳下，其动应衣，脉宗气也。"《灵枢·四时气》治惊恐"取三里以下置气逆"；《千金方》卷三十说："冲阳、丰隆主狂妄行，登高而歌，弃衣而走。"

临床研究中，人们也越来越多地注意到神志异常与脾胃的关系，尤其是精神分裂症和脑中风引起的精神障碍。如藏明仁认为，痰是精神分裂症重要的致病因素，而痰的形成与脾胃有密切关系。黄柄山等观察 393 例脑中风患者，认为其表现出的嗜睡、神昏、恶心呕吐、痰涎喉鸣等，主要是脾胃失运生痰所致。

精神活动是大脑的功能，脑既是内分泌系统的主宰者，又是激素的作用目标之一。近年来有学者提出脑肠肽的概念，如朱玉文认为，生物活性肽类在神经系统和消化道中呈双重分布的现象，许多原来认为只存在于神经系统中的肽类也存在于消化道中，而原来认为只存在于消化道中的肽类，也在神经系统中发现，如内源性吗啡样物质、胆囊收缩素等，这些肽类具有激素与神经递质的双重作用。武元光广认为，脑肠肽的发现提示神经系统与胃肠道之间在起源与功能上有更为密切的关系，在消化道与脑之间可能存在着未知的庞大的联络网，两者可能存在着反馈关系。高贤钧推测，胃－肠－胰内分泌系统，通过脑肠肽影响脑肠轴，很有可能是脾胃与高级神经活动有关的物质基础。钟飞撰《中医"五神藏"现代机理浅析》，在文中也表达了同样的认识。

我认为，神志病还与少阳三焦相火有关系。因为三焦为腹脑命门原气之别使，主一身之元气，为相火。李东垣说脾胃病，皆是阳气足，即相火之衰。虽然心主神明，但相火代君行令，故与三焦和心包络有密切关系。且《难经》言三焦为"守邪之神"。所以神志病与脾胃和三焦都有关系，当从气、血、痰、瘀论治。《素问·六节藏象论》说："五味入口，藏于肠胃，味有所藏，以养五气，气和而生，津液相成，神乃自生。"《灵枢·平人绝谷》说："故神者，水谷之精气也。"乾天食人以五气，坤地食人以五味，即三焦相火与脾湿蒸腾腐化水谷而生神，故神志病与两者皆有密切关系。

神藏于血而主于心脑，可知血与脑有密切关系，所以脑部有病，人们常说是脑供血不足。如此看来，这类脑病当从少阳太阴论治。我们认为，其关键是少阳的作用。乾不仅为少阳，也为头脑，我在前文说过脑为命门，与此少阳太阴之太极有密切关系。由此可推论出，少阳与神经活动有密切关系，故能代心君行事。

李东垣内伤学说有三个重要的内容：一是心脾相关联，即心火乘于脾土为病，与神志相关联；二是脾肾相关联，即脾湿下流于肾为病；三是与相火相关联。说明心之君火、三焦相火与神志病关系最为密切，刘完素在《素问·玄机原病式》中的相关阐述较多，总结如下。

第一，神志、精神失常。有神识异常的昏乱、谵语、虚妄、冒昧、痫等；有精神失常的惊、疑惑、犹豫、悲、笑、躁扰、狂越、骂等；还有睡眠异常、健忘等。

第二，肢体运动异常。有肢体妄动不宁的瘈、转筋、循衣摸床、战栗等；有肢体失用的中风偏枯、痿等。

第三，官窍失和。有五官七窍失聪的耳聋、耳鸣、目昧不明、双目直视、暴暗、鼻不闻香臭等；有二阴失和的大小便异常等。

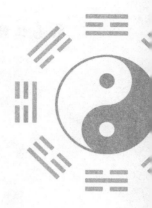

第13章 两脑两相

从发生学说，父母媾精受孕是人体获得的第一生命密码系统，是由父系和母系的双重遗传基因为主，同时含有祖先系基因、人类种系基因、非人类物种基因、宇宙物质基因等，构成生命的全息因。因此，人主要是显示父母双亲系的遗传特征。天地合气生人，即人降生时获得第二生命密码系统。当人降生的时候，地球正载着他或她运行到天体场的某特定位置。这一特定位置从天文学角度，或从大的空间范围看，就是星座。但这还不够，用中国的天体十干和地支十二辰，则可以明确确定，或推算出人类个体降生时所处地球在宇宙中运行到达的位置。这一位置确定了人接受或收纳的宇宙能量场，所给予他或她的宇宙信息的量级。这些宇宙信息又注入了生命信息，深入生命密码。从受孕和降生的年月日时四辰的干支代数数码（干支序码）与天河九宫码（河图码）相合，就可确定先天生命信息码和后天信息码。这些生命密码，既可以用数理，即天文历数推算出来，也可以用显象直观生命密码符号，即通过直观面相和手相得到。

一、面相

人有两个脑，即有两个遗传生命体，头脑遗传生命体有一个表象，叫作面相，我们可以通过面部特定部位的神气、色泽、形状来诊断疾病，叫作面诊（图13-1）。

庭者，首面也；阙上者，咽喉也；阙中者，肺也；下极者，心也；直下者，肝也；肝左者，胆也；下者，脾也，方上者，胃也；中央者，大肠

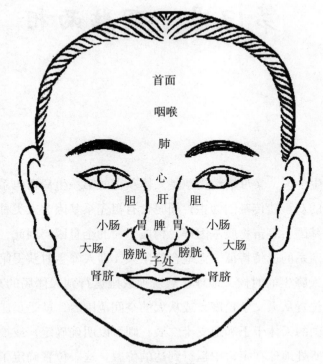

首面

咽喉

肺

心

胆 肝 胆

小肠 胃 脾 胃 小肠

大肠 膀胱 膀胱 大肠

子处

肾脐 肾脐

图13-1 面相图

也；挟大肠者，肾也；当肾者；脐也，面王以上者，小肠也；面王以下
者，膀胱子处也；颧者，肩也；颧后者，臂也；臂下者，手也；目内眦上
者，膺乳也；挟绳而上者，背也；循牙车以下者，股也；中央者，膝也；
膝以下者，胫也；当胫以下者，足也；巨分者，股里也；巨屈者，膝膑
也。此五脏六腑肢节之部也。(《灵枢·五色》)

《此事难知》载有面部形色八卦图，详述于下。

察色分位　坤胃（遗散至肾死）　　兑肺　乾大肠（遗散至肝死）

额　离心　坎肾　颐

精明五色　巽胆（遗散至脾死）　　震肝　艮小肠（遗散至肺死）

李东垣根据八卦原理，察看面部五色所属部位与后天八卦的方位是
一致的，据此推断脏腑的病变。其中还参有五行学说，如胃病"遗散至肾
死"、肺病"遗散至肝死"、胆病"遗散至脾死"、小肠病"遗散至肺死"等

（图 13-2 ）。

由此图可以看出，五脏除脾之外，其余四脏皆配四正卦，四隅卦则配胃、胆、大肠、小肠四腑，而遗膀胱、三焦。这是因为少阳三焦和太阴脾合于中宫为太极，处中以制外，故不配卦象。

面部八卦诊法在《黄帝内经》中已有所记载。

肝热病者，左颊先赤；心热病者，颜先赤；脾热病者，鼻先赤；肺热病者，右颊先赤；肾热病者，颐先赤。病虽未发，见赤色者刺之，名曰治未病。（《素问·刺热篇》）

将这段经文与前面面部八卦诊图对看自可明白，肝左肺右说法的理论依据就是后天八卦图。还有《灵枢·五色》的面部部位与人体五脏六腑及肢节的全息诊断方法，也是根据八卦原理创立的。

看面相，并不是一定要算命，它是中医的一种望诊法，如扁鹊望诊齐桓公、张仲景望诊王粲。望诊是中医的一种高级诊断方法，俗谓"望而知之谓之神"。

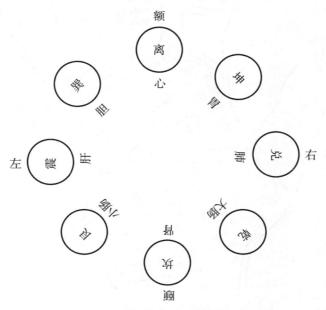

图 13-2 《此事难知》脏腑配后天八卦图

二、手相

腹脑遗传生命体也有一个表象，叫作手相，所以有人称手为第二大脑。我们可以通过手部特定部位的神气、色泽、形状来诊断疾病，叫作手诊（图 13-3 和图 13-4）。

后来医家又将此运用于儿科，结合推拿按摩治疗疾病（图 13-5）。

看手相也是中医的一种望诊法，面诊和手诊是"从外知内"和"司外揣内"的诊断方法。如《灵枢·本藏》说："视其外应，以知其内脏，则知所病矣。"《素问·阴阳应象大论》说："以我知彼，以表知里，以观过与不及之理，见微得过，用之不殆。"现代将其称之为全息诊法。

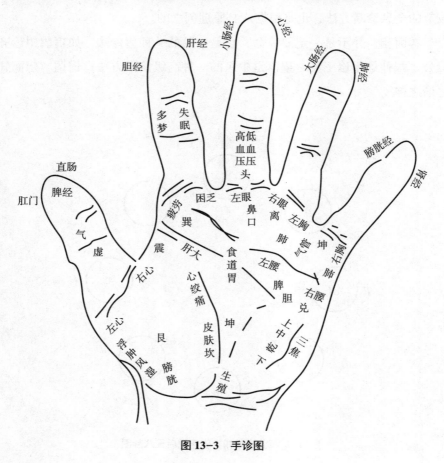

图 13-3　手诊图

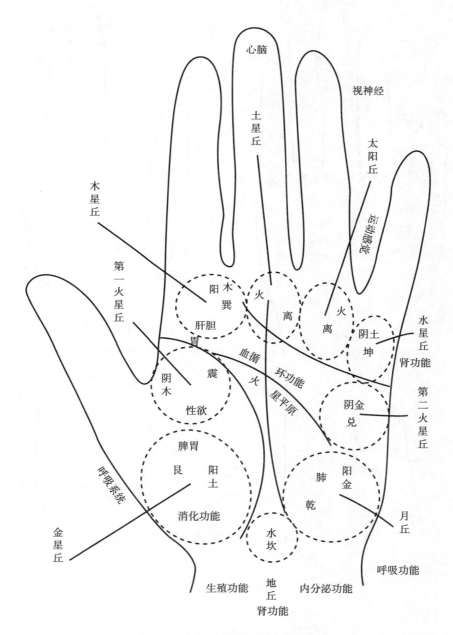

图 13-4　《生命密码解读》手诊图

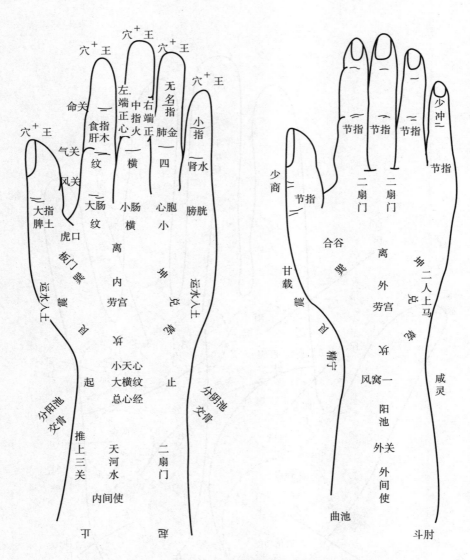

图 13-5 《小儿按摩经》阴阳掌

第14章 两脑存在的验证

人是否有两个大脑？我们可以通过以下的例子来说明。

第一，现代医学中"植物人"说。"植物人"的有形解剖大脑已死亡，完全没有了意识、思维、情感活动，但依然活着，能吃能喝，其实这就是腹脑的作用。

第二，2006年7月17日《文摘周刊》摘载《成都晚报》"美国无头鸡——麦克的故事"，麦克是一只被砍掉头的公鸡，砍掉头后又生存了18个月（1945—1947年）。被砍掉头的麦克仍能走到高高的鸡笼而不会跌下，仍能啼叫，但只能从喉头发出微弱的哑然声响，无法在黎明高声啼鸣。1947年3月，麦克因黏液堵塞死亡。这也让我们想起了《山海经》所载刑天和夏耕之尸的故事（图14-1）。《山海经·海外西经》说："刑天与帝至此争帝，帝断其首，葬之常羊之山，乃以乳为目，以脐为口，操干戚以舞。"《大荒西经》说："有人无首，操戈盾立，名曰夏耕之尸。故成汤伐夏桀于章山，克之，斩耕厥前。耕既立，无首，走厥咎，乃降于巫山。"

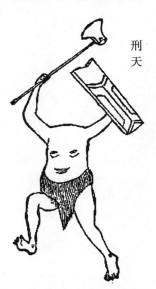

刑天

为什么失去有形先天头脑的无头鸡、无头刑天、无头夏耕能够生存？这是否与生物的第二大脑——腹脑有关呢？刑天以脐为口，脐正是处于腹脑的部位，应该引起我们的关注。西经通于西方，与肺有关，肺主呼吸之气而藏于气海，乃腹脑也。

第三，1996年，57岁的瑜伽爱好者、印度

图14-1 刑天图

军官巴巴被埋入 3 米深的坑内，然后用土埋起来。他在这样一个与空气隔绝的地方埋了 3 天，当被挖出来时，他依然活着，而且身体健康，并向前来参观的上万名瑜伽迷挥手致意。1993 年《中国体育报》报道：江西宁都县莲花山青莲寺的尼姑释宏青，从 1991 年 1 月辟谷到发稿时，长达 898 天没有吃过任何东西。《内经》说："天地合气，命之曰人"，今印度军官巴巴断绝了"天食人以五气"，中国尼姑释宏青断绝了"地食人以五味"，两人断绝了天地之气，为什么还能生存？我们认为，这时虽然腹脑失去了作用，但父母给予的先天有形解剖大脑却在起作用。

下　卷

养生生命科学

　　人这个生命体是由父母遗传有形生命系统和自然遗传无形生命系统组合成的，因此养生也不外于此，一是养形，二是养神，最终目的是"形与神俱，而尽终天年"。对此，《内经》有很多论述，如《素问·上古天真论》提出的最高原则是"形体不敝，精神不散"。如何调神？《素问·四气调神大论》提出了顺应天时的调养方法。《素问·生气通天论》则提出了调养阴阳的养生法，谓"阳气者，精则养神，柔则养筋""阴之所生，本在五味；阴之五宫，伤在五味……是故谨和五味……长有天命""凡阴阳之要，阳密乃固……阳强不能密，阴气乃绝；阴平阳秘，精神乃治；阴阳离决，精气乃绝。"后世养生家据此提出了调阳的养生方法——修心养性以调神，以及调阴的养生方法——饮食有节，起居有常的"保形以全神"。

　　《素问·上古天真论》虽将古人的养生境界划分为真人、至人、圣人、贤人四个层次，但其总原则是人道效法天道，追求天人合一的最高境界。因此，《灵枢·逆顺肥瘦》说："圣人之为道者，上合于天，下合于地，中合于人事。"《素问·宝命全形论》说："人能应四时者，天地为之父母；知万物者，谓之天子。"孔子称此为知天命。

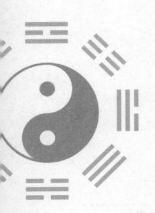

第15章　形体养生

　　所谓形体养生，就是养形，即保养父母遗传下来的有形生命体。其方法有很多种，如马王堆出土的导引术、八段锦、易筋经、五禽戏、太极拳、形意拳、八卦掌、太极剑等。读者可以参阅原著，这里只介绍一二。

一、易筋经

　　神气依存于形体，形体的存亡关系到神的存亡，不可不慎养，养形虽有种种方法，而《易筋经》却是其佼佼者，故将《易筋经》十二图录于下（图15-1至图15-12）。

二、华佗五禽戏

　　《三国志·魏书·方技传》记载："人体欲得劳动，但不当使极尔。动摇则谷气得消，血脉流通，病不得生，譬犹户枢不朽是也。是以古之仙者，为导引之事，熊经鸱顾，引挽腰体，动诸关节，以求难老。吾有一术，名五禽之戏，一曰虎，二曰鹿，三曰熊，四曰猿，五曰鸟，亦以除疾，并利蹄足，以当导引。体有不快，起作一禽之戏，沾濡汗出，因上著粉，身体轻便，腹由欲食。"

　　虎戏者，四肢距地，前三踯，却二踯，长引腰，侧脚，仰天即返。距行前却，各七遍也。

　　鹿戏者，四肢距地，引项返顾，左三右二伸，左右脚伸缩，亦三亦

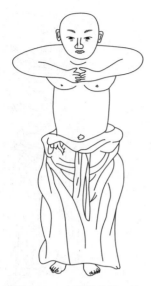

图 15-1 韦驮献杵第一势

立身期正直，环拱手当胸。
气定神皆敛，心澄貌亦恭。

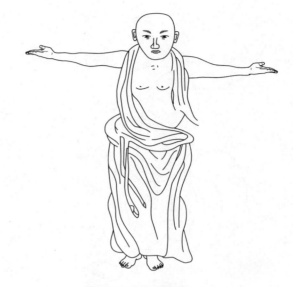

图 15-2 韦驮献杵第二势

足指（趾）挂地，两手平开，
心平气静，目瞪口呆。

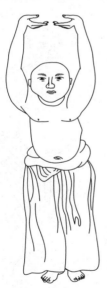

图 15-3 韦驮献杵第三势

掌托天门目上观，足尖著地立身端。
力周骸（即腿）胁浑如植，咬紧牙关不放宽。
舌可生津将腭抵，鼻能调息觉心安。
两拳缓缓收回处，用力还将挟重看。

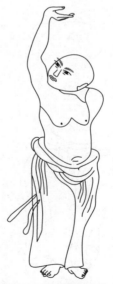

图 15-4 摘星换斗势

只手擎天掌覆头，更从掌内注双眸，
鼻端吸气频调息，用力收回左右眸。

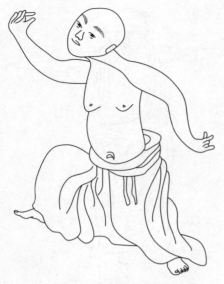

图 15-5　倒拽九牛尾势

两骽后伸前屈，小腹运气空松，
用力在于两膀，观拳须注双瞳。

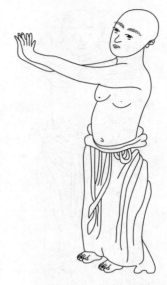

图 15-6　出爪亮翅势

挺身兼怒目，推手向当前。
用力收回处，功须七次全。

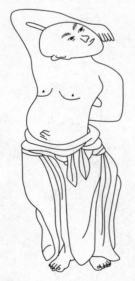

图 15-7　九鬼拔马刀势

侧首弯肱，抱顶及颈，自头收回；
弗嫌力猛，左右相轮，身直气静。

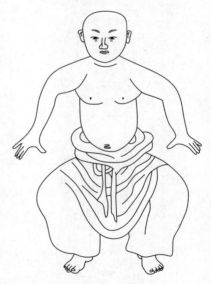

图 15-8　三盘落地势

上腭坚撑舌，张眸意注牙。
足开蹲似踞，手按猛如拏。
两掌翻齐起，千劢重有加。
瞪睛兼闭口，起立足无斜。

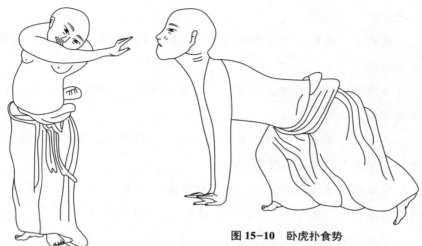

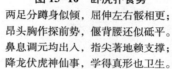

图 15-10　卧虎扑食势

两足分蹲身似倾，屈伸左右骰相更；
昂头胸作探前势，偃背腰还似砥平。
鼻息调元均出入，指尖著地赖支撑；
降龙伏虎神仙事，学得真形也卫生。

图 15-9　青龙探爪势

青龙探爪，左从右出；修士效之，掌平气实。
力周肩背，围收过膝；两目注平，息调心谧。

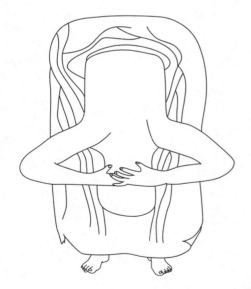

图 15-11　打躬势

两手齐持脑，垂腰至膝间；
头惟探胯下，口更齿牙关。
掩耳聪教塞，调元气自闲；
舌尖还抵腭，力在肘双弯。

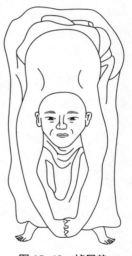

图 15-12　掉尾势

膝直膀伸，推手至地；瞪目昂头，凝神一志。
起而顿足，二十一次；左右伸肱，以七为志；
更作坐功，盘膝垂眦；口注于心，息调于鼻。
定静乃起，厥功维备；总考其法，图成十二。
谁实贻诸，五代之季；达摩西来，传少林寺。
有宋岳侯，更为鉴识；却病延年，功无与类。

231

二也。

熊戏者，正仰，以两手抱膝下，举头，左擗地七，右亦七。蹲地以手左右托地。

猿戏者，攀物自悬，伸缩身体，上下一七。以脚拘物自悬，左右七。手钩却立，按头冬七。

鸟戏者，双立手，翘一足，伸两臂，扬臂用力，各二七。坐，伸脚，手挽足趾各七。伸缩二臂各七也。

夫五禽戏法，任力为之，以汗出为度，有汗，以粉涂身。消谷气，益气力，除百病。能存行之者，必得延年。(《养性延命录》)

第16章 《周易参同契》生命论

养神是养生的最高境界。何谓神？乃自然界万物变化神秘难测的现象。

夫五运阴阳者，天地之道也，万物之纲纪，变化之父母，生杀之本始，神明之府也，可不通乎！故物生谓之化，物极谓之变，阴阳不测谓之神，神用无方谓之圣。夫变化之为用也，在天为玄……玄生神。神在天为风，在地为木；在天为热，在地为火；在天为湿，在地为土；在天为燥，在地为金；在天为寒，在地为水。故在天为气，在地成形，形气相感而化生万物矣。（《素问·天元纪大论》）

神就是自然界的变化，黄老称之为"玄"。神在天化为五气，在地化为五行，所以养神重在练气，顺应天道的变化。《素问·生气通天论》说："生之本，本于阴阳，天地之间，六合之内，其气九州九窍、五脏十二节，皆通乎天气。"练气，即"提挈天地，把握阴阳，呼吸精气，独立守神"之意。这一具体操作方法，《内经》没有记载，记载于《周易参同契》之中，所以我们要重点研究后者。练功的要领是"观象授时"，如《尚书·尧典》"历象日月星辰，敬授人时"。时，指年、月、日、时。

一、晦朔结胎时

妇女月经正常来潮时间在满月前后，而经后第15、16天，即晦朔月，为排卵时间，所以妇女受孕时间以朔及上弦月期间为多。养生要顺天时，因此《周易参同契》提出，养生炼丹的最佳时间是晦朔期间。晦是上个月的结束，即三十日；朔是下个月的开始，即初一。晦朔之交，是两个月之交，是两个朔望月周期之交，更重要的是日月之交即阴阳之交，是"阴阳之合配日月"（帛书《系辞传》。按：乾为阳为日，坤为阴为月）之时。故《系辞传》提出了"生生之谓易"和"天地之大德曰生"两个命题，并说乾为"大生"，坤为"广生"。德是什么？德就是生。《庄子·天地》说："物得以生，谓之德。"《管子·心术》说："化育万物谓之德。"故又曰："阴阳合德而刚柔有体，以体天地之化。"说明德就是乾坤大生、广生之德。乾日坤月合，化生出万物就是德，也是最大的德，《系辞传》称为"至德"。这就是《道德经》的真谛所在，道指天道，德指生，所谓天地合气化生万物是也。对此，《周易参同契》有一段精辟的论述。

晦至朔旦，震来受符。当斯之际，天地媾其精，日月相撢持，阳雄播玄施，阴雌化黄包。混沌相交接，权舆树根基。经营养鄞鄂，凝神以成躯。众夫蹈以出，蠕动莫不由。

每至朔旦，震来受符。当斯之际，幽潜沦匿，升化于中，包裹万物，为道纪纲。……晦朔之间，合符行中，混沌鸿蒙，牝牡相从，滋液润泽，施化流通。天地神灵，不可度量，利用安身，隐形而藏。（《五相类》）

晦朔之时，日月合璧，天施地受，也是男女交媾受孕之时。所谓"凝神以成躯"，即《灵枢·决气》所说"两神相搏，合而成形"之意。这个"形"就是根蒂、种子、胚胎。阴阳交媾是生化之源，万物都是如此，连蠕动的微小生物也不例外。为什么说"震来受符"呢？因为"震"为长子，在这里喻为第一个胚胎。故曰"易统天心，复卦建始初，长子继父体，因母立兆基"。父体为乾卦 ☰，母体为坤卦 ☷，乾初爻交坤初爻得复卦 ䷗，复卦下体为震卦，长子震卦初爻为乾之阳爻，故曰"长子继父体，因母立兆基"。

《周易参同契》论述晦朔时日月合璧交媾产胎之文甚多，如曰"日月相薄蚀，常在晦朔间。水盛坎侵阳，火衰离昼昏。阴阳相饮食，交感道自然""气索命将绝，休死亡魄魂。色转更为紫，赫然还成丹""晦朔之间，合符行中，混沌鸿蒙，牝牡相从，滋液润泽，施化流通，天地神明，不可度量，利用安身，隐形而藏，始于东北，箕斗之乡，旋而右转，呕轮吐芒，潜潭见象，发散精光""晦朔薄蚀，奄冒相包，阳消其形，阴凌灾生""四者合三十，易象索灭藏""自开辟以来，日月不亏明，金不失其重，日月形如常，金本从月生，朔旦受日符，金返归其母，月晦日相包，藏隐其匡郭，沉沦于洞虚""情合乾坤，乾动而直，气布精流，坤静而翕，为道舍庐，刚施而退，柔化以滋"。总之，"日以施德，月以舒光""阳禀阴受，雄雌相胥"，都是假借乾坤日月的交媾隐喻身内成丹。

以上讲的是结胎之时是最佳的结胎时刻，重在呼吸，故曰"呼吸相含育，伫息为夫妇"。通过呼吸进行内外换气，吸收大自然的生命素，达到顺应天地自然的目的。

二、运用日节律养生

《周易参同契》反复陈述了日节律对炼丹养生的重要性，并讲述了按日节律炼丹的具体方法，目的是补阳益阴，与《内经》一样，突出了阳气在养生中的根本作用。

月节有五六，经纬奉日使，兼并为六十，刚柔有表里。朔旦屯直事，至暮蒙当受，昼夜各一卦，用之依次序，既未至晦爽，终则复更始。

日含五行精，月受六律纪，五六三十度、度竟复更始。

寅申阴阳祖兮，出入终复始。（《周易参同契》）

月节，就是一个月。五日一候，六候三十日。经纬，指纵横运动、太阳视运动既有南北运动，也有东西升落运动。奉，奉行。使，使命。一日分昼夜，一月三十日则有六十个昼夜。刚指阳爻—，柔指阴爻—，也可解作昼夜。如《系辞传》说："刚柔相推而生变化""变化者，进退之象也；刚柔者，昼夜之象也"。表为昼，里为夜。朔，初一。旦，日升黎明。暮，日落黄昏。屯蒙是一对覆卦，表示阴阳相对。用屯卦表示白昼，用蒙卦表示黑夜。一日用两卦，三十日用六十卦（图16-1）。屯蒙既未，是六十卦的首尾四卦（除去乾坤坎离四卦）。晦，指月末之夜。爽，指月初之旦。

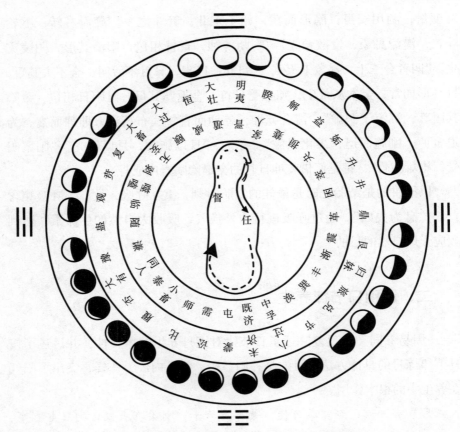

图16-1　一月三十日昼夜纳卦图（《周易参同契通析》）

更始，即重新开始。寅时日升月降，申时月升日落。

　　日节律，《周易参同契》强调与晦朔对应的亥时（应晦）和子时（应朔）交接时是练功的最佳时间。此时阴气已极，一阳复生，顺天时以养生，阳生阴长，可以增强健康。

　　唯此时乃坤复之间，天地开辟于此时，日月合璧于此时，草木明蘖于此时，人身之阴阳交会于此时。神仙于此时采药则内真外应，若合符节，乃天人合发之机。至妙！至妙者也。

　　盖此时，天地一阳来复，而吾身之天地亦然，内以采吾身之阳，外以盗天地之阳，有不悉归于我之身中而为我之药物乎！（《性命圭旨》）

所谓"坤复之间"，即一日之亥子时，一月之晦朔时，一年之十月、十一月时，就是《参同契》所说"复卦建始初，长子继父体，因母立兆基"之时。

《内经》已记载了日节律对人体生理病理的影响，在此不再赘述。

关于一日十二时辰的子午流注情况，可见前文。

三、运用月节律养生

关于月节律对人体的影响，前文已有论述，就不再多言。自然界里还有很多月节律现象，如《本草纲目》记载，蟹在繁殖期间"腹中黄（即生殖腺）应月盈亏"；《尔雅翼》亦说，蟹"腹中虚实，亦应月"；《归安县志》亦说"相传，月河有大蚌，形如覆舟，腹怀宝珠，常月夜浮水面"；《左思赋》说，蚌蛤珠胎与月盈亏有关，其孕珠如怀胎，故称"珠胎"。这可能解释了，满月时大蚌气血充盈，生殖腺分泌旺盛，寻求配偶的原因。还有兔与月亮的关系，尹荣方说："兔子交配后约 1 个月（29 天左右），即产小兔，产兔后马上能进行交配，再经过 1 个月左右又能生产，而且兔子生产时总在晚上。兔的这些特点与月亮晦盈的周期正好一致，而月亮的活动大致亦在晚上。可见，兔与月原本就有不解之缘。古人把兔与月联系在一起，主要基于兔的怀孕生子同于月的周期这一层关系。因月与兔有此种关系，所以古人常把月与兔相提并论，如称兔为月兔等，进一步，就产生了月中有兔的传说。"乌龟、老鼠的新陈代谢，也受朔望月周期影响；植物中的胡萝卜也受月相盈亏的影响。

《周易参同契》作者观察到了月亮周期变化对生物的影响，提出了按月周期变化的练功方法。

三日出为爽，震受庚西方，八日兑受丁，上弦平如绳；十五乾体就，盛满甲东方。蟾蜍与兔魄，日月无双明。蟾蜍视卦节，兔魄吐生光。七八道已讫，屈折低下降。十六转受统，巽辛见平明。艮直于丙南，下弦二十三。坤乙三十日，东方丧其朋。节尽相禅与，继体复生龙。

壬癸配甲乙，乾坤括始终。七八数十五，九六亦相应，四者合三十，易象索灭藏。八卦布列曜，运移不失中。(《周易参同契》)

这就是有名的月体纳甲说，绘图16-2，以辅助说明。

晦朔月时，日月相会合，阴阳交媾，阴极生阳，是生发的大好时机，有生生不穷之妙。

初三，阳生阴长；初八，阴阳各半；十五满月，阳极生阴，转入阳退阴进之势。十六，阳退阴进；二十三，阴阳各半；三十晦月，阴盛阳藏。

在月节律中，有晦朔、上弦、望、下弦四象点，其中有两个特殊的日子——晦朔月之日和望月之日，即《周易参同契》所说"晦至朔旦，震来受符""晦朔之间，合符行中""日月相薄蚀，常在晦朔间"，以及"十五

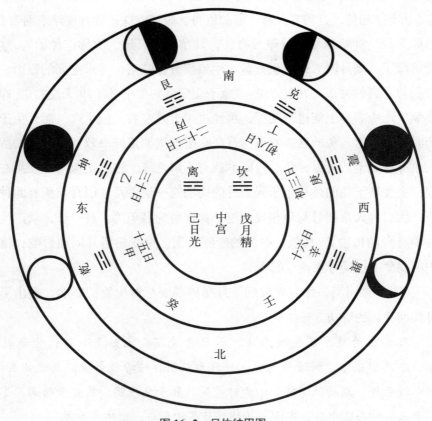

图16-2　月体纳甲图

238

乾体就，盛满甲东方""十六转受统，巽辛见平明"之时。在朔月和望月时，日月地三体一线，会对地球产生很大的引力，发生潮汐现象，有液体海潮、固体地震火山及气体潮，还有日食、月食现象。

朔望月的盈亏周期对地球生态万物的生长发育影响巨大，特别是在朔月、上弦月、满月、下弦月四特征位相时候，生物体往往会与之发生共振现象。

人与天地相参也，与日月相应也。故月满则海水西盛，人血气积，肌肉充，皮肤致，腠理郄（闭），烟垢著。当是之时，虽遇贼风，其入浅不深。至其月廓空则海水东盛，人气血虚，其卫气去，形独居，肌内减，皮肤纵，腠理开，毛发残，礁理薄，烟垢落。当是之时，遇贼风则入深，其病入也卒暴。(《灵枢·岁露论》)

月始生则血气始精，卫气始行。月廓满则血气实，肌肉坚。月廓空则肌肉减，经络虚，卫气去，形独居。(《素问·八正神明论》)

人与月相应也，月满血气过实，则血气扬溢，络有留血而成"血气积"之病。月空血气虚，容易受邪得急暴之病。这说明在朔月和望月之时，易给地球上的生物带来灾难。如海水的潮汐现象和妇女月经变化就是典型的实例，行经期多在朔月前后。

朔月发生于月亮运行到日地连线上，望月发生于月亮运行到日地连线的延长线上。所谓月亮在日地连线上，只有在朔望点与升降交点重合时才是正确的。通常所说的月亮在日地连线上（朔点），是指月亮与太阳处于同一黄经。交点月与朔望月调谐（346.6 天），就可能出现日、月食。

白道与黄道的交点在黄道面上是西退的（与黄道方向相反），每一交点月退行 1.4420，约 250 交点月退行一周天，时间为 18.67 天象年。发生于朔月和望月的特殊日子是日食、月食。

日食只发生在朔，月食只发生在望。日食、月食发生时，日月地三者恰好或几乎在一条直线上，这时日月对地球的引力影响最大，所以自古以来，人们对日食、月食这种天象反应最大。两者相比，发生在朔月时的日食，因月亮离地球近，且日月地在一直线上，对地球的引力是最大的，故古人最怕日食。日食是容易发生灾害的凶险不祥的征兆，所以古人特别重视对日食提前进行预报。《尚书·胤征》就记载古代天文学家羲和因酗酒误事，没有及时预报日食，而遭杀身之祸。

日全食平均每 18 个月就会发生一次，但不是每个地区的人都能看到。只有看到日全食的地区，日月地才在一直线上，才会发生灾害。

"海水东盛""海水西盛"之说，使我想起了钱塘江一带的观潮之事。太平洋的"海水东盛"和"海水西盛"，与带有破坏性天气现象的厄尔尼诺和拉尼娜有关。厄尔尼诺现象的发生，使太平洋西部发生严重旱灾、太平洋东海岸发生水灾。拉尼娜现象则与之相反，使太平洋西海岸发生水灾、太平洋东海岸发生旱灾。

澳大利亚国立大学高级研究所环境历史学家理查德·格罗夫博士研究厄尔尼诺时发现，其与重大历史事件息息相关，如旱灾使粮食歉收，造成饥荒，引发社会暴乱，促成了法国大革命；还引发了 14 世纪 40 年代末期的黑死病（腺鼠疫）；还有爱尔兰的马铃薯饥荒。由此可知中国历代统治者都十分重视日食的原因了。说明日食有"亡国"之灾的记载，也是有一定历史根据的，这比格罗夫的发现要早得多。

此外还与风雨有关系。

月有九行者：黑道二，出黄道北；赤道二，出黄道南；白道二，出黄道西；青道二，出黄道东。立春、春分，月东从青道；立秋、秋分，西从白道；立冬、冬至，北从黑道；立夏、夏至，南从赤道。然用之，一决房中道。青赤出阳道，白黑出阴道。若月失节度而妄行，出阳道则旱风，出阴道则阴雨……月为风雨……月出房北为雨为阴……出房南为旱……（《汉书·天文志》）

古人认为，朔望月黑道是凶险不吉利的日子，对地球生物有巨大影响。月行九道用纳甲图中天干所在方位记之，则青道二用甲乙记之，赤道二用丙丁记之，白道二用庚辛记之，黑道二用壬癸记之，中道用戊己记之。而十五望月纳甲壬，三十朔月纳乙癸，于是知月亮在朔、望之际为黑道，尤其是日食、月食时。

由此可知月节律的重要性。朔日和望日有好的一面，也有不好的一面。朔日，不好的一面是日食、黑道日；好的一面是，此时为孕育的最佳时辰。望日，好的一面是人体气血旺盛，阳气盛而卫外，不宜受邪；不好的一面是盈则亏，《周易》乾卦九三爻辞说："九三，君子终日乾乾，夕惕若厉，无咎"；《周易参同契》说："三五德就，乾体乃成。九三夕惕，亏折神符"。

就太阳的四象来说，为二至二分，也有相同的情况，所以《周易参同契》说："二至改度，乖错委曲，隆冬大暑，盛夏霜雪。二分纵横，不应漏刻，风雨不节，水旱相伐，蝗虫涌沸，山崩地裂，天见其怪，群异旁出。"

《周易参同契》将朔望月周期的练功时间作为一个"周天火候"，一月之内，从初一到十五为进火时间，十六到三十为退火时间，根据不同的时间进阳火、退阴符，有利于调整人体内阴阳的盛衰平衡关系，安定人体内环境，使机体保持健康状态。

练功所谓的"火候"，是指人体的阳气，即乾阳之气，即三焦相火。所以《周易参同契》晦朔合符章详细论述了乾卦在月节律中的变化。

晦朔之间，合符行中。混沌鸿蒙，牝牡相从。滋液润泽，施化流通。天地神灵，不可度量，利用安身，隐形而藏。始于东北，箕斗之乡。旋而右转，呕轮吐芒。潜潭见象，发散精光。

昴毕之上，震出为徵。阳气造端，初九潜龙，阳以三立，阴从八通。三日震动，八日兑行。九二见龙，和平有明。三五德就，乾体乃成。九三夕惕，亏折神符。盛衰渐革，终还其初。巽继其统，固济操持。九四或跃，进退道危。艮主进止，不得逾时。二十三日，典守弦期。九五飞龙，天位加喜。六五坤承，结括终始。韫养众子，世为类母。上九亢龙，战德于野。用九翩翩，为道规矩。阳数已讫，讫则复起。推情合性，转而相与。(《周易参同契》)

图 16-3 为用乾卦下体三爻表示初一到十五的进火，用乾卦上体三爻表示十六到三十的退火。

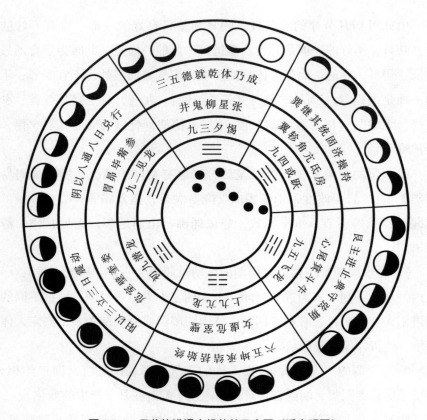

图 16-3　月节律进退火候乾卦示意图（潘启明图）

四、运用年节律养生

《周易参同契》于年节律用的是北斗星和回归年，如曰"辰极处正，优游任下，明堂布政，国无害道"。辰，指北辰，即北极星，"辰极处正"即北极星处天中。北斗七星绕极星旋转以定季节，如《史记·天官书》说："斗为帝车，运于中央，临制四乡。分阴阳，建四时，均五行，移节度，定诸纪，首系于斗。"《鹖冠子·环流》说："斗柄东指，天下皆春；斗柄南指，天下皆夏；斗柄西指，天下皆秋；斗柄北指，大下省冬。"《周易参同契》说："覆冒阴阳之道，犹工御者，准绳墨，执衔辔，正规矩，随轨辙，处中以制外，数在律历纪。"北斗七星，第一星名天枢，第二星名璇，第三星名玑，第四星名权，第五星名衡，第六星名开阳，第七星名摇光，故曰"循据璇玑，升降上下""消息应钟律，升降据斗枢""关键有低昂兮，周天遂奔走""循斗而招摇兮，执衡定元纪"。第一至第四称作天魁，第五至第七称作杓或柄，且统称天魁或天罡，故曰"要道魁杓，统化纲纽""二月榆落，魁临于卯，八月麦生，天罡据酉"。《周易参同契》用十二消息卦表示十二月，用乾坤两卦阴阳爻表示阴阳之消长。

循据璇玑，升降上下，周流六爻，难以察睹，故无常位，为易宗祖。

朔旦为复。阳气始通，出入无疾，立表微刚。黄钟建子，兆乃滋彰，播施柔暖，黎蒸得常。

临炉施条，开路生光，光耀渐进，日以益长，丑之大吕，结正低昂。

仰以成泰，刚柔并隆，阴阳交接，小往大来，辐辏于寅，运而趋时。

渐列大壮，侠列卯门，榆荚堕落，还归本根，刑德相负，昼夜始分。

夬阴以退，阳升而前，洗濯羽翮，振索宿尘。

乾健盛明，广被四邻，阳终于巳，中而相干。

姤始纪序，履霜最先，井底寒泉，午为蕤宾，宾服于阴，阴为主人。

遁世去位，收敛其精，怀德俟时，栖迟昧冥。

否塞不通，萌者不生。阴伸阳屈，毁伤姓名。

观其权量，察仲秋情，任蓄微稚，老枯复荣，荠麦芽蘖，因冒以生。

剥烂肢体，消灭其形，化气既竭，亡失至神。

道穷则反，归乎坤元，恒顺地理，承天布宣。

玄幽远妙，隔阂相连，应度育种，阴阳之原，寥廓恍惚，莫知其端，先迷失轨，后为主君，无平不陂，道之自然，交易更盛，消息相因，终坤始复，如循连环，帝王乘御，千秋常存。(《周易参同契》)

一年十二个月的阴阳消长，如图16-4所示。从子月到巳月用乾卦六阳爻表示阳气渐进阴气渐退，从午月到亥月用坤卦六阴爻表示阴气渐进阳气渐退。如《周易参同契》说："日辰为期度，动静有早晚。春夏据内体，从子到辰巳。秋冬当外用，自午讫戌亥。赏罚应春秋，昏明顺寒暑。爻辞

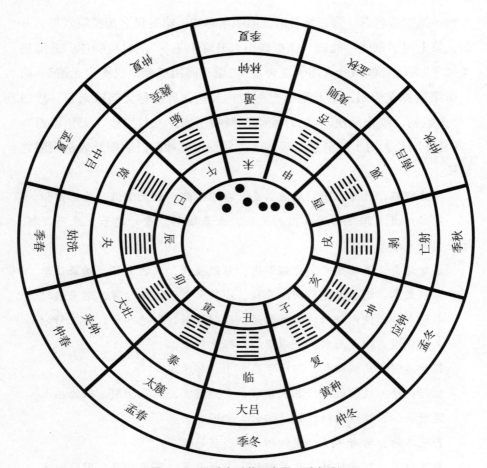

图16-4 北斗定季节示意图（潘启明）

有仁义，随时发喜怒。如是应四时，五行得其理。"又说："子南午北，互为纲纪，一九之数，终而复始。"

不过应注意的是，《周易参同契》太阳历用的是"徘徊子与午"之间，即南北回归线之间；而阴历则"始于东北，箕斗之乡""寅申阴阳祖兮，出入终复始"，即阴历的正月岁首。在一日之中，寅为日升月落时，申为月升日落时。

五、五星二十八宿

《周易参同契》说："要道魁杓，统化纲纽……五纬错顺，应时感动，四七乖戾，誃离仰俯。文昌统录，诘责台辅，百官有司，各典所部。"魁杓，指北斗星；五纬，即五星。《乙巳占》说："日月为经，五星为纬。"《周易参同契》说"荧惑守西，太白经天"，讲的就是五星动态。四七，指二十八宿，七宿为一象，四七二十八。文昌，《史记·天官书》说："斗魁匡六星，曰文昌宫。"六星为上将、次将、贵相、司命、司禄、司中，"魁下六星，两两为比者，名曰三台"。这都是北天极中的各种星象，也就是说，除日月地对地球上的生物有影响外，五星、二十八宿及北天极各星也能对地球上的生物产生影响。五星的影响在《内经》及马王堆出土的《五星占》等多部文献都有记载。

夫子之言岁候，其太过不及，而上应五星。……帝曰：其应奈何？岐伯曰：各从其气化也。

帝曰：其行之徐疾逆顺何如？岐伯曰：以道留久，逆守而小，是谓下；以道而去，去而速来，曲而过之，是谓省遗过也；久留而环，或离或附，是谓灾与其德也；应近而小，应远则大。芒而大，倍常之一，其化甚，大常之二，其眚即也；小常之一，其化减；小常之二，是谓临视，省下之过与其德也。德者福之，过者伐之，是以象之见也，高而远则小，下而近则大，故大则喜怒迩，小则祸福远。岁运太过则运星北越，运气相得则各行以道。故岁运太过，畏星失色而兼其母，不及则色兼其所不胜。肖者瞿瞿，莫知其妙，闵闵之当，孰者为良，妄行无征，示畏侯王。

帝曰：其灾应何如？岐伯曰：亦各从其化也。故时至有负，征应有吉凶矣。

帝曰：其善恶何谓也？岐伯曰：有善有怒，有忧有丧，有泽有燥，此象之常也。必谨察之。(《素问·气交变大论》)

东方色青……其应四时，上为岁星。

南方色赤……其应四时，上为荧惑星。

中央色黄……其应四时，上为镇星。

西方色白……其应四时，上为太白星。

北方色黑……其应四时，上为辰星。（《素问·金匮真言论》）

《内经》认为，五星向前的视运动称为"顺"；向后的视运动称为"逆"；迟缓的运动称为"徐"或"迟"；意外的快速运动称为"疾"；停在某处视之不动称为"留"；停留超过20天称为"守"；逆行转为顺行，在轨道上画出一圈称为"环"。五星的亮度可分为常、常一倍、常二倍、小常一倍、小常二倍五种。这种亮度变化与五星离地球的远近有关，因此，对气候与人的影响也有"过"与"德"的不同。并说五星运行离大地的远近能影响人们的情感与祸福，灾惑星主喜，镇星主忧思，太白星主悲，辰星主忧恐，岁星主怒。

从五大行星的视运动看，可分为外行星和内行星。金星、水星为内行星，离太阳比地球更近，总在太阳附近伴徊，运行轨道在地球轨道之内，晨出时最大角距离为"西大距"，昏出时取人角距离为"东大距"，与太阳同黄经时称为"合"。在"上合"时，内行星与地球分别位于太阳两侧，在此前后最亮，对地球引力小，即对地球的影响小。而"下合"时，内行星位于地球和太阳之间，在此前后最暗，对地球引力大，即对地球的影响大。由于内行星与地球同绕太阳公转，它们的轨道面又都有一定夹角，因此从地球上看去，内行星在恒星中间出现了顺行—守—逆行—又守—又顺行的现象。火星、木星、土星为外行星，离太阳比地球更远，与太阳的角度没有任何限制。外行星的轨道在地球外面，所以不会有"下合"，而只有"上合"。外行星的公转周期比地球长，当地球公转一周时，外行星仅在轨道上走了一段弧。外行星与地球赤经差180°时，称为"冲"。由于地球轨道速度比外行星轨道速度大，所以从地球上看去，"冲"前后外行星逆行，而在"合"前后外行星顺行，顺行与逆行之间转变经过"守"。在"上合"前后，外行星最亮。五星在"留"时对地球的影响时间长（图16-5）。

既然《内经》如此重视日月运行，就必然重视量度日月之行的二十八宿了，因此有关二十八宿的内容在《内经》中就有记载。

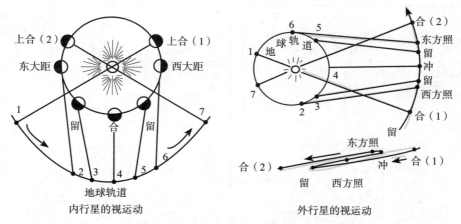

内行星的视运动　　　　　　　　外行星的视运动

图 16-5　五星视运动图

岁有十二月，日有十二辰，子午为经，卯酉为纬。天周二十八宿，而一面七星，四七二十八星，房昴为纬，虚张为经。是故房至毕为阳，昴至心为阴，阳主昼，阴主夜。(《灵枢·卫气行》)

众所周知，二十八宿恒星即角亢氐房心尾箕、斗牛女虚危室壁、奎娄胃昴毕觜参、井鬼柳星张翼轸（图 16-6）。一面七星，四面即青龙、朱雀、白虎及玄武四象。二十八宿的排列顺序是逆时针右旋，其运动方向是顺时针左旋。那么，《灵枢经》的"房昴为纬，虚张为经"，是如何确定的呢？是据《尚书·尧典》天象而定的。

乃命羲和，钦若昊天，历象日月星辰，敬授人时……日中星鸟，以殷仲春……日永星火，以正仲夏……宵中星虚，以殷仲秋……日短星昴，以正仲冬。(《尧典》)

这里的房昴虚张四仲中星，位于东西南北四方正位，分别在子午卯酉点上。

用二十八宿坐标系，观测日月的运行规律，见载于《素问·五运行大论》所引《太始天元册》。

丹天之气，经于牛女戊分；黅天之气，经于心尾己分；苍天之气，经于危室柳鬼；素天之气，经于亢氐昴毕；玄天之气，经于张翼娄胃。所谓戊己分者，奎壁角轸，则天门地户也。夫候之所始，道之所生，不可不通

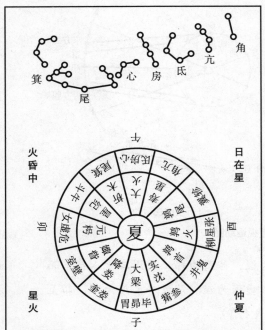

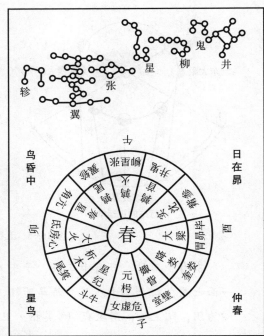

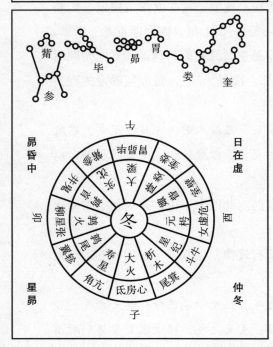

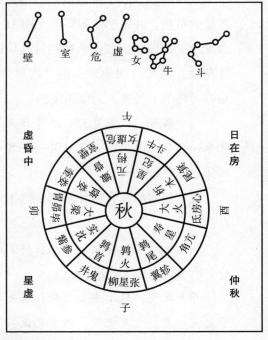

图 16-6 《尧典》四仲中星图

也。(《太始天元册》)

《内经》将日、月、五星、二十八宿及北极、北斗装配在一起就成了图 16-7。

图 16-7 涉及"天门地户"及"候之所始,道之所生,不可不通"。其详细内容请参看拙著《中医运气学解秘:医易宝典》。

《周易参同契》还讲到银河和一些异常天象、星占术等,如《大丹赋》言:"法象莫大乎天地兮,玄沟数万里;河鼓临星纪兮,人民皆惊骇。"玄沟,即银河。河鼓,星名,在牛斗之间。星纪,十二次之一,居北方。

由上述可知,《周易参同契》全面阐述了养生采集自然界生命素的理论都与天体有关系,其方法都要符合自然节律。

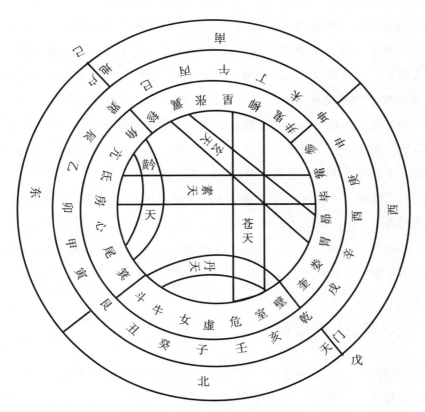

图 16-7 日月五星视运动天象图

第17章 《黄庭经》生命论

人有两个大脑，这不是现代人的发明，不是外国人的发明，是我国古代《黄庭经》作者的发明，当时称为泥丸（即大脑）和黄庭（即腹脑），相传作者是晋代的魏夫人。有关魏夫人的传说与传记，各种文献记载略有出入，今录陈撄宁《黄庭经讲义》于下，以供读者参考。

《黄庭经》，不著撰人名氏及时代，惟陶隐居。真诰云："上清真经，晋哀帝兴宁二年，南岳魏夫人授其弟子，使作隶字写出，数传而后，为某某窃之，因济浙江，遇风沦漂，惟黄庭一篇得存。"然考魏夫人，为晋之任城人，司徒魏舒之女，名华存，字贤安，幼而好道，摄心夷静，年二十四，适太保椽（yuàn，音苑。古代官署属员的通称）。刘文，字幼彦，生二子。长曰璞，次曰瑕。其后，幼彦物故，夫人携二子渡江，璞为温真司马，至安城太守。瑕为陶太尉从事，至中郎将。

夫人在世八十三年，晋成帝咸和九年化去。以时代推之，兴宁二年，较此尚后三十年，则魏夫人辞世久矣。

真诰所谓授其弟子者，或是夫人生时，诸弟子得其口授，后始笔录，否则早有隶字写本秘藏，至兴宁二年，方传于世耳。

一、黄庭——腹脑

《黄庭经》，此书的重点在"黄庭"二字，所以要想读懂《黄庭经》，首先必须知道"黄庭"二字作何解说。关于取义"黄庭"之名，注家多有说明。如梁丘子在《上清黄庭内景经》的注解中说："黄者，中之色也；庭者，四方之中也，外指事，即天中、人中、地中；内指事，即脑中、心中、脾中；故曰黄庭。"务成子在《太上黄庭外景经》注解中说："黄者，二仪之正色；庭者，四方之中庭。近取诸身则以脾为主，远取诸象则天理自会。"董德宁在《黄庭经发微》中说："黄乃土之色，庭乃家之中，是三才各有之中宫也。"《养生秘录·金丹问答》说，"黄庭正在何处？答曰：在膀胱上，脾之下，肾之前，肝之左，肺之右。"《重阳真人金关玉锁诀》说："至脐中一寸三分，方圆一寸，左青右白，前赤后黑，中黄戊己，名为丹田。田内一座宫，宫中名曰黄庭宫。"黄庭应该在脐腹内的部位。周楣声在《黄庭经医疏》中说："黄者，乃太和之气凝聚之色也；庭者，朝廷颁布章典之处。故'黄庭'者，乃人身太和之气传输，运转与调度之中心也。可见'黄庭'的部位是有名而无其处，有其处而无其位，有其位而无其形。在外则是天中、地中与云霞之上，在内则是脑中、心中与肝脾之间，是天地人三才的聚合，是精气神三宝的泉源。"陈樱宁说："欲读《黄庭经》，必先知'黄庭'二字作何解说。黄乃土色，土位中央；庭乃阶前空地。名为黄庭，即表中空之义。吾人一身，自脐以上为上半段，如植物之干，生机向上；自脐以下为下半段，如植物之根，生机向下。其生理之总机关，具足上下之原动力者，植物则在根干分界处。人身则在脐。婴儿处胎，鼻无呼吸，以脐带代行呼吸之功用，及出胎后，脐之功用立止，而鼻窍开矣。神仙口诀，重在胎息，胎息者何？息息归根之谓。根者何？脐内空处是也。脐内空处，即黄庭也。"也就是说，黄庭是在脐腹部位。黄庭，或称下丹田，或称为命门，我在《中医太极医学》中称之为太极。

《黄庭经》的精义在中宫"黄庭"中的太极阴阳二气，即少阳阳气和太阴阴气，即脾与胆及三焦，故《黄庭经》专列《阴阳章》《中和章》《胆部章》《脾长章》《脾部章》等，阐述"阴阳太和气"。太和气，即太极一元之气。这与李东垣的《脾胃论》有异曲同工之妙，因此我说李东垣的《脾胃论》是外治《脾胃论》，而《黄庭经》则是内治《脾胃论》。内治以"阴阳太和气"上下升降，滋养五脏六腑及躯体，达到健身长寿的目的。

《黄庭内景经》开篇第一“上清章”，指出《黄庭经》的核心内容是少阳三焦、胆和太阴脾。

上清紫霞虚皇前，太上大道玉宸君，闲居蕊宫作七言，散化五行变万神，是为《黄庭》曰内篇。

琴心三叠舞胎仙，九气映明出霄间，神盖童子生紫烟，是曰玉书可精研。

咏之万遍升三天，千灾以消百病痊，不惮虎狼之凶残，亦以却老年永延。(《上清章》)

紫霞，指映日的云霞，有日有云，云为水气，所以紫霞宫是乾日和坤水居住的地方。《中藏经》载“三焦者……号曰中清之腑”，即清净虚无之境地。因为三焦有名无形，故曰虚无。《灵枢·本输》说：“胆为中精之府。”《太平经》说：“积清成精，故胆为六府之精也。”《难经·三十五难》说：“胆者，清净之府也。”《黄庭经医疏》说：“精，指其处乃六府中至清至净之地。”《六十六难》说：“脐下肾间动气，人之生命也，十二经之根本也，故名曰原。三焦者，原气之别使出，主通行三气，经历于五脏六腑。原者，三焦之尊号也，故所止辄为原，五脏六腑之有病者，皆取其原也。”《八难》说：“谓肾间动气也，此五脏六腑之本，十二经脉之根，呼吸之门，三焦之源，一名守邪之神。”脐下动气，就是太极命门之气，就是少阳太阴之和气，就是黄庭之和气。原气，即原始之气。“三气”，就是三元之气，在道家称为三清之气，号曰三清境界，即上清、太清、玉清，亦名三天。《素问》称此为“寿命之本”。《素问·生气通天论》说：“夫自古通天者，生之本，本于阴阳。天地之间，六合之内，其气九州，九窍、五藏、十二节，皆通乎天气，其生五，其气三，数犯此者，则邪气伤人，此寿命之本也。”

琴心，是《黄庭经》的别名。梁丘子注：“胎仙，即胎灵大神，亦曰胎真，居明堂中。”周楣声说：“是指中部之明堂也。故胎仙一名胎灵，脾也。”三叠，即三焦。桑同曡。《说文解字》：“曡，扬雄说以为，古理官决罪，三日得其宜，乃行之，从晶，从宜。亡新以为，叠从三日太盛，改为三田。”一训曽为明。其实从三日才是本字，三焦为乾日，上中下三焦有三日。若以三焦有上中下三丹田，谓其从三田，也说得过去。舞，鼓舞也，振奋也。《系辞传》说："鼓之舞之以尽神。"所谓"琴心三叠舞胎仙"，就是说《黄庭经》讲的就是三焦相火蒸腾脾水的功能。九气，即《素问·六节藏象论》所谓"三而成天，三而成地，三而成人"是也。"其气五"，故曰五形。所谓"神盖童子生紫烟"，童子指目，目为命门的外在表现，故有紫光神气。最后告诉你，《黄庭经》是一部消百病和延年益寿的书。

紧接着第二"上有章"就说明了"黄庭"在人身的位置。

上有魂灵下关元，左为少阳右太阴，后有密户前生门，出日入月呼吸存。

元气所合列宿分，紫烟上下三素云。灌溉五华植灵根，七液洞流冲庐间，回紫抱黄入丹田，幽室内明照阳门。(《上有章》)

上有黄庭下关元，前有幽阙后命门。

黄庭真人衣朱衣，关门牡龠阖两扉。幽阙侠之高巍巍，丹田之中精气微。(《黄庭外景经》)

"魂灵"是什么？是脾胃。《黄庭内景经》心神章第八说，脾神字叫"魂停"；脾长章第十五说，脾是中部老君，字叫"灵元"，由此可知"魂灵"就是脾土。所谓上下、前后、左右，即是"六合之内"，黄庭命门即在其中。若得章第十九说，"日月飞行六合间"，可为此注解。《素问·阴阳应象大论》说："天地者，万物之上下也；阴阳者，血气之男女也；左右者，阴阳之道路也；水火者，阴阳之征兆也；阴阳者，万物之能始也。"天地就是上下，就是少阳和太阴，就是阴阳。阳从左升，阴从右降，故曰"左少阳右太阴""左右者，阴阳之道路也"。乾阳下降与坤阴合而成坎，坎为水。坤阴上升与乾阳合而成离，离为火，故曰"水火者，阴阳之征兆也"。天地二气交通则万物生，故曰"阴阳者，万物之能始也"。人为万物之灵，故曰"阴阳者，血气之男女也"。《黄庭经医疏》说："左为少阳、右太阴者，是言人身之阴阳升降，是以左右之太阴少阳为其道路，乃能升降相因也。"《灵枢·阴阳系日月》说："天为阳，地为阴，日为阳，月为阴。"乾为天为三焦为日，坤为地为脾为月，一升一降，一出一入。一曰呼气为日，吸气为月。一曰两目为日月。《难经》曰三焦为"呼吸之门"，故曰"呼吸存"。

张伯端在《金丹四百字》里说："此窍非凡物，乾坤共合成，名为神气穴，内有坎离精""身中一窍，名曰玄牝。此窍者非心、非肾、非口鼻、非脾胃、非谷道、非膀胱、非丹田、非泥丸，能知此一窍，则冬至在此矣，火候在此矣，沐浴在此矣，结胎在此矣，脱体亦在此矣"。此实指黄庭，但养生家故意神之，不肯明言，而罗列各种关窍位置，独不言黄庭，此地无银三百两，实反而暗示玄牝一窍即黄庭也。

"魂灵"是什么？是脾胃。《黄庭内景经》心神章第八说，脾神字叫"魂停"；脾长章第十五说，脾是中部老君字叫"灵元"，由此可知"魂灵"就是脾土。"上有黄庭"，指脐上有脾胃土。梁丘子说："关元，脐也，脐为受命之宫。"又说："关元，脐下穴名，在少腹之间，不必拘于分寸，即丹书所谓之气穴。"关元穴在脐下三寸，为小肠募穴，一名丹田、大中极。脐下一寸五分为气海穴。脐下二寸为石门穴，是三焦募穴，一名丹田、命门。可知关元是泛指关元、石门这个部位说的。密户、幽阙指肾。生门、命门指脐，为人始生之门户。廖蝉辉所谓"前对脐轮后对肾，中央有个真金鼎"，即是此意。黄为太阴脾色，赤为少阳相火色。少阳火气左升，太阴水气右降。少阳乾为日，太阴坤为月。这里有升降出入，乃呼吸之门。相火蒸腾水液之气，即"丹田之中精气"，也就是"灌灵根"的"玉池清水"，说明脐腹部位才是生生化化的根本。有人说此丹田在脐内一寸三分处。总之，该丹田在脐后肾前的部位，请参看第1章"黄庭示意图"。乾为少阳三焦相火，坤为脾水。坤水从脐上向下流，乾火从脐下向上蒸，水火会合于黄庭丹田，生成无限生机的元气，运行于周身。养生家所说"守中""抱一"就指此处。

所谓"元气所合列宿分"，与第十七灵台章、第三十二经历章，都是以天象描述元气的运行规律。《灵枢·卫气行》说，"黄帝问于岐伯曰：愿闻卫气之行，出入之合，何如？岐伯曰：岁有十二月，日有十二辰，子午为经，卯酉为纬。天周二十八宿，而一面七星，四七二十八星。房昴为纬，虚张为经。是故房至毕为阳，昴至心为纬。阳主昼，阴主夜。故卫气之行，一日一夜五十周于身，昼日行于阳二十五周，夜行于阴二十五周，周于五藏。是故平旦阴尽，阳气出于目，目张则气上行于头，循项下足太阳，循背下至小指之端。其散者，别于目锐眦，下手太阳，下至手小指之端外侧。其散者，别于目锐眦，下足少阳，注小指次指之间。以上循手少阳之分，下至小指次指之间。别者以上至耳前，合于颔脉，注足阳明，以下行至跗上，入五指之间。其散者，从耳下下手阳明，入大指之间，入掌中，其至于足也，入足心，出内踝下，行阴分，复合于目，故为一周。是故日行一舍，人气行于身一周与十分身之八；日行二舍，人气行于身三周与十分身之六；日行三舍，人气行于身五周与十分身之四：日行四舍，人气行于身七周与十分身之二；日行五舍，人气行于身九；日行六舍，人气行于身十周与十分身之八；日行七舍，人气行于身十二周与十分身之六；日行十四舍，人气二十五周于身有奇分与十分身之二，阳尽于阴，阴受气矣。其始于阴，常从足少阴注于肾，肾注于心，心注于肺，肺注于肝，肝注于脾，脾复注于肾为周。是故夜行一舍，人气行于阴脏一阴与十分脏之八，亦如阳行之二十五周，而复合于目。"这是最好的注解。紫烟，指目光。因为元气出入于目。三素，指三天，谓元气行于阳。灌溉五华，谓元气行于阴之五脏。植，《中华大字典》："倚也。"灵，脾也。就是以脾水为本。七液，概指一身之阴液。洞流，畅流无阻。庐间，指身躯。所谓"回紫抱黄入丹田，幽室内明照阳门"，是说元气的功能，全是太极命门、三焦相火和脾水的蒸腾作用。

《素问·天元纪大论》说："然天地者，万物之上下也；左右者，阴阳之道路也；水火者，阴阳之征兆也；金木者，生成之终始也。"《素问·阴阳应象大论》说："天地者，万物之上下也；阴阳者，血气之男女也；左右者，阴阳之道路也；水火者，阴阳之征兆也；阴阳者，万物之能始也。"

天地设位，而《易》行乎其中矣。天地者，乾坤之象也；设位者，列阴阳配合之位也。《易》谓坎离，乾坤二用，二用无爻位，周流行六虚。往来既不定，上下也无常。幽潜沦匿，变化于中，包囊万物，为道纪纲。

乾坤者,《易》之门户, 众卦之父母。坎离匡郭, 运毂正轴。牝牡四卦, 以为橐籥。

乾刚坤柔, 配合相抱, 阳禀阴受, 雌雄相须, 须以造化, 精气乃舒。坎离冠首, 光耀垂敷, 玄冥难测, 不可画图。四者混沌, 径入虚无, 六十卦周, 张布为舆。(《周易参同契》)

用乾坤坎离四卦就可以说明黄庭的交媾情况, 虽 "不可画图", 我们还是可绘成图 (图 17–1) 来说明问题。

由图 17–1 中可以看出, 天地为万物之上下。天地阴阳相交生成水火坎离, 是阴阳之征兆。左春震右秋兑, 为阴阳升降之道路及生成之终始。阴阳各卦又为血气之男女。并由天地阴阳二气的运动过程生成了以坎、震、离、兑代表四时的后天八卦方位图骨架。《易》曰: 乾天坤地, 为万物之上下, 天覆地载, 而生生化化。乾天的实质内容是日、是火, 坤地的实质内容是月、是水, 故先天八卦图, 乾南坤北, 东离西坎, 居四正方位。天地不交则成否, 天地相交则成泰。乾坤交而生六子, 在《内经》为六经。乾坤交之后即退居二线, 由先天变为后天, 则离居南而坎居北, 震居东而兑居西。乾阳下降交于坤而生成坎水, 坤阴上升交于乾而生成离火(男女

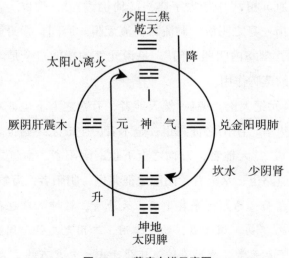

图 17–1 黄庭交媾示意图

交会即成坎离，男性阴茎——阳物插入女阴为坎，女性舌头伸入男性口中为离）。由此可知，先后天强调的都是水火。故曰天地之间，六合之内，唯此水与火，而能生生化化。在人言，谓天食人以五气，地食人以五味，养生家称此为外药。有了离之心火和坎之肾水，水火相交则成既济，水火不交则成未济。水火不交则天下不通，在人则经络气血不通而发病。水火相交则天下通，在人则经络气血通畅而无病。养生家称此为内药。由此看来，黄庭交媾进程可分为两个阶段，第一阶段是乾坤交媾为外药，属于腐熟消化阶段，在仓廪之器内进行，生成营卫气血。如《素问·六节藏象论》说："脾胃大肠小肠三焦膀胱者，仓廪之本，营之居也，名曰器，能化糟粕，转味而入出者也；其华在唇四白，其充在肌，其味甘，其色黄，此至阴之类，通于土气。"第二阶段是坎离交媾为内药，属于生化阶段，在液体（离心主血，坎肾主水，血与水都是液体）中进行，生成精气神，故曰"血者，神气也"。这就是生命的演化过程。这一演化过程就记载于《周易》之中，乾天坤地交媾生成坎离这一演化过程，就反映在《周易》的上经中，起于乾坤，经历否泰，终于坎离；坎离交媾生成既济未济这一演化过程，就反映在《周易》的下经中，以男女交媾喻万物化生，起于咸恒，经历震艮巽兑，终于既济未济。对于这第二阶段，《周易参同契》载，"易谓坎离，坎离者，乾坤二用。二用无爻位，周流行六虚，往来既不定，上下亦无常。幽潜沦匿，变化于中，包囊万物，为道纪纲。以无制有，器用者空，故推消息，坎离没亡。言不苟造，论不虚生，引验见效，校度神明，推类结字，原理为征。坎戊月精，离己日光，日月为易，刚柔相当。土王四季，罗络始终，青赤白黑，各居一方，皆禀中官，成己之功"。这就是说，坎离的交媾原料全仗"仓廪之本"——中宫的供给。朱元育说："章首曰易行乎其中，既曰变化于中，正指中官，真土说。盖坎离二物，不离真土，乃成三家，举二物则四象在其中，举三家则五行在其中，一切药物、火候无不在其中矣。乾坤之大用尽于坎离，坎离之妙用归于戊己，一部《参同契》，关键全在此处。"我说治病健身的关键也在于此，所以李东垣特别强调"仓廪之本"，即土气在人身中的重要作用，因为它是身体健康之源。经曰：天地合气，命之曰人。就是说人存亡的关键条件，在于人体外部——养料的供应。有了营养才能练就精气神。第一、第二阶段之分，人们一般称作先天和后天，第一阶段的交媾是天地的交媾，是乾坤的交媾，是少阳三焦相火与太阴脾水的交媾，其原料是天食人之"五气"和地食人之"五味"，其位在"仓廪"，是用锅——器下之火和器内之水蒸腐"五味"，与现代所说的消化过程相似。第二阶段的交媾，即坎离的交媾，是心肾的交媾，是少阴肾水与太阳心火的交媾，其原料是第一阶段所化生的营卫气血，其位在三焦水道"液体"（包括津液和血液）之中，与现代所说的生化过程相似。水道在哪里呢？在肌肉之中。脾主肌肉，所以肌肉为土。就是说，无论是第一阶段还是第二阶段，都离不开水、火、土三味，水、火、土三者结合而生万物，就是所谓的"三生万物"。

子午数合三，戊己号称五，三五既和谐，八石正纲纪。呼吸相含育，伫息归夫妇，黄土金之父，流珠水之子。水以土为鬼，土镇水不起，朱雀为火精，执平调胜负，水盛火消灭，俱死归厚土，三性既合会，本性共宗祖。（《周易参同契》）

本节讲子水、午火二用必归于土，而土的妙用是使水、火、土三性归一，即所谓"三物一家，都归戊己"。

三五一都三个字，古今明者实然稀。

东三南二同咸五，北一西方四共之。

戊己自居生数五，三家相见结婴儿。

婴儿是一含真气，十月胎圆入圣基。（《悟真篇》）

所谓"三家相见结婴儿"，是指水、火、土三者相结合便产生出元气。婴儿喻元气。《太乙金华宗旨》则说："丹道以精水、神火、意土三者，为无上之诀。精水云何？乃先天真一之气。神火，即光也。意土，即中宫天心也。以神火为用，意土为体，精水为基。"又说："光即乾也""天心者，三才同禀之心，丹书所谓'玄窍'是也，人人俱有""机在目"。故《内经》曰"目为命门"。因为此理难明，知者少。如《周易参同契》说："三五与一，天地至精。可以口诀，难以书传。"我今天把这个秘密解开了，希望大家都能够健康长寿。这就是我在前文说的最基本的万物发生律。

从"黄庭交媾示意图"可以看出，水坎一在下，火离二在上，木震三在左，金兑四在右，元气五在中，这正是河图的内层数，所以《周易参同契》《悟真篇》等养生书多引用河图数以说炼丹。

第一阶段一个土，第二阶段又一个土，二土相合是"圭"字，所以出现"刀圭"之说。什么是刀圭呢？一说是古时量取药物末的用具，如《抱朴子内篇·金丹（卷四）》说："并毛羽捣服一刀圭，百日得五百岁"；一说是内丹术术语，出自《周易参同契》，言"粉提以一丸，刀圭最为神"。而对内丹术术语一说，又有三种不同的认识：一认为是内丹异名，二认为是上丹田沿任脉下降化为津液之内气，三认为是出入之内气。我同意内丹术语说，其实质就是元气。

李东垣深知第一和第二阶段各自的重要性，所以分而论之。在第一阶段，尊《难经·十四难》"损其脾者，调其饮食，适其寒温"之旨，调治护理脾胃，并"远欲""省言"而养精气神。在第二阶段，提倡练气功，《此事难知》所载"日用"就为此设。其实这两个阶段在《内经》就有之，《素问·上古天真论》所说"提挈天地，把握阴阳，呼吸精气，独立守神，肌肉若一""法于阴阳，和于术数"，就是指练功。并说"恬淡虚无，真气从之，精神内守，病安从来"。第二阶段在道家得到了实践和发展。由此看来，医与道有不可分割的、内在的密切联系。

《中和集·金丹内外二药图说》："外药可以治病，可以长生久视。内药可以超越，可以出有入无。"看来只要把第一阶段做到，就能达到长生延寿的目的。

上面讲的第一阶段，由乾坤生成坎离，离火与坎水，都是有形的东西，称之为器。第二阶段，由坎离生成元气或曰神，是无形的，称之为道。道是形而上，器是形而下。器是有，道是无。《内经》讲形与神俱，就是强调形神合一、形气合一。

《内经》曰："相火之下，水气承之。"第一阶段就是少阳三焦相火和太阴脾水的关系。又曰："君火之下，阴精承之"。第二阶段就是君火，即心火和肾精的关系。

从以上论述可知，养生培补的方法有三：一是饮食营养从口入；二是肺呼吸从鼻入；三是体呼吸从毛孔（气府）入。即所谓的从自然界吸入的生命素，藏于黄庭腹脑处，可用道家之图（图17-2）示之。

此黄庭部位的道胎就是我们所说的自然遗传给我们的第二人体生命系统，非常形象，这也就是我们所说的腹脑。腹脑的指挥系统是经络。

脾部之宫属戊己，中有明童黄裳里，消谷散气摄牙齿，是为太仓两明童，坐在金台城九重，方圆一寸命门中。主调五味百谷香，辟却虚羸无病伤，外应尺宅气色芳，光华所生以表明。黄锦玉衣带虎章，注念三老子轻翔，长生高仙远死殃。（《内景经·脾部》）

脾长一尺掩太仓，中部老君治明堂，厥字灵源名混康，治人百病消谷粮。黄衣紫带龙虎章，长精益命赖君王。三呼我名神自通，三老同坐各有朋。或精或胎别执方，桃孩合延生华芒，男女徊九有桃康，道父道母对相望，师父师母丹玄乡。可用存思登虚空，殊途一会归要终，闭塞三关握固停。含漱金醴吞玉英，遂至不饥三虫亡。心气常和致忻昌，五岳之云气彭亨，保灌玉庐以自偿，五形完坚无灾殃。（《内景经·脾长》）

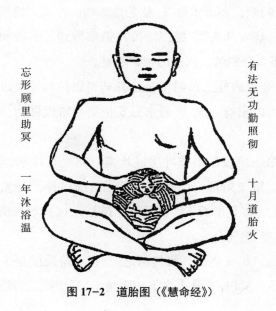

忘形顾里助冥

一年沐浴温

有法无功勤照彻

十月道胎火

图17-2　道胎图（《慧命经》）

隐藏华盖看天舍，朝拜太阳乐相呼。神明八威正辟邪，脾神还归是胃家（心神章曰"脾神常在字魂停"），溉养灵根不复枯，闭塞命门保玉都。万寿方酢寿有余，是为脾健在中宫。五脏六腑神明王，上合天门入明堂。守雌存雄顶三光，外方内圆神在中，通利血脉五藏丰。骨青筋赤髓如霜，脾救七窍去不祥。日月列布设阴阳，两人相合化玉浆。淡然无味天人粮，子丹进馔肴正黄，乃曰琅玕及玉霜。太上隐环八素琼，溉益八液肾受精，伏于太阴见我形，阳风三玄出始青。恍惚之间至青灵，戏于飇台见赤生，逸域熙真养华荣，内眄沉默炼五行。三气徘徊得神明，隐龙遁芝云琅英，可以充饥使万灵，上盖玄玄下虎章。（《内景经·隐藏》）

黄庭内人衣锦衣，紫霞飞裙云气罗。（《内景经·黄庭》）

脾中之神游中宫，朝会五神和三光，上合天门及明堂，通利六府调五行，金木水火土为王，通利血脉汗为浆。（《外景经·脾中》）

明堂四达法海源，子丹真人当我前（《外景经·明堂》）

脾之磹朦色正黄，两木颇锐迫太仓，状象金坠色混煌，常甘包裹开庭堂。神长九寸衣黄光，出乘苍车驾龙翔，上连镇星少室堂，主生五味养四行，可以不饥禀神明。（《中景经·脾之》）

《黄庭经》中有关少阳胆和三焦的论述如下。

胆部之宫六府精，中有童子曜威明（心神章曰"胆神龙曜字威明"），雷电八振扬玉旌，龙旗横天掷火铃。主诸气力摄虎兵，外应眼童鼻柱间，脑发相扶亦俱鲜。九色锦衣绿华裙，佩金带玉龙虎文，能存威明乘庆云，役使万灵朝三元。（《内景经·胆部》）

肝青七叶寄胆仓，状如兔翁鸟翼翔，复以鹊葱走日中，中多诸神东西王。……胆在肝中色绿浆，大如鸡子中正黄。精为腾蛇辟蜚祥，名曰轨敌御四方。（《中景经·肝青》）

心精意专内不倾，上合三焦下玉浆（《外景经》第十六章肝之，作"上合三焦道饮浆"），玄液云行去臭香。（《内景经·肝气》）

肺之为气三焦起，视听幽冥候童子。（《内景经·肺之》）

三气徘徊得神明，隐龙遁芝云琅英，可以充饥使万灵，上盖玄玄下虎

章。(《内景经·隐藏》)

肺之为气三焦起，伏于天门候故道。(《外景经·阴阳》)

从上述可知，《黄庭经》强调的是少阳和太阴，少阳三焦为相火，太阴脾主水，一水一火，有无限生机。而其机关在少阳相火，相火寄胆，胆与三焦为一家，故《素问·六节藏象论》说："凡十一藏，取决于胆也。"《脾胃论》说："少阳行春令，生万化之根蒂也""使行阳道，自脾胃中右迁。"

少阳三焦主气，全靠相火的蒸腾作用，相火蒸腾津液上而为云，云凝为雨即津液，上下循环寿命康。

由此可知，黄庭就是人身之太极、命门，太极两仪的太阴脾水和少阳三焦相火是保障人身健康之本，用现代医学的话说就是人体的免疫功能所在地。而少阳三焦相火又占主导地位。太阴脾水和少阳三焦相火的这种免疫功能也得到了现代研究的证明，王唯工在《气的乐章》一书中说，脾、胆和三焦"其实就是我们的抵抗力，是脾经、胆经跟三焦经，也就是抵抗力的来源"，又说"过敏体质一般来说都是第3（脾经）、第6（胆经）、第9（三焦经）谐波有问题，能量过正的会过敏，能量过负的也会过敏，都是过敏体质。但是第3、第6、第9谐波能量过正的这种过敏体质不好治。能量过负的过敏体质比较好治。第3、第6、第9谐波能量过正的代表免疫力太强，随便一个刺激发生，都会过度反应。但为什么第3、第6、第9谐波能量过负的比较容易治呢？因为这些患者的免疫能力较差。"

《素问·五脏别论》说："胃、大肠、小肠、三焦、膀胱，此五者，天气之所生也，其气象天。"《素问·六节藏象论》说："脾、胃、大肠、小肠、三焦、膀胱者，仓廪之本，营之居也……其华在唇四白，其充在肌，其味甘，其色黄，此至阴之类，通于土气。凡十一藏，取决于胆也。"乾天之气，就是三焦之气。这里所说的"胆"不是胆木的胆，是寄藏三焦相火的胆，是指三焦的功能有了问题，脾、胃、大肠、小肠、膀胱都会出现问题。《灵枢·本输》说："三焦下腧……出于腘中外廉，名曰委阳。"所以膀胱也会出现问题。三焦有问题，不仅诸阳经都出现问题，五藏也会出现问题。《灵枢·本输》又说："少阳属肾，肾上连肺，故将两藏。"三焦连于肺肾，三焦失常，必然累及肺肾。而且三焦与心包络相为表里，所以三焦失常又会累及心经。《黄庭外景经》阴阳章说："肺之为气三焦起。"所以三焦与肺系的关系尤不同寻常。

那么三焦衰旺有哪些表现呢？《脾胃论》引《灵枢·口问》说："上气不足，脑为之不满，耳为之苦鸣，头为之苦倾，目为之瞑（眩）。中气不足，溲便为之便，肠为之苦鸣，下气不足，则（乃）为痿厥心悗。"李东垣说："此三元真气衰惫，皆由脾胃先虚，而气不上行所至也。"三元真气就是三焦之气，所以李东垣又说："真气又名元气，乃先身生之精气也，非胃气不能滋之。胃气者，谷气也、营气也、运气也、生气也、清气也、卫气也、阳气也；又天气、人气、地气，乃三焦之气。分而言之则异，其实一也，不当作异名异论而观之。"

卫气，就是发生免疫作用的气。《灵枢·营卫生会》说："卫出于下焦。"即指出于黄庭太极。

我国上海生命科学研究院生化与细胞所裴钢院士和高华、孙悦博士在美国出版的国际权威杂志《分子细胞》上指出：交感神经系统是调控免疫系统的一把"钥匙"。这也在腹部黄庭太极部位。

二、泥丸——头脑

泥丸，即头脑，又叫上丹田、昆仑，我在《医易启悟》和《中医太极医学》中称之为脑命门。

《黄庭经》对泥丸有较多论述。

至道不烦诀存真，泥丸百节皆有神；……脑神精根字泥丸，……一面之神宗泥丸，泥丸九真皆有房，方圆一寸处此中，……但思一部寿无穷，非各别住俱脑中。（《内景经·至道》）

琼室之中八素集，泥九夫人当中立；……保我泥丸三奇灵，恬淡闭视

内自明。(《内景经·琼室》)

问谁家子在我身，此人何去入泥丸。(《内景经·若得》)

父曰泥丸母雌一。(《内景经·五行》)

子欲不死修昆仑，昆仑之上不迷误，蔽以紫宫丹成楼，挟以日月如连珠，万岁昭昭非有期。(《外景经·昆仑》)

泥丸、昆仑，即头脑。琼室，即脑室。称"泥丸夫人"者，因脑属父母遗传之物，有形属阴性也。脑，宜静不宜动。静则安，动则伤，本于《道德经》守雌之义。

《灵枢》提出的目命门说，实指脑为命门。命根在脑，而显像于目。脑髓为体，目为之用。

《素问·灵兰秘典论》说："主明则下安，以此养生则寿，殁世不殆，以为天下则大昌；主不明则十二官危，使道闭塞而不通，形乃大伤，以此养生则殃，以为天下者，其宗大危。"赵献可经过研究提出"主明"之"主"，"非心也"，认为"主"是指命门，诚为卓识。但赵氏谓此"命门"在肾间，非《黄帝内经》所指之"命门"，则属另一说法。《灵枢·经脉》说："人始生，先成精，精成而脑髓生。"于此可知，人始生，是先生脑髓，非先生两肾。《说卦》谓："乾为君"，前言乾为大脑，脑为命门，于此可以推断，脑为君主。从心脑一体一用来说，君主也应指脑。乾为日而明，有主明之象。日光普照大地，万物生长靠太阳，日光温煦，万物安泰。比类取象，头为"精明之府"之象也。故曰"主明则下安""天下则大昌"。"以此养生则寿"，是指阴精上奉则寿言。阴精不上奉则"主不明""以此养生则殃，以为天下者，其宗大危"。

《素问·解精微论》说："夫心者，五脏之专精也。目者，其窍也。"此又言目为心之窍，如此说来，脑、心、目本为一体。大主虽在脑，未必不关于心也，故又曰心主神明。故《黄庭内景经》至道第七说："但思一部寿无穷，非各列住俱脑中，列位次坐向外方，所存在心自相当。"

《黄庭内景经》第二也讲脑为命门及元神在脑。"元气所合列宿分，紫烟上下三素云。灌溉五华植灵根，七液洞流冲庐间，回紫抱黄入丹田，幽室内明照阳门"。"元气",指人身元神之气。"列宿分",借指人体周身。"紫烟",比喻两目之精光。"三素云",比喻上、中、下三焦之光气。"五华",五官之精华。植,《中华大字典》:倚也。"灵根",喻人身之命根,即命门。"七液",指五脏二气之精。"庐间",即两眉之间,借指目。"阳门",即阳宫命门。"幽室",指脑。意思是说:脑为命门,是人身的命根。目为命门光照之所。命门元气之精华外露于面,灌注脏腑周身。

总之,《黄帝内经》所言命门在脑,《黄庭经》所言泥丸也在脑。脑中神经,经脊髓布散全身,为一身之主宰,故《黄庭经》称脑为诸神之宗,为百神总会,能主宰上中下、头面、脏腑、四肢百骸。

三、呼吸

黄庭腹脑,即太极命门,养生之重地。但养生的手段秘诀,皆不外于呼吸作用,所以《黄庭经》非常重视呼吸。

肺部之宫似华盖,下有童子会玉阙。七元之子主调气,外应中岳鼻齐位。素锦衣裳黄云带,喘息呼吸体不快。急存白元和六气,神仙久视无灾害,用之不已形不滞。(《内景经·肺部》)

呼吸元气以求仙,仙公仙子已在前。朱雀吐缩白石源,结精育胞化生身,留胎止精可长生。三气右徊九道明,正一含华乃充盈,遥望一心如罗心,金室之下不可倾,延我白首返孩婴。(《内景经·呼吸》)

仙人道士非有神,积精累气以成真。(《内景经·仙人》)

呼吸庐间入丹田,玉池清水灌灵根,审能修之可长存。(《外景经·老子》)

呼吸庐间以自偿,子保完坚身受庆。(《外景经·宅中》)

方寸之中谨盖藏,精神还归老复壮。(《外景经·方寸》)

呼吸是人与大自然天人合一的根本联系。《金丹问答》说:"呼出心与肺,吸入肾与肝,呼则接天根,吸则接地根。呼则龙吟云起,吸则虎啸风生。呼吸风云,凝成金液。"《难经》曰少阳三焦为"呼吸之门"。三焦上合于肺，主鼻之呼吸；三焦主腠理毛窍，又主组组织换气，即组织呼吸，或称胎息。陈樱宁兑："气存，则人生，气竭，则人死。呼吸所关，故不重欤。普通之人，徒知以口食谷，不知以鼻吸气，虽终日呼吸不断，然此等呼吸，大都出多入少，粗而短，不能细而长，急而浅，不能缓，乃修炼家之大忌也。仙道，贵在以神驭气。使神入气中，气包神外，打成一片，结成一团，纽成一条，凝成一点，则呼吸归根，不至于散漫乱动，而渐有轨辙可循。如是者，久之即可成胎息。何谓胎息？即呼吸之息，氤蕴布满于身中，一开一合，遍身毛窍与之相应，而鼻中反不觉气之出入，直到呼吸全止，开合俱停，则入定出神之期不远矣。"胎息就是母腹胎儿的呼吸。《云笈七签》第五十八《胎息精微论》说："凡胎息服气，从夜半后服，内气七咽，每一咽既，调气六七息，即更咽之，每咽如水流过坎声，是气通由。直下气海，凝结腹中，充满如含胎之状，清气凝为胎，浊气从手足及毛发中出也。"《养性延命录》载，服气有生死之分，谓食生叶死，可以长存。其法有二：一法是以鼻纳气为生，口吐气为死，常令鼻纳口吐，乃能吐故纳新；一法是以夜半至日中为生气，从日中至夜半为死气，故吸气炼形均以子后及黎明为宜。《抱朴子·释滞》说："得胎息者，能不以鼻口嘘吸，如在胞胎之中，则道成矣。初学行气，鼻孔引气而闭之，阴以心数至一百二十，乃以口微吐之及引之，皆不欲合已耳闻其有出入之声，以鸿毛著口鼻之上，吐气而鸿毛不动为候也。渐自增其心数，久可以至千，至千则老者更少，日还一日矣。"又引《仙经》说："服丹守一，与天相毕，还精胎息，延寿无极。"所以呼吸胎息是天人合一养生的第一要义，其要义是滋养大自然遗传给人体的后天生命系统。

总之，三焦主一身呼吸之气，气存则生，气散则死，人何不重三焦？现在甚至有人都不承认三焦的存在，岂不是咄咄怪事？对于少阳三焦胆的重要性，《内经》已有论述，如《素问·六节藏象论》说："凡十一藏，取决于胆也"。李东垣《脾胃论》说："少阳行春令，生万化之根蒂也"《难经》曰少阳三焦为"呼吸之门"。

我们还可以从《内经》论述的脏腑关系看三焦的重要性。

三焦者，决渎之官，水道出焉。(《素问·灵兰秘典论》)

少阳与心主为表里。(《素问·血气形志篇》)

脾、胃、大肠、小肠、三焦、膀胱者，仓廪之本，营之居也，名曰器，能化糟粕，转味而入出者也；其华在唇四白，其充生肌，其味甘，其色黄，此至阴之类，通于土气。(《素问·六节藏象论》)

夫胃、大肠、小肠、三焦、膀胱，此五者，天气之所生也；其气象天，故泻而不藏。(《素问·五脏别论》)

少阳属肾，肾上连肺，故将两藏。三焦者，中渎之府也，水道出焉，属膀胱，是孤之府也。(《灵枢·本输》)

三焦手少阳之脉……入缺盆，布膻中，散络心包，下膈，循属三焦。(《灵枢·经脉》)

水谷皆入于口，其味有五，各注其海，津液各走其道，故三焦出气，以温分肉，充皮肤，为其津；其流而不行者为液。天暑衣厚则腠理开，故汗出；寒留于分肉之间，聚沫则为痛。天寒则腠理闭，气湿不行，水下留于膀胱，则为溺与气。(《灵枢·五癃津液别》)

谷始于入胃，其精微者，先出于胃之两焦，以溉五脏，别出两焦（据《甲乙》卷六第九增焦字)，行营卫之道。其大气之抟而不行者，积于胸中，命曰气海，出于肺，循喉咽，故呼则出，吸则入。(《灵枢·五味》)

肾合三焦膀胱，三焦膀胱者，腠理毫毛其应。

卫气者，所以温分肉，充皮肤，肥腠理，司关合者也。……卫气和则分肉解利，皮肤调柔，腠理致密矣。

密理厚皮者，三焦膀胱厚；粗理薄皮者，三焦膀胱薄，疏腠理者，三焦膀胱缓；皮急而无毫毛者，三焦膀胱急，毫毛美而知粗者，三焦膀胱直；稀毫毛者，三焦膀胱结也。(《灵枢·本藏》)

鼻柱中央起，三焦乃约。(《灵枢·师传》)

勇士者，目深以固，长冲直扬，三焦理横……怯士者，目大不减，阴阳相失，其（三）焦理纵。(《灵枢·论勇》)

黄帝曰：愿闻营卫之所行，皆何道从来？岐伯答曰：营出于中焦，卫出于下焦。黄帝曰：愿闻三焦之所出。岐伯答曰：上焦出于胃上口，并咽以上，贯膈而布胸中，走腋，循太除之分而行，还至阳明，上至舌，下足阳明，常与营俱行于阳二十五序，行于阴亦二十五度一周也，故五十度而复大会于手太阴矣。（病理，"黄帝曰：人有热，饮食下胃，其气未定汗则出，或出于面，或出于背，或出于身半，其不循卫气之道而出何也？岐伯曰：此外伤于风，内开腠理，毛蒸理泄，卫气走之，故不得循其道，此气慓悍滑疾，见开而出，故不得从其道，故命曰漏泄"。）

黄帝曰：愿闻中焦之所出。岐伯答曰：中焦亦并胃中，出上焦之后。此所受气者，泌糟粕，蒸津液，化其精微，上注于肺脉，乃化而为赤，以奉生身，莫贵于此，故独得行于经隧，命曰营气。……营卫者，精气也；血者，神气也。

黄帝曰：愿闻下焦之所出。岐伯答曰：下焦者，别迴肠，注于膀胱而渗入焉。故水谷者，常并居于胃中，成糟粕，而俱下于大小肠，而成下焦，渗而俱下，济泌别汁，循下焦而渗入膀胱焉。

上焦如雾，中焦如沤，下焦如渎。（《灵枢·营卫生会》）

上焦开发，宣五谷味，熏肤，充身，泽毛，若雾露之溉，是谓气。中焦受气取汁，变化而赤，是谓血。（《灵枢·决气》）

上焦泄气，出其精微，慓悍滑疾。下焦下溉诸肠。（《灵枢·平人绝谷》）

上焦出气，以温分肉而养骨节，通腠理。中焦出气如雾，上注溪谷而渗孙脉，津液和调，变化而赤为血。（《灵枢·痈疽》）

肺腧在三焦之间，心腧在五焦之间……（《灵枢·背腧》）

三焦胀者，气满于皮肤中，轻轻然而不坚。（《灵枢·胀论》）

凡十一藏，取决于胆也。（《素问·六节藏象论》）

请看，少阳三焦胆与所有脏腑及多种组织都有联系。三焦心主为心之外围，替心受邪，其关系自然密切。而三焦相火寄寓肝胆又是人人皆知的事。三焦主呼吸之气、元气，主水，通腠理，为人体中一轮红日，你说是不是很重要呢？医者能通三焦，则成大医上工，不知三焦则为庸医下工。

四、津液

《黄庭经》第三章为口，专讲水，即津液的重要作用。脾开窍于口，就是说脾主口。《脾胃论·五脏之气交变论》说："三焦之窍开于喉，出于鼻，鼻乃肺之窍。"又说："一说声者天之阳，……在人为喉之窍，在口乃三焦之用。……三焦于肺为用。"三焦为水注之道，所以口为脾水和三焦相火所主，内含津液。又心火开窍于舌，齿为肾水之余，所以口含心肾水火之交。朱靖句《黄庭内景经笺注》说："口为玉池，舌下元膺穴与心经相通，津液之所由生也，漱而咽之，引火下行，润洗五脏，如是则内不伤，外不感，时令不正之气不能干，故曰太和宫也。"《外景·玉池》说："玉池清水上生肥，灵台盘固永不衰。"陶隐居《养性延命鲸》引《老君尹氏内解》说："唾者淡为醴泉，聚为玉浆流为华池，中为醴泉，漱而咽之，灌藏润身，流利百脉，化养万神，肢节毛发，宗之而生也。"《悟真篇》说："华池咽罢月澄辉。"夏宗禹注："金丹之术百数，其要在神水华池。盖华池者炼丹之池，中有神水，混混不辍，昼夜流通，苟得此而咽之，则月凝辉矣。"养生家之所以特别重视咽唾液，是认为"人身以滋液为本，在皮则为汗，在肉则为血，在肾则为精，在口为津，在脾为痰，在眼为泪。曰血，曰汗，曰泪，既出则皆不可回，唯津唾则独可回，回则生意又继续矣。故滋津者吾身之宝也。"你不是想活命吗？如何活命呢？就在一个"活"字上。活，从水从舌。形符为水，声符为舌，就是舌水这个东西，老百姓称之为口水，这就是人活命的根本。由此可知，养生之宝有二：一是三焦相火，二是脾水，即津液。这在《黄庭内景经》隐藏章第三十五也有阐述。

隐藏华盖看天舍，朝拜太阳乐相呼。明神八威正辟邪，脾神还归是胃家。溉养灵根不复枯，闭塞命门保玉都。力寿方酢寿有余，是为脾健在中宫。五脏六腑神明王，上合大门入明室。守雌存雄顶三光，外方内圆神在中，通利血脉五藏丰，骨青筋赤髓如霜。脾救七窍去不祥，日月列布设阴阳，两人相合化玉浆。淡然无味天人粮，子丹进馔肴正黄，乃曰琅膏及玉霜。太上隐环八素琼，溉益八液肾受精，伏于太阴见我形，阳风三玄出始青。恍惚之间至清灵，戏于飚台见赤生，逸域熙真养华荣，内眄沉默炼五形。三气徘徊得神明，隐龙遁芝云琅英，可以充饥使万灵，上盖玄玄下虎章。(《黄庭内景经·隐藏》)

　　隐藏什么呢？藏神气。所谓"隐龙"，就是"潜龙"，潜藏于水中的龙。乾为龙，为日（太阳），为少阳三焦相火。坤为太阴水，李道纯《中和集·金丹问答》说，"或问：坎为太阴，如何喻婴儿？曰：坎本坤之体，故曰太阴。因受乾阳而成坎，为少阳，故喻为婴儿。谓负阴抱阳也。"乾为天为日为阳，为三焦。坤为地为月为阴，为脾。在黄庭——中宫明堂有日月列布，天地阴阳相交，即少阳三焦和太阴脾的蒸腾交合，而化生津液，津液成则神自生。若以男女喻之，就是"两人相合化玉浆"。周楣声注："玉浆，水也。两人相合化玉浆者，以水之字形言，乃两人在旁，一从中出之象也。以男女之会合言，阴阳会和则玉浆乃出也。俞正燮《积精篇》引《太平御览》曰：'水之为言演也，阴化淖濡，流施潜行，故其字两人交，一从中出为水。……一者数之始，两人譬男女，言阴阳相交，物以一起。'"重津液也。"外方内圆"的真正含义是天圆地方，《系辞》说："天地之大德曰生。"又说："天地纲缊，万物化醇，男女媾精，万物化生。"这样，"外方内圆"所体现的天与地相通、相连、相融、相合的精神和情感内涵，正体现为所谓"男女媾精""万物化醇""万物化生"的生化现象。天男地女，男女交合，"外方内圆"喻阳物——阴茎插入阴道之中。《灵枢·本神》说："两精相搏谓之神"，故曰"神在中"。神随阴阳交合而生。所谓"阳风三玄出始青"，阳风指少阳之风，三玄指三天，即三清天之上清、太清、玉清。出始青指少阳春升之气，即人身的元气。此气行于天舍二十八宿，应人周行于一身。虽行于周身而不可见，故曰"恍惚"。《道德经》说："无状之状，无物之象，是谓恍惚。"又说："道为物，为恍为惚，恍兮惚兮，其中有象，恍兮惚兮，其中有物。"《悟真篇》说："恍惚之中寻有象，杳冥之中觅真经。"《白虎通·情性》说："精者太阴施化之气，神者恍惚太阳之气。"《灵宝内观经》说："一气初浮，识自己之阴阳，五行既分，交自己之水火，火中有水，水中有火。火上负阴，恍恍惚惚，其物为真一之水；水上抱阳，杳杳冥冥，其精为正阳之气。二气交媾，结成内药。养就金丹，可为陆地神仙者也。"《道门功课》说："上药三品，神与气、精、恍恍惚惚，杳杳冥冥，存无守有，顷刻而成。迴风混合，百日功灵，神依形生，精依气盈，七窍相通，窍窍光明，其聚则有，其散则虚。"这就是神气精三气，往来运行于一身，呈现出一个人的神气。诊在色脉。经曰：色为日，脉为月。天制气，天制色，气色属阳属天。地制脉，地制味，味脉属阴属地。《素问·六节藏象论》说："天食人以五气，地食人以五味，五气入鼻，藏于心肺，上使五色修明，音声能彰；五味入口，藏于肠胃，味有所藏，以养五气，气和而生，津液相成，神乃自生。"

精液流泉去臭香，立于玄膺舍明堂。雷电霹雳往相闻，右酉左卯是吾室。伏于玄门候天道，近在我身还自守，清静无为神留止，精气上下关分理。七孔已通不知老，还坐天门候阴阳，下于喉咙神明通，过华盖下清且凉。(《黄庭经》)

那么，如何通神明呢？就是善言变化。如《素问·气交变大论》说："余闻之，善言天者，必应于人；善言古者，必验于今；善言气者，必彰于物；善言应者，同天地之化；善言化言变者，通神明之理。"这个变化，就是天地的变化、阴阳的变化、气的变化、人的变化。

三焦相火蒸腾津液水，此地气上为云，云凝为雨——津液，生于口为唾液，吞咽津液（唾液），则"结精育胞化生身"。

《黄庭经》讲津液的地方还有很多，如下所示。

口为玉池太和宫，嗽咽灵液灾不干；体生光华气香兰，却灭百邪玉炼颜。(《内景经》)

舌下玄膺生死岸，出清入玄二气换。(《内景经》)

玉池清水上生肥，灵根坚固老不衰。(《外景经》)

总之，一部《黄庭经》讲少阳三焦胆和太阴脾的地方最多，六腑何以独讲少阳胆与三焦，这正是医家所说的十一脏皆取决于胆也，故又专设胆部章。而脾则为后天之本，故专设脾部章、脾长章、隐藏章。强调水火土三姓为一家，称之为"三老"。由此而提出呼吸、津液、五脏，并设有呼吸章及五脏各章。识得少阳和太阴，就抓住了《黄庭经》的纲领，事半功成矣。

五、两脑养生——周天功

《周易参同契》虽无两脑之名，却有两脑之说，称"两孔穴"。

上德无为，不以察求；下德为之，其用不休。上闭则称有，下闭则称无。无者以奉上，上有神德居。此两孔穴法，有无亦相须。(《周易参同契》)

上德无为，不以察求，下德为之，其用不休。子南午北，互为纲纪，九一之数，终则复始，含元虚危，播精于子。(《五相类》)

"上德无为""下德为之"，语出《道德经》第三十八："上德无为而无不为，下德为之而有以为。"上，指头脑泥丸。下，指腹脑黄庭。头脑来于父母之有形，故称"有"。腹脑来于自然遗传之无形，故称"无"。有之头脑和无之腹脑，即"两孔穴"。《道德经》说："常无，欲以观其妙；常有，欲以观其徼。此两者，同出而异名，同谓之玄，玄之又玄，众妙之门""玄牝之门，是谓天地根"。"无者以奉上"，就是以后天养先天，以腹脑养头脑。如《黄庭内景经》第十六说："神生腹中衔玉珰，灵注幽阙那得丧，琳条万寻可荫仗，三魂自宁帝书命。"此言黄庭腹脑之神气，为一身之根本。通过枝叶与根本的关系，阐明腹脑神气的重要性。《黄庭内景经》灵台章第十七阐述了其升降关系。

灵台郁霭望黄野，三寸异室有上下。间关营卫高玄受，洞房紫极灵门户，是昔太上告我者。左神公子发神语，右有白元并立处，明堂金匮玉房间，上清真人当我前，黄裳子丹气频烦。借问何在两眉端，内挟日月列宿陈，七曜九玄冠生门。(《黄庭内景经·灵台》)

黄野灵台，指黄庭腹脑。两眉端，指泥丸头脑。周楣声说："胆为清净之府，上清真人者指胆而言也。黄裳，脾之服也。"胆为少阳，脾为太阴。少阳合太阴，而生营卫气血，故曰"间关营卫高玄受"。此章与上有章第二参读自明。

上有魂灵下关元，左为少阳右太阴，后有密户前生门，出日入月呼吸存。元气所合列宿分，紫烟上下三素云，灌溉五华植灵根，七液洞流冲庐间。回紫抱黄入丹田，幽室内明照阳门。(《黄庭内景经·上有》)

泥丸头脑和黄庭腹脑在任督二脉小周天功作用下，互滋互养，共同主宰着人体生命（图 17-3）。

《黄庭内景经》五行章第二十五说："父曰泥丸母雌一，三光焕照入子室，能存玄真万事毕，一身精神不可失。"头为乾、为首、为诸阳之会，故曰父。腹为坤为至阴，故曰母。泥丸头脑为先天之本，黄庭腹脑为后天之本，故应存真守玄，慎而勿失。

《黄庭内景经》肝气章第三十三说："日月之华救老残。"少阳三焦为日，

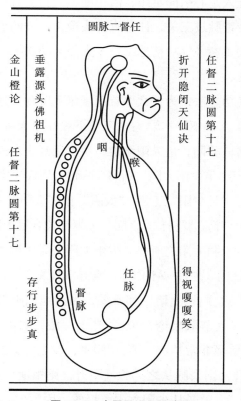

图 17-3 小周天调和两脑图

太阴脾为月，此日月阴阳二气可强身壮体。《诸真圣胎神用诀》说："御气之法，上至泥丸，下至命门（按：即黄庭），二景相随，可救老残。"

周天功有大小之分，上面说的交通任督二脉保养两脑之法为小周天。大周天功法不走任督二脉，乃是乾坤少阳太阴黄庭之交媾，守定黄庭腹脑，由经络之海而走十二经络。如《脉望》卷七说："大周天乾坤交……外日月交光。"大周天在于天人合一，采集于自然。

还有大周天功的另一派说法，与咸卦有关系。现在来分析咸卦的爻辞。爻辞开首说："初六，咸其拇（足大趾）。"接下去是："咸其腓（腿肚），咸其股（髋骨），咸其脢（背肉），咸其辅颊舌。"这与艮卦的所经路线相同，又与冲脉的循行路线暗合。冲脉起足大趾，上入胫骨内廉（腓），上入阴股内廉（股），上入肾下丹田，上循背部（脢），上行入面舌（《灵枢经》）。大周天功从足大趾入足心引向足跟，沿小腿、大腿上升，至环跳向会阴合拢，接着提肛，沿督脉过三关，往上直达头顶，再分两道向眼外侧两耳前入口，会合于舌尖（参《气功精选续篇·大周天功法》）。所以这是一种古老的气功锻炼方法。

这种古老的气功方法，为什么要首起于足大趾呢？这在《灵枢经》中可以找到来龙去脉。《灵枢·本输》："三焦下腧在于大趾之前，少阳之后，出于腘中外廉，名曰委阳，是太阳络也，手少阳经也。三焦者，足少阳太阴之所将（按：关于"足少阳太阴之所将"一句，历代注家有不同看法。《太素》卷十一本输无"足少阳"三字。"太阴"作"太阳"。《景岳全书》遗溺类引"少阳"作"少阴"。罗树仁《素问·灵枢针灸合纂》说："按肾合三焦、膀胱，则三焦为足少阴太阳之所将。少阳太阴必系少阴太阳之误刊无疑。"周学海说："太阴之阴，原注一本作阳，今寻本篇文义，非'阴'误'阳'，乃'太'误'少'也。"以上诸说都不妥，因为他们不知少阳太阴合为人身之太极。《素问·六节藏象论》说："凡十一藏，取决于胆也。"李东垣《脾胃论》对此的解释非常精辟，谓："胆者，少阳春升之气，春气升则万化安。故胆气春升，则余脏从之。胆气不升，则飧泄、肠澼不一而起矣。病从脾胃生者三也"，就是从少阳太阴解释的。因为少阳三焦相火寄于胆，胆气升必是三焦相火的作用，故曰"足少阳太阴之所将"），太阳之别也，上踝五寸，别入贯腨肠，出于委阳，并太阳之正，入络膀胱。"另外，足大趾又是足太阴经所起之处。而少阳太阴相合为太极元气（参《中医外感三部六经说》）。故足大趾乃元气所聚之处。再者，《灵枢·终始》："三脉动于足大趾之间，……其动也，阳明在上，厥阴在中，少阴在下。"前有少阳、太阳、太阴，此有阳明、厥阴、少阴，说明六条经脉皆能动于足大趾之间。为什么六脉皆动于此呢？因有冲脉入于足大趾。《灵枢·动腧》说，"黄帝曰：足少阴何因而动？岐伯曰：冲脉者，十二经之海也，与少阴之大络，起于肾下（按：命门所在处），出于气街，循阴股内廉，邪（斜）入腘中，循胫骨内廉，并少阴之经，下入内踝之后。入足下，其别者，邪踝，出属跗上，入大指之间，注诸络，以温足胫，此脉之常动者也。"看来冲脉是关键。

小周天在于调和两脑，协调先后天。多以黄庭下丹田腹脑为炉，泥丸上丹田头脑为鼎，合称炉鼎。养生就是把从自然界采集的生命素送入黄庭腹脑炉中，把这"外药"采进炉中封固，然后用腹式呼吸温养烹炼，经过温养烹炼后运入任督二脉以运转，叫出炉升鼎，升督脉降任脉，共运炼三百息、三百候，而把两脑调和起来。

头脑神经系统是有形的物质，我们可以称之为阴性调控系统，它是一个相对封闭的调控系统，是内环境物质的调控系统，只能通过体内的物质代谢与宇宙自然界进行信息和物质、能量的交流。腹脑经络系统是无形的物质，我们可以称之为阳性调控系统，它是一个开放的调控系统，可以直接与宇宙自然环境进行信息和能量的交流。头脑生命系统是人体生命系统的基础，腹脑生命系统是人体生命系统的主宰。因此，头脑神经阴性调控系统是腹脑经络阳性调控系统的基础系统，而腹脑经络阳性调控系统则是头脑神经阴性调控系统的主宰系统，两系统的调和协奏，使人体生命快乐得活着。

我们认为，这两个阴阳调控系统的主宰者是少阳三焦。少阳三焦既为元气之主，主气海经络阳性调控系统，又主人体有形的津液水道－神经体液内分泌－阴性调控系统，前者以功能为主要特征，后者以物质为主要特征，前者为中医学所特有，后者为中西医所共有，于此可以看出中医学的优越性及超越性。于此更能看出少阳三焦的特别重要性，乃中医学不传之秘也。

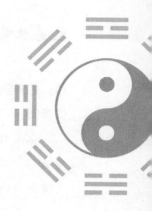

第18章　养生三要

一、炼精化气

炼精化气，是养生修炼的初级阶段，是在黄庭中的修炼，由少阳相火和太阴脾水谷参与，经过太仓的腐熟吸收化生成营卫气血。所谓炼精，就是指水谷之精微。所谓化气，就是指卫出下焦说的。

二、炼气化神

炼气化神，是养生修炼的中级阶段，是在中丹田的修炼，膻中穴部位，是养心神。第一阶段化生成的营卫气血，供养于心，心得血养而神安，经曰"血者，神气也""心藏神"，此之谓也。

三、炼神还虚

前文说过，心脑一体，共主于神。所以炼神还虚阶段，是在泥丸中的修炼，是先后天生命合一的修炼，是天人合一的修炼。如果修炼成功，先天和后天合一，就能和大自然沟通了，古人称此现象为"出神"。此时物我同化，会出现超人的智慧。

炼神还虚，天人合一，沟通自然，按自然规律运行，故曰"内挟日月列宿陈"。归于天道，就是"还虚"。所谓"炼神还虚"，就是按天道以调神，炼神就是调神，《内经》有《生气通天论》《四气调神大论》，录于此以供参阅。

　　春三月，此谓发陈，天地俱生，万物以荣。夜卧早起，广步于庭，被发缓形，以使志生，生而勿杀，予而勿夺，赏而勿罚，此春气之应，养生之道也。逆之则伤肝，夏为寒变，奉长者少。

　　夏三月，此谓蕃秀，天地气交，万物华实。夜卧早起，无厌于日，使志无怒，使华英成秀，使气得泄，若所爱在外，此夏气之应，养长之道也。逆之则伤心，秋为痎疟，奉收者少，冬至重病。

　　秋三月，此谓容平，天气以急，地气以明。早卧早起，与鸡俱兴，使志安宁，以缓秋刑，收敛神气，使秋气平，无外其志，使肺气清，此秋气之应，养收之道也。逆之则伤肺，冬为飧泄，奉藏者少。

　　冬三月，此谓闭藏，水冰地坼，无扰乎阳，早卧晚起，必待日光，使志若伏若匿，若有私意，若已有得，去寒就温，无皮肤，使气亟夺，此冬气之应，养藏之道也。逆之则伤肾，春痿厥，奉生者少。

　　天气清净光明者也，藏德不止，故不下也。天明则日月不明，邪害空窍，阳气者闭塞，地气者冒明，云雾不精，则上应白露不下，交通不表，万物命故不施，不施则名木多死。恶气不发，风雨不节，白露不下，则菀稾不荣。贼风数至，暴雨数起，天地四时不相保，与道相失，则未央绝灭。唯圣人从之，故身无奇病，万物不失，生气不竭。

　　逆春气则少阳不生，肝气内变；逆夏气则太阳不长，心气内洞；逆秋气则太阴不收，肺气焦满；逆冬气则少阴不藏，肾气独沉。

　　夫四时阴阳者，万物之根本也。所以圣人春夏养阳，秋冬养阴，以从其根，故与万物沉浮于生长之门。逆其根，则伐其本，坏其真矣。故阴阳四时者，万物之终始也，死生之本也。逆之则灾害生，从之则苛疾不起，是谓得道。道者，圣人行之，愚者佩之。

　　从阴阳则生，逆之则死，从之则治，逆之则乱；反顺为逆，是谓内格。是故圣人不治已病治未病，不治已乱治未乱，此之谓也。夫病已成而后药之，乱已成而后治之，譬犹渴而穿井，斗而铸锥，不亦晚乎！(《四气

调神大论》）

　　按：所谓"生气通天"，就是天人合一。生气，即人体的生命活动力。天，指自然界。五气和五味都源于自然界，是人体生命的必需品，但也能伤害人体生命。所以养生要注意这些问题。五气和五味皆入于黄庭，属于少阳和太阴。

　　黄帝曰：夫自古通天者生之本，本于阴阳。天地之间，六合之内，其气九州九窍、五藏、十二节，皆通乎天气。其生五，其气三，数犯此者，则邪气伤人，此寿命之本也。

　　苍天之气，清净则志意治，顺之则阳气固，虽有贼邪，弗能害也，此因时之序。故圣人传精神，服天气，而通神明。失之则内闭九窍，外壅肌肉，卫气散解，此谓自伤，气之削也。

　　阳气者，若天与日，失其所则折寿而不彰，故天运当以日光明。是故阳因而上，卫外者也。

　　因于寒，欲如运枢，起居如惊，神气乃浮。因于暑，汗，烦则喘喝，静则多言，体若燔炭，汗出而散。因于湿，首如裹，湿热不攘，大筋软短，小筋弛长。软短为拘，弛长为痿。因于气，为肿，四维相代，阳气乃竭。

　　阳气者，烦劳则张，精绝，辟积于夏，使人煎厥。目盲不可以视，耳闭不可以听，溃溃乎若坏都，汩汩乎不可止。阳气者，大怒则形气绝，而血菀于上，使人薄厥。

　　有伤于筋，纵，其若不容，汗出偏沮，使人偏枯。汗出见湿，乃生痤痱。高粱之变，足生大丁，受如持虚。劳汗当风，寒薄为皶，郁乃痤。

　　阳气者，精则养神，柔则养筋。开阖不得，寒气从之，乃生大偻。陷脉为瘘，留连肉腠。俞气化薄，传为善畏，及为惊骇。营气不从，逆于肉理，乃生痈肿。魄汗未尽，形弱而气烁，穴俞以闭，发为风虐。

　　故风者，百病之始也，清静则肉腠闭拒，虽有大风苛毒，弗之能害，此因时之序也。

　　故病久则传化，上下不并，良医弗为。故阳畜积病死，而阳气当隔，隔者当泻，不亟正治，粗乃败之。故阳气者，一日而主外，平旦人气生，日中而阳气隆，日西而阳气已虚，气门乃闭。是故暮而收拒，无扰筋骨，无见雾露，反此三时，形乃困薄。

岐伯曰：阴者，藏精而起亟也；阳者，卫外而为固也。阴不胜其阳，则脉流薄疾，并乃狂。阳不胜其阴，则五藏气争，九窍不通。是以圣人陈阴阳，筋脉和同，骨髓坚固，气血皆从。如是则内外调和，邪不能害，耳目聪明，气立如故。

风客淫气，精乃亡，邪伤肝也。因而饱食，筋脉横解，肠澼为痔。因而大饮，则气逆。因而强力，肾气乃伤，高骨乃坏。

凡阴阳之要，阳密乃固，两者不和，若春无秋，若冬无夏；因而和之，是谓圣度。故阳强不能密，阴气乃绝；阴平阳秘，精神乃治；阴阳离决，精气乃绝。

因于露风，乃生寒热。是以春伤于风，邪气留连，乃为洞泄。夏伤于暑，秋为痎疟。秋伤于湿，上逆而咳，发为痿厥。冬伤于寒，春必温病。四时之气，更伤五脏。

阴之所生，本在五味，阴之五宫，伤在五味。是故味过于酸，肝气以津，脾气乃绝。味过于咸，大骨气劳，短肌，心气抑。味过于甘，心气喘满，色黑，肾气不衡。味过于苦，脾气不濡，胃气乃厚。味过于辛，筋脉沮弛，精神乃央。是故谨和五味，骨正筋柔，气血以流，腠理以密，如是则骨气以精，谨道如法，长有天命。(《生气通天论》)

附录一　运气治验医案

我在《五运六气临床应用大观》一书中，只记载了一些五运六气常法治疗的治验医案，如壬辰、壬戌年，治司天太阳寒水用苦温类药物，治在泉太阴湿土用甘温类药物，治中运壬木太过用酸和类药物，是给人以规矩。没有规矩，就没有方圆。然而在临床实践中，变法为多，知常达变，才能运用自如。其变如《素问·至真要大论》所讲邪气反胜的治疗原则，今述于下。

辰戌年：寒化于天，热反胜之，治以咸冷，佐以苦辛。湿司于地，热反胜之，治以苦冷，佐以咸甘，以苦平之。

卯酉年：燥化于天，热反胜之，治以辛寒，佐以苦甘。热司于地，寒反胜之，治以甘热，佐以苦辛，以咸平之。

寅申年：火化于天，寒反胜之，治以甘热，佐以苦辛。风司于地，清反胜之，治以酸温，佐以苦甘，以辛平之。

丑未年：湿化于天，热反胜之，治以苦寒，佐以苦酸。寒司于地，热反胜之，治以咸冷，佐以甘辛，以苦平之。

子午年：热化于天，寒反胜之，治以甘温，佐以苦酸辛。燥司于地，热反胜之，治以平寒，佐以苦甘，以酸平之，以和为利。

己亥年：风化于天，清反胜之，治以酸温，佐以甘苦。火司于地，寒反胜之，治以甘热，佐以苦辛，以咸平之。(《素问·至真要大论》)

这是将六气分为寒燥湿与火热风阴阳两类，寒燥湿为阴邪，故"热反胜之"；火热风为阳邪，故"寒反胜之""清反胜之"。清为燥凉之气，称为次寒。因此，实际上还是寒热二气。不过用寒有辛寒、苦寒、咸寒之分，用热有甘温、甘热、酸温之别。

司天为主上半年的客气，在泉为主下半年的客气，何来反胜之邪气？

此反胜邪气为主气、间气或复气，当仔细辨之。

由上述可以看出，六气的表现不同而有不同的治疗原则。故不能一见寒邪就用辛温发散，必须分辨清楚此寒邪是司天之气，还是在泉之气；是主气胜客气，还是客胜主气；是胜气，还是复气。若寒邪为司天之气，其主气是少阳相火，此时"天政布，寒气行，雨乃降。民病寒，反热中，痈疽注下，心热瞀闷"。虽可用辛温散寒，也不可不治其"热中"。能否由此领悟泻心汤证及大青龙汤证？如刘完素《素问玄机原病式·热类》说，"其地中寒燠者，经言火热主于出行，寒水主于闭藏。故天气热，则地气通泄而出行，故地中寒也，犹人汗出之后体凉；天气寒则地凝冻而闭塞，气难通泄，故怫郁而地中暖也。经言人之伤于寒也，则为病热。又如水本寒，寒极则水冰如地，而冰下之水反不寒也。冰厚则水温，即闭藏之道也。或大雪加冰，闭藏之甚，则水大温，而鱼乃死矣。故子正一阳生，而至于正月寅，则三阳生，而得其泰☰☷。泰者，通利而非否塞也。午正一阴生，而至于七月申，则三阴生，而得否☷☰。否者，否塞而非通泰也。然而否极则泰，泰极则否。故六月泰极，则地中至寒；十二月否极，则地中至暖。然则地中寒燠，明可见焉。故知人之冒于寒，而内为热者，亦有之矣。"若寒邪为在泉之气，与主气太阳寒水合，其寒必重，"寒大举……阴乃凝，水坚冰，阳光不治"，其治必以"甘热"为主。寒为胜气，伤阳必重，可损心肝之阳，治必兼扶心肝之阳。寒为复气而平火热，"治以咸热"，又不可助火。举一气而概其余，读者思之。

所以在这里记载的医案多是以变法为治，读者思之，将会有事半功倍之效。

一、辰戌类

（一）壬辰、壬戌年出生者

崔某，女，53岁，壬辰年（1952年）12月生。

2005 年 3 月 5 日初诊：患糖尿病七八年，头晕胀闷，眼不舒适，手足冷，身热，夜里口干口苦，舌红少苔，脉沉。

处方：黄连 10 克，黄芩 10 克，党参 15 克，干姜 10 克，半夏 6 克，炙甘草 6 克，大枣 5 枚，桑叶 15 克，菊花 15 克。3 剂。

3 月 12 日二诊：药后头晕胀缓解。

处方：熟地黄 30 克，肉桂 6 克，白芥子 6 克，鹿角霜 10 克，麻黄 6 克，炙甘草 6 克，党参 10 克，乌梅 20 克，龟板 10 克，石膏 20 克，玉米缨 30 克，山萸肉 10 克，怀牛膝 10 克。以此方加减，服 3 个月愈。

（二）戊辰、戊戌年出生者

邢某，男，77 岁，戊辰年（1928 年）生。

2005 年 11 月 10 日初诊：头晕 20 余天，上午 9 时以后开始，下午 5—6 时加重，偶有耳鸣、恶心，伴有心房颤动。

处方：熟地黄 30 克，生地黄 10 克，寒水石 15 克，地龙 15 克，五味子 6 克，山萸肉 10 克，肉桂 3 克，石斛 30 克，玉竹 15 克，龙骨 30 克，牡蛎 30 克，炙甘草 6 克。3 剂，愈。

（三）甲辰、甲戌年出生者

案 1 贺某，女，40 岁，甲辰年（1964 年）10 月 23 日生。

2005 年 8 月 10 日初诊：乳腺炎 20 多天，化脓，已抽过脓。舌苔白、厚腻。

处方：白芷 30 克，苍术 30 克，鹿角霜 15 克，姜炭 10 克，白芥子 6 克，牡蛎 30 克，蒲公英 30 克，半夏 10 克，瓜蒌 15 克，黄芪 10 克，王不留行 30 克。

连服 6 剂，已见好转。上方去蒲公英、瓜蒌，加炮甲珠 10 克，陈皮 20 克，又服 6 剂愈。

案 2 高某，男，12 岁，甲戌年（1994 年）生。

初诊：平素易感冒，每日晨起流鼻涕、打喷嚏。舌质红，少量白苔。

不思食，体瘦，身痒。先解决吃饭问题。

处方：沙参 30 克，乌梅 10 克，麦冬 15 克，肉苁蓉 10 克，威灵仙 10 克，桂枝 10 克，知母 10 克，白芍 15 克，炙甘草 6 克，生麦芽 6 克。6 剂。

二诊：食欲好转。

处方：白芷 30 克，党参 10 克，苍耳子 10 克，薄荷 10 克，羌活 10 克，肉苁蓉 10 克，白术 15 克，防风 10 克，荆芥 10 克，葛根 10 克，升麻 10 克，川芎 10 克，当归 10 克，生地黄 15 克，蝉衣 15 克，石斛 30 克，乌梅 20 克，生麦芽 10 克，炙甘草 6 克。40 余剂愈。

（四）庚辰、庚戌年出生者

案 1 雷某，女，36 岁，庚戌年（1970 年）生。

2005 年 12 月 29 日初诊：两侧少腹夜间胀痛，白天不痛，自觉发热，舌尖红无苔，脉沉细。

处方：枳实 15 克，白芍 30 克，川芎 10 克，当归 10 克，生地黄 20 克，威灵仙 10 克，肉苁蓉 10 克，杏仁 10 克，延胡索 10 克，五灵脂 6 克。

上方服 6 剂愈。

案 2 田某，女，37 岁，庚戌年（1970 年）阴历三月出生。

2006 年 3 月 5 日初诊：痛经 2 年，经期 3 天，每次月经时腹部疼痛，尤以月经第 2 天下午 1 时为甚，痛时手足冰凉且麻木，出冷汗，脸色煞白。脉沉。

处方：当归四逆加吴茱萸生姜汤，再加艾叶。桂枝 10 克，白芍 10 克，炙甘草 6 克，大枣 10 枚，当归 10 克，细辛 6 克，通草 6 克，吴茱萸 15 克，生姜 15 克，艾叶 10 克。每日 1 剂，早晨和中午饭前服，服 10 剂经来痛止。

（五）丙辰、丙戌年出生者

案 1 王某，男，30 岁，丙辰年（1976 年）生，属龙。

咳嗽十余年，每逢冬季感冒后开始咳嗽，舌淡，舌体胖大，苔白腻微黄，脉右大于左。初中时做过扁桃体手术。

处方：麻黄 6 克，杏仁 15 克，石膏 20 克，半夏 10 克，黄芩 10 克，黄连 10 克，干姜 10 克，党参 10 克，地龙 10 克，威灵仙 10 克，肉苁蓉 10 克，百部 10 克，阿胶 10 克，炙甘草 6 克。服用 20 余剂愈。

案 2　李某，男，60 岁，丙戌年（1946 年）生。

2005 年 8 月 30 日初诊：少腹胀痛，脐周压痛，小便黄，大便正常，怕冷，舌胖淡，苔白，左脉弦，右脉沉。

处方：吴茱萸 15 克，生姜 5 片，麻黄 6 克，炮附子 15 克，细辛 6 克，干姜 15 克，党参 10 克，白术 10 克，茯苓 15 克，炙甘草 10 克，陈皮 10 克。3 剂愈。

二、卯酉类

（一）丁卯、丁酉年出生者

李某，女，73 岁，丁酉年（1934 年）生，属鸡。

2006 年 2 月 21 日初诊：患者咳嗽 2 个月余，有痰，经常腹鸣（2～3 年），只要吃得不合适即腹泻，每日早晨起床即上厕。舌淡，苔白腻，中间发黑，脉沉。

丁为木运不及，司天酉金又克木，病位在肝木，内郁有火。

处方：半夏 10 克，黄芩 10 克，黄连 10 克，干姜 10 克，党参 15 克，吴茱萸 10 克，生姜 5 片，补骨脂 10 克，杏仁 15 克，百部 15 克，石膏 10 克，炙甘草 6 克。3 剂，每日 1 剂，水煎服，每日 3 次。

2 月 24 日二诊：病已好转。

处方：昆布 10 克，半夏 10 克，细辛 6 克，白术 30 克，茯苓 10 克，黄连 6 克，苍术 15 克，干姜 10 克，党参 15 克，吴茱萸 10 克，补骨脂 20 克，杏仁 15 克，百部 15 克，生姜 5 片，大枣 5 枚。此方服 10 剂而愈。

（二）癸卯、癸酉年出生者

高某，女，43岁，癸卯年（1963年）生。

2005年12月26日初诊：心慌1个多月，胸部出汗，身软神疲，怕冷，舌尖有杨梅点，脉沉无力。

处方：桂枝10克，炙甘草6克，龙骨20克，牡蛎20克，川芎6克，当归6克，黄连10克，黄芩10克，半夏6克，党参10克，干姜6克，石菖蒲10克，远志10克。以此方加减12剂愈。

（三）己卯、己酉年出生者

彭某，男，38岁，己酉年（1969年）11月生，属鸡。

2006年2月14日初诊：患者失眠十多年，每天只睡2～4小时，必须借助药物入眠。头痛眼肿，肠胃不好，大便不成形，舌质淡红，苔白，中有裂纹，脉弦。

己为土运不及，病在脾土。酉为阳明燥金司天，则少阴君火在泉。

处方：杏仁20克，柏子仁30克，炙鳖甲15克，牡蛎30克，龙骨30克，昆布30克，黄连15克，黄芩15克，半夏15克，党参20克，干姜10克，炙甘草30克，大枣10枚，山药10克，白芍30克。3剂，每日1剂，水煎服，日服2次。

2月22日二诊：失眠明显好转。

处方：黄芪15克，升麻6克，黄芩15克，黄连15克，党参30克，干姜10克，杏仁20克，柏子仁30克，龟板15克，桂枝15克，白芍30克，昆布30克，山药30克，炙甘草30克，当归10克，牡蛎30克，龙骨30克，远志10克，大枣10枚。9剂病愈。

（四）乙卯、乙酉年出生者

孙某，女，59岁，乙酉年（1945年）10月生。

2003年11月12日初诊：脸肿、腿肿半个月，早晨浮肿重，下午稍轻，小便次数多，口干，体胖，视物模糊，脚心冷，舌淡苔白，脉沉。

处方：桂枝20克，白芍15克，生姜3片，大枣3枚，炙甘草6克，白术10克，茯苓30克，威灵仙10克，知母6克。3剂愈。

（五）辛卯、辛酉年出生者

万某，女，21岁，辛酉年（1981年）生。

2005年11月17日初诊：肚脐部有液体流出，怕冷，腹寒影响月经，自觉体内有火，舌淡苔白，脉沉。

处方：茯苓15克，白术20克，苍术20克，熟地黄30克，鹿角霜10克，白芥子6克，肉桂3克，麻黄3克，炙甘草6克，姜炭10克，连翘20克、黄连6克。用此方加减服10余剂愈。

三、寅申类

（一）壬寅、壬申年出生者

蒋某，女，42岁，壬寅年（1962年）11月22日生。

2003年12月24日诊：支气管哮喘七八年，每年夏天发作，入伏加重，冬季感冒后诱发，饮食正常，但大便2～3天一次，口干，手足冰冷，上火则淋巴结发炎，舌淡少量白苔，脉滑。

处方：石膏20克，寒水石15克，麻黄6克，杏仁10克，玄明粉6克，海蛤粉10克，地龙10克，党参15克，紫菀10克，百部10克，威灵仙10克，猕猴桃1个，桂枝6克，炙甘草10克，生姜3片，大枣3枚。此方加减服1个月愈。

（二）戊寅、戊申年出生者

案1 雷某，女，68岁，戊寅年（1938年）9月生。

2005 年 12 月 26 日诊：胃痛 3 年，吐酸水，腹胀，进食过热或过凉后胃部不舒，每年立秋后左手皲裂，右手发麻，夏天稍好转，双下肢疼痛，舌质淡，苔白，舌有裂纹，脉沉。

处方：神曲 10 克，炒麦芽 10 克，黄芩 10 克，乌贼骨 30 克，瓦楞子 10 克，熟地黄 30 克，麻黄 6 克，白芥子 6 克，鹿角霜 10 克，姜炭 6 克，蜈蚣 2 条，防己 10 克，何首乌 10 克，炙甘草 6 克。服 6 剂，胃病愈。

案2 薛某，女，38 岁，戊申年（1968 年）正月生。

初诊：脐周及少腹胀满、压痛，腰痛，大便秘结，胸闷，头晕，下肢发冷，经常发生口腔溃疡，颈椎发僵，心慌，胆小，乳腺增生，爱发脾气，有时恶心反胃。12 年前产后冲凉水澡，得病至今。月经量多，每月 2 次，黑红有块，经期 1 周。舌质红有裂纹，舌体大，有杨梅点，无苔，右脉较沉。

处方：寒水石 15 克，昆布 15 克，海蛤粉 10 克，滑石 15 克，玄明粉 6 克，生地黄 15 克，栀子 6 克，玄参 15 克，赤芍 6 克，甘草 6 克。

二诊：服上方 6 剂，症状好转。

处方：炒麦芽 15 克，昆布 15 克，海蛤粉 10 克，滑石 15 克，玄明粉 6 克，大黄 6 克，桂枝 10 克，生地黄 15 克，栀子 6 克，玄参 15 克，炙甘草 6 克。

三诊：服上方 3 剂，大便出很多污物，胸腹满闷已退。

处方：党参 10 克，当归 15 克，生地黄 60 克，川芎 15 克，白芍 30 克，龟板 15 克，石决明 30 克，百合 15 克，地龙 15 克，砂仁 6 克，生麦芽 10 克。

四诊：服上方 15 剂，症状大大好转。

处方：栀子 6 克，石斛 15 克，党参 15 克，当归 15 克，生地黄 60 克，川芎 15 克，白芍 30 克，龟板 15 克，石决明 50 克，百合 30 克，砂仁 6 克，生麦芽 10 克，五味子 10 克，炙甘草 10 克。上方服 15 剂愈。

（三）甲寅、甲申年出生者

案1 任某，女，62 岁，甲申年（1944 年）11 月生。

2006年3月4日初诊：患者两腋下肋痛20年，近来剑突下及两胁下痛1个月，并放射到背部及胸部，常于晚上11时至次日凌晨2时发作，睡眠差，大便干，坐骨神经痛15年。舌淡，苔薄白，脉弦。多年来到处奔走看病，就是不见效，经人介绍来我处就诊。

甲土运太过，克肾水，侮肝木，申又含金意，于是肝肾气郁，且寅申少阳相火寄于肝肾而火郁，2006年是丙戌年，寒水之气主时，又加重了郁结，故有胸胁及背和剑突下痛。夜里11时至次日凌晨2时乃胆肝流注时间也。消化道有病则卧不安，故睡眠不好，大便秘结。

处方：柴胡30克，黄芩10克，半夏15克，党参10克，瓜蒌30克，枳壳10克，炙甘草10克，生姜5片，大枣5枚。3剂，每日1剂，水煎服，每日3次。

3月8日二诊：服药有效，原方再服6剂。

3月27日三诊：病情进展不大。

处方：柴胡60克，黄芩15克，半夏10克，党参30克，瓜蒌30克，薤白15克，桂枝10克，丹参10克，枳壳10克。

此方服6剂愈。服后大便次数多，乃柴胡主心腹肠胃结气，寒热邪气，推陈致新之故，但非大量不能致效。

案2 高某，男，30岁，甲寅年（1974年）8月生。

2005年11月26日初诊：受风后出现肩部疼痛、头痛（间断性）2年余。舌红，苔黄腻。

处方：藿香10克，藁本15克，白芷20克，柴胡15克，防风6克，荆芥6克，羌活10克，葛根30克，滑石20克，佩兰20克，茵陈15克，石膏60克，地龙10克，蜈蚣2条，白豆蔻10克，升麻10克，赤芍10克，甘草6克。服9剂愈。

（四）庚寅、庚申年出生者

案1 赵某，女，55岁，庚寅年（1950年）生。

2005年12月5日初诊：患高血压八九年，血压160/90毫米汞柱，关节炎，舌苔白腻，脉沉。

处方：苍术 15 克，昆布 20 克，牡蛎 30 克，龙骨 30 克，熟地黄 30 克，鹿角霜 10 克，半夏 10 克，黄芩 10 克，黄连 10 克，干姜 6 克，党参 10 克，磁石 30 克，川牛膝 15 克，石膏 60 克，炙甘草 6 克。用此方加减枸杞、补骨脂、槟榔、杏仁、地龙等，共服 20 多剂病愈。

二诊：病情好转。

处方：黄芪 30 克，石膏 20 克，知母 10 克，白术 15 克，昆布 20 克，党参 15 克，桂枝 10 克，山萸肉 20 克，熟地黄 30 克，怀牛膝 15 克，川芎 10 克，当归 10 克，地龙 10 克，炙甘草 6 克。调理善后。

案 2　田某，女，55 岁，庚寅年（1950 年）生。

2005 年 7 月 25 日初诊：6 月 22 日体检时发现了糖尿病，空腹血糖 7.4 毫摩尔 / 升，7 月 19 日再次检查血糖，空腹血糖 8.78 毫摩尔 / 升，定为糖尿病。头晕，乏力，无精神，睡眠不好，左膝关节痛、抽筋，舌淡，少苔，脉虚。

处方：黄芪 60 克，山药 30 克，熟地黄 30 克，生地黄 20 克，玉米须 30 克，炙甘草 6 克。5 剂，水煎服。

8 月 1 日二诊：服药好头晕减轻。

处方：黄芪 60 克，山药 30 克，熟地黄 30 克，生地黄 30 克，石斛 30 克，玉米须 30 克，桂枝 10 克，白芍 10 克，炙甘草 6 克，龙骨 30 克，牡蛎 30 克，蜈蚣 2 条。此方服用 30 天，检查空腹血糖为 5.9。并嘱再服 10 多剂以调养。

（五）丙寅、丙申年出生者

案 1　邢某，男，49 岁，丙申年（1956 年）7 月生。

2005 年 9 月 7 日初诊：患者患鼻窦炎 10 多年，引发眉棱骨痛，大便干结，舌淡苔白，脉沉细。多年来服用不少治鼻炎的药，均无效。

处方：大黄 6 克，炮附子 10 克，细辛 6 克，麻黄 6 克，辛夷 10 克，苍耳子 10 克，白芷 10 克。

二诊：上方服用 15 剂，虽有疗效，但不显著。

处方：熟地黄 30 克，枸杞 30 克，菟丝子 20 克，肉苁蓉 30 克，炮附子 30 克，干姜 15 克，炙甘草 15 克，肉桂 3 克，鹿角霜 10 克，白芷 60 克，苍耳子 15 克，辛夷 15 克，藁本 13 克，石斛 30 克。此方服用后即有效，连服 26 剂而愈。

案 2　乔某，男，50 岁，丙申年（1956 年）生。

2005 年 10 月 27 日初诊：腹痛腹鸣，口臭。

处方：半夏 6 克，黄芩 10 克，黄连 6 克，干姜 10 克，党参 10 克，肉苁蓉 15 克，石斛 30 克，灯芯草 6 克，蒲公英 15 克，连翘 30 克，炙甘草 6 克。13 剂愈。

四、丑未类

（一）丁丑、丁未年出生者

案 1　姜某，女，6 岁，丁丑年（1997 年）11 月生。

2003 年 12 月 29 日初诊：感冒 2 个多月，咳嗽一直不好，经中西医治疗无效。大便干，口干，杨梅舌，舌质红，根部有白苔，痰白色。

处方：石膏 20 克，寒水石 15 克，海蛤粉 10 克，地龙 6 克，竹茹 6 克，生姜 3 片，葛根 15 克，大黄 6 克，五味子 6 克，干姜 6 克，细辛 3 克，半夏 3 克，炙甘草 6 克。服 5 剂愈。

案 2　张某，女，38 岁，丁未年（1967 年）4 月生。

2004 年 10 月 15 日诊：眩晕、耳鸣、恶心、全身乏力反复 1 周，舌苔白，脉弦。

处方：葛根 30 克，柴胡 10 克，蝉衣 10 克，川芎 10 克，陈皮 10 克，天麻 10 克，茯苓 10 克，半夏 10 克，川朴 6 克，枇杷叶 10 克，竹叶 6 克，石菖蒲 6 克，磁石 10 克，生姜 3 片。此方加减服 5 剂愈。

（二）癸丑、癸未年出生者

孙某，男，63 岁，癸未年（1943 年）1 月生。

2005 年 4 月 26 日就诊：便秘 10 多年，腰痛，舌淡苔白，脉左沉右滑。

处方：黄连 10 克，干姜 10 克，炮附子 6 克，细辛 6 克，大黄 10 克，首乌 10 克，槟榔 10 克，白术 6 克，杏仁 10 克。

4 月 29 日二诊：大便好转。

处方：黄连 10 克，半夏 10 克，瓜蒌 30 克，大黄 10 克，枳实 10 克，厚朴 10 克，槟榔 10 克，苍术 15 克，肉苁蓉 10 克。服 3 剂后大便正常。

（三）己丑、己未年出生者

案 1 刘某，男，26 岁，己未年（1979 年）8 月生。

2005 年 8 月 31 日初诊：过敏性鼻炎 12 年，打喷嚏，流清鼻涕，每年 8 月中下旬发病，9 月上旬好转，食少，舌质红，少苔，脉沉细。此为湿寒过重，脾湿犯肺。

处方：白芷 15 克，辛夷 15 克，苍耳子 15 克，黄连 6 克，薄荷 10 克，葱白 20 克，黄芩 10 克，干姜 10 克，党参 15 克，炙甘草 10 克，麦冬 15 克，黄芪 20 克。此方服 10 多剂愈。

案 2 杜某，男，26 岁，己未年（1979 年）11 月生。

2005 年 10 月 28 日初诊：肛门外右侧生一疮痈 3 个多月，肿而不红，流脓水，伤口不愈合。脉弦，舌淡。

处方：熟地黄 30 克，鹿角霜 10 克，肉桂 3 克，白芥子 6 克，麻黄 6 克，姜炭 10 克，炙甘草 6 克，地榆炭 15 克，连翘 20 克，金银花 20 克，蒲公英 20 克。3 剂愈。

（四）乙丑、乙未年出生者

案 1 李某，男，20 岁，大学生，乙丑年（1985 年）3 月生。

2006年3月4日初诊：自出生起手脚心汗出如油，换季时手掌脱皮。舌胖大，舌质红，少苔，脉左沉右滑，右大于左。医家多以阴虚论治，总不见好。此乃出生年寒湿郁其心火所致，脾主四肢，心火乘其脾土。

处方：黄连10克，黄芩10克，半夏6克，干姜10克，党参15克，浮小麦45克，玉竹15克，五味子6克，熟地黄60克，鹿角霜10克，白芥子6克，姜炭6克，肉桂6克，炙甘草6克。此方15剂治愈。

案2　吴某，女，50岁，乙未年（1955年）9月生。

2005年12月16日初诊：右头（前部）痛、憋胀感半年，头痛则吐，高血压（160/105毫米汞柱），每年冬至后咳嗽，立春后好转，舌中部白腻苔，脉弦细，右脉上鱼际。

处方：白芷30克，吴茱萸15克，生姜5片，党参10克，茯苓15克，苍术15克，羌活10克，蜈蚣2条，半夏10克，陈皮10克，杏仁10克，麻黄6克。6剂后头痛、呕吐愈，血压下降。

五、子午类

（一）壬子、壬午年出生者

刘某，女，61岁，壬午年（1942年）7月生。

2003年11月10日初诊：3年来每年冬季易感冒，鼻炎鼻塞，嗓子干痛，咳嗽1个月，出汗，舌质淡红，苔白，脉数。

处方：威灵仙10克，川牛膝10克，木瓜10克，白芍20克，桂枝10克，黄芪10克，寒水石15克，桑叶15克，炙甘草6克。3剂。

11月13日二诊：感冒好转，唯白天咳嗽，鼻炎。上方加白芷15克，薄荷15克，续服9剂愈。

（二）戊子、戊午年出生者

薛某，女，27岁，戊午年（1978年）生。

2005年11月15日初诊：全身关节疼痛3个月，手足关节痛甚，舌淡，苔薄微黄。

处方：柴胡20克，黄芩15克，半夏10克，党参10克，桂枝10克，白芍10克，防风20克，炙甘草6克，生姜6片，大枣5枚。3剂愈。

（三）甲子、甲午年出生者

案1 马某，女，50岁，甲午年（1954年）9月生。

2003年7月5日就诊：平素极易胃部不适，现胃痛、发闷，打嗝，痰多，项背困，不思食，大便不成形，血压低，舌淡苔白，脉弱。

处方：黄连6克，黄芩10克，半夏10克，干姜10克，炙甘草6克，党参6克，大枣3枚，枳壳10克，柴胡15克，威灵仙10克，厚朴6克，竹茹6克，麦芽6克，香附6克。6剂愈。

案2 郝某，女，52岁，甲午年（1954年）生。

2006年2月13日初诊：淋巴结肿大月余。B超检查显示左侧颈部淋巴结肿大，1.24厘米×0.76厘米×0.84厘米。支气管哮喘20多年，病情随天气变化而变化，上楼梯、登高时气喘加重。舌体胖大，舌质淡，有齿痕，舌中间有黑苔，腹胀大，脐部发硬，大便秘结。血压200/120毫米汞柱。对多种西药过敏，不能打针。

处方：玄参30克，金银花30克，昆布15克，僵蚕10克，柴胡10克，半夏10克，黄芩10点，党参10克，干姜10克，瓜蒌30克，桔梗6克，蜈蚣2条，甘草6克，川牛膝10克。3剂。

2月17日二诊：患者自诉第1次服药后鼻出血，第2次服药后眼出血，第3次及以后服药不再出血。

处方：玄参30克，金银花30克，昆布15克，僵蚕10克，半夏20克，黄芩10克，黄柏6克，党参30克，瓜蒌30克，桔梗6克，蜈蚣2条，川芎15克，槟榔6克，大黄6克，生姜10克，甘草6克。3剂。

2月23日三诊：大便仍秘结。

处方：石决明30克，熟地黄60克，地龙30克，昆布30克，党参15

克，半夏6克，干姜6克，厚朴10克，枳实10克，炮附子6克，细辛6克，槟榔15克，大黄30克，桃仁15克，川牛膝30克。用4斤白萝卜煮水取汁，加入上述药物煎煮。药后排出很多黏滑恶臭之物，腹胀脐硬缓解。以后随症调理3个多月而愈。

（四）庚子、庚午年出生者

案1　张某，男，46岁，庚子年（1960年）生。

2006年4月3日初诊：头晕，恶心，睡眠差，血压170/100毫米汞柱，面红耳赤，舌质红，苔白腻，脉滑。

处方：苍术15克，半夏10克，黄芩10克，黄连10克，干姜10克，党参15克，海蛤粉30克，杏仁10克，寒水石20克，石决明30克，川牛膝30克，肉桂6克，龙骨30克，牡蛎30克，炙甘草6克。10剂愈。

案2　郝某，女，76岁，庚午年（1930年）生。

2005年8月30日初诊：患者自觉前胸、后背及两肩部发热七八年，不爱出汗，胸部憋闷，吐酸，头晕或痛，口干，腿凉，舌淡，苔白腻，脉右滑大于左。

处方：柴胡6克，升麻6克，葛根10克，羌活6克，白芍10克，炙甘草6克，独活10克，前胡10克，黄连6克，麻黄6克，附子10克，细辛3克，白术10克，茯苓10克，陈皮10克，川牛膝15克，党参15克，黄芩6克，半夏6克，石决明10克。10剂愈。

（五）丙子、丙午年出生者

杨某，女，9岁，丙子年（1996年）生。

2005年10月22日初诊：夜间磨牙2年多。

处方：乌梅15克，川椒6克，槟榔6克，川楝子6克，玄参20克，石斛30克，升麻6克，葛根6克，赤芍10克，怀牛膝10克，牡蛎15克，贯众10克。此方加减6剂愈。

六、巳亥类

（一）丁巳、丁亥年出生者

案 1 田某，女，58 岁，丁亥年（1947 年）生。

2005 年 7 月 25 日初诊：右肩关节炎，右上肢不能上举及后伸，下肢疼痛，不能上楼梯，脚心发热，有脚气。舌瘦小，苔白腻，脉沉。在火边工作 30 余年，出汗后受寒所致。

处方：炮附子 20 克，干姜 30 克，炙甘草 40 克，黄芪 15 克，川椒 15 克，陈皮 20 克，杜仲 30 克，川断 20 克，桂枝 20 克，木瓜 20 克，当归 15 克，党参 15 克，怀牛膝 10 克。

8 月 1 日复诊：上方服 15 剂，效果甚微。

处方：熟地黄 90 克，黄芪 60 克，当归 60 克，白芍 60 克，桂枝 15 克，陈皮 15 克，桃仁 10 克，地龙 6 克，川芎 6 克，羌活 6 克，白芥子 6 克，蜈蚣 2 条，肉桂 10 克，龙骨 30 克，牡蛎 30 克，山萸肉 30 克，枸杞 30 克，鹿角霜 30 克，肉苁蓉 20 克。又服 30 剂愈。

案 2 袁某，女，58 岁，丁亥年（1947 年）生。

2005 年 9 月 2 日初诊：自觉食管及胃部发热，恶心，呃逆，全身酸困、乏力，肩背痛，出虚汗，小便频数，脐周时痛，食少，胸胁胀，怕冷，舌淡有裂纹，苔白腻，脉弦。镜检提示，食管糜烂。

处方：黄芪 30 克，知母 10 克，白芷 15 克，麻黄 6 克，炮附子 6 克，陈皮 10 克，半夏 15 克，茯苓 15 克，羌活 6 克，川芎 6 克，熟地黄 30 克，白芥子 6 克，肉桂 6 克，鹿角霜 10 克，党参 10 克，白术 10 克，生姜 5 片。此方加减服 12 剂愈。

（二）癸巳、癸亥年出生者

白某，女，21 岁，癸亥年（1983 年）1 月生。

2003 年 7 月 25 日初诊：自诉月经不调，从 17 岁月经初潮开始至今一直月经先期，间隔7～8天，经期7～8天。经前腹痛，经色黑有块儿，量多，大腿前侧有红色血丝。杨梅舌，苔白，脉沉滑。

处方：威灵仙10克，肉苁蓉15克，牡蛎30克，石膏30克，桃仁30克，枳实10克，白芍30克，柴胡30克，炙甘草10克，川芎10克，当归10克，川椒10克。3剂。

8月4日二诊：服药后行经前无腹痛，经色正常，但有块儿，量多。于原方中加黄芪10克续服，下次来经正常。

（三）己巳、己亥年出生者

梁某，女，44岁，己亥年（1959年）9月生。

2003年9月29日初诊：下腹部傍晚时痛，腰部及肢体关节困重，胃脘不舒，胆结石，腹泻2～3天，小便不利，口苦，乳房胀痛。从1998年开始，出现阴部抽筋出汗，夜间12时至凌晨3时发作，以秋冬春季为主，夏季好转。

处方：黄连10克，黄芩10克，半夏10克，党参10克，干姜10克，川椒10克，白术10克，防己10克，泽泻6克，炙甘草6克，川芎6克。6剂。

10月10日二诊：肠胃不适好转。上方减川椒、白术，加车前子、瞿麦、海金沙各10克，续服月余而愈。

（四）乙巳，乙亥年出生者

案1 陕某，女，40岁，乙巳年（1965年）生。

2005年10月21日初诊：胃脘不适1年余，每逢秋季开始或加重，泛酸，呃逆，脐左侧有压痛，二便正常，舌红少苔。

至秋则金气胜，而风火内郁。吐酸，又称泛酸，是指胃中上泛酸水不咽下而吐出的病证。若随即咽下者，称为吞酸。现代医学统称为胃酸过多症。《素问·至真要大论》说："诸呕吐酸，……皆属于热。"又说："少阳之胜，热客于胃，烦心心痛，目赤欲呕，呕酸善饥。"说明火热犯胃可导致吐酸。刘河间在《素问玄机原病式·六气为病·吐酸》中说："酸者，肝木之味也。由火盛制全，不能平木，则肝木自甚，故为酸也。……又如酒之味苦而性热，能养心火，故饮之则令人色赤气粗，脉洪大而数……烦渴呕吐，皆热证也，其吐必酸，为热明矣。"少阳之胜，相火亢盛也。相火寄于肝胆，相火亢盛必致肝胆火旺。肝胆火旺，上乘肺金，下克脾胃，吐酸作矣。诚如秦景明在《症因脉治·内伤吐酸水》中说："呕吐酸水之因，恼怒忧郁，伤肝胆之气，木能生火，乘胃克脾，则饮食不能消化，停积于胃，遂成酸水浸淫之患矣。"《丹溪心法·吞酸》指出："吐酸是吐出酸水如醋，平时津液随上升之气郁积而久，湿中生热，故从火化，遂作酸味，非热而何？"朱丹溪在《局方发挥》中说："上升之气，自肝而出，中挟相火。"则此"上升之气郁积而久"，当是指少阳相火之郁结日久，"从火化，遂作酸味"。

处方：乌贼骨30克，柴胡10克，枳壳10克，白芍15克，炙甘草6克，柿蒂10克，旋覆花10克，代赭石15克，淡竹叶10克，桑叶10克。服6剂愈。

案2　常某，女，38岁，乙巳年（1965年）3月生。

2004年1月9日初诊：咳嗽2个月，夜间加重，有痰色白。外阴部左侧瘙痒，夜里11—12时加重，舌中部有裂纹，苔白。

处方：威灵仙10克，麻黄6克，石膏20克，杏仁10克，紫菀10克，百部10克，前胡6克，地龙6克，海蛤粉6克，黄芩6克，炙甘草6克。3剂。

1月13日二诊：咳嗽愈，痒不止。

处方：苦参15克，白鲜皮10克，柴胡15克，黄芩10克，半夏10克，党参10克，炙甘草6克，生姜3片，大枣3枚，蝉衣10克，刺蒺藜10克。3剂愈。

（五）辛巳、辛亥年出生者

案1　金某，男，64岁，辛巳年（1941年）生。

2005年12月10日初诊：患者有高血压病史10年，血压160/90毫米汞柱，一般晚上高于白天，平时服4片降压药，面部发红，舌质红，少苔，脉微数。

处方：熟地黄15克，石膏30克，海蛤粉10克，昆布10克，黄芩10克，黄连10克，半夏10克，龙骨30克，牡蛎30克，川芎10克，丹参10克，党参15克，白术10克，炙甘草6克。15剂，病愈。

案2　李某，男，64岁，辛巳年（1941年）生。

2005年11月18日就诊：大便次数多2年余，臀部怕冷，舌淡，苔白腻，有裂纹，脉沉。

处方：苍术15克，熟地黄30克，鹿角霜10克，麻黄6克，姜炭10克，白芥子6克，肉桂6克，茯苓15克，半夏6克，陈皮10克，炙甘草6克，连翘30克。以此方加减乌贼骨、杜仲、枸杞、党参、砂仁等，共服20余剂，愈。

案3　家弟，35岁，1979年4月跌伤，第九、十脊椎骨骨折，双下肢瘫痪，小便不利。医院建议手术治疗，笔者不同意，给患者服用《中医伤科学经验方》脊背续骨汤：杜仲、乳香、没药、当归、赤芍、生地黄、补骨脂、土鳖虫、川续断、远志、骨碎补。

煎汤内服3剂后，吐出瘀血两三块儿。又服2剂，大便排出瘀血。

因小便不利，随加黄芪、牛膝、瞿麦，去远志、补骨脂、土鳖虫。服3剂，小便仍不通，加萆薢、薏苡仁、木瓜（酸补肝，以加强疏泄功能）。服2剂，见有结石从小便排出，小便通。

20天后下肢有知觉，1个月后可微动，2个月后即能扶杖而行，3个月后可去杖而行，4个月后可自行上班，但留有后遗症。

附录二　三年化疫说探讨

我们在《疫病早知道》一书中探讨了中国两千年来疫病的发生情况，经统计发现，己丑、壬午、癸未、癸丑、壬寅、癸卯、甲午年疫病发生最多。而张年顺统计从 766—1966 年的 1200 年间发生疫病频次最多的年份是己丑、庚寅、癸丑、壬辰、壬戌等。根据《内经》三年化疫说，可排出其次序如下。

丙戌　丁亥　戊子　己丑　庚寅

庚辰　辛巳　壬午　癸未

庚戌　辛亥　壬子　癸丑

庚子　辛丑　壬寅　癸卯

庚寅　辛卯　壬辰　癸巳　甲午

庚申　辛酉　壬戌　癸亥

《内经》三年化疫说中，起始年是丙戌、庚辰、庚戌、庚寅、庚申、庚子等，疫病的发生多在火运不足的癸年。中运是寒水太过年和燥金太过年，即寒凉太过之年；气是辰戌寒水司天丑未湿土在泉、寅申相火司天厥阴风木在泉及子午君火司天卯酉阳明在泉。一般发生在第三年，或提前一年，或延后一年。总之，寒热水火不调是其根源。

一、庚辰庚戌年后三年发疫

卯酉之年，太阳升天，主室天芮（土星别名），胜之不前。又遇阳明未迁正者，即太阳未升天也，土运以至，水欲升天，土寒热瞤嚏，皮毛折，爪甲枯焦，其则喘嗽息高，悲伤不乐。热化乃布，燥化未令，即清劲未行，肺金复病。太阳不迁正，即冬清反寒，易令于春，杀霜在前，寒冰

300

于后，阳光复治，凛冽不作，霾云待时。民病温疠至，喉闭溢干，烦躁而渴，喘息而有音也。寒化待燥，犹治天气，过失序，与民作灾。

阳明不退位，即春生清冷，草木晚荣，寒热间作，民病呕吐，爆注，食饮不下，大便干燥，四肢不举，目瞑掉眩。

太阳不迁正，即冬清反寒，易令于表，杀霜在前，寒冰于后，阳光复治，凛冽不作，雾云待时。民病温疠至，喉闭嗌干，烦躁而渴，喘息而有音也。寒化待燥，犹治天气，过失序，与民作灾。

卯酉之岁，太阴降地，主窒地苍（木星别名），胜之不入。又或少阴未退位者，即太阴未得降也，或木运以至。木运承之，降而不下，即黄云见而青霞彰，郁蒸作而大风，家瘆埃胜，折损乃作。久而不降也，伏之化郁，天埃黄气，地布湿蒸，民病四肢不举，昏眩肢节痛，腹满填臆。

少阴不退位，即温生春冬，蛰虫早至，草木发生，民病膈热咽干，血溢惊骇，小便赤涩，丹瘤疹疮疡留毒。

太阴不迁正，即云雨失令，万物枯焦，当生不发。民病手足肢节肿满，大腹水肿，填臆不食，飧泄胁满，四肢不举。雨化欲令，热犹治之，温煦于气，亢而不泽。

假令庚辰阳年太过，如己卯天数有余者，虽交得庚辰年也阳明犹尚治天，地已迁正，太阴司地，去岁少阴以作右间，即天阳明而地太阴也，故地下奉天也。乙巳相会，金运太虚，反受火胜，故非太过也，即姑洗之管，太商不应，火胜热化，水复寒刑，此乙庚失守，其后三年化成金疫也，速至壬午，徐至癸未，金疫至也，大小善恶，推本年天数及太一也。

又只如庚辰，如庚至辰，且应交司而治天，即下乙未未得迁正者，即地甲午少阴未退位者，且乙庚不合德也，即下乙未，干失刚，亦金运小虚也，有小胜或无复，后三年化疠，名曰金疠，其状如金疫也，治法如前。（《素问·本病论》）

假令庚辰，刚柔失守，上位失守，下位无合，乙庚金运，故非相招，布天未退，中运胜来，上下相错，谓之失守，姑洗林钟，商音不应也，如此则天运化易，三年变大疫。详其天数，差有微甚，微即微，三年至，甚即甚，三年至，当先补肝俞，次三日，可刺肺之所行。刺毕，可静神七日，慎勿大怒，怒必真气却散之。又或在下地甲子乙未失守者，即乙柔干，即上庚独治之，亦名失守者，即天运孤主之，三年变疠，名曰金疠，其至待时也，详其地数之等差，亦推其微甚，可知迟速尔。诸位乙庚失守，刺法同，肝欲平，即勿怒。(《素问·刺法论》)

根据以上内容可总结如图附录–1。

庚辰为太过阳年，虽然得交司天位，但上一年司天的己卯阳明之气还在司天没有退位，而太阳司天年的在泉之气太阴已就位在泉。上一年己卯阳明司天年的在泉之气少阴已退位右间，出现了己卯阳明司天和乙未太阴在泉的形势，下乙和上己相会，金运不及而虚，反受火克，故不得算阳年庚运太过，而且姑洗（太阳寒水）与太商（庚运燥金）不相应，火克肺金热化太过，则寒水之气来复，气候当先热后寒，这是乙庚失守，其后三年当化成金疫（病位在肺），其则快到壬午年，微则慢到癸未年，金疫就发生，至其病发生的大小轻重程度，则要看发病之年司天在泉的气数及北斗（太乙）所指月份而定。所以《素问·刺法论》说："假令庚辰，刚柔失守

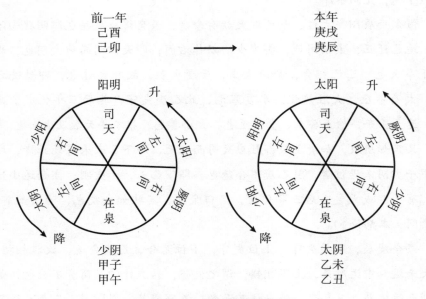

图附录–1　庚辰庚戌年发疫图

上位失守，下位无合，乙庚金运，故非相招，布天未退，中运胜来，上下相错，谓之失守，姑洗林钟，商音不应也、如此则天运化易，三年变大疫。详其天数，差有微甚，微即微，三年至，甚即甚，三年至。"

上说庚辰不迁正位，而在泉的太阴迁到了正位。再说庚辰司天迁升正位，而在泉乙未太阴没有迁正到在泉之位，还是上一年甲午少阴君火在泉不退位，则司天的庚运和在泉的乙运上下不能合德，即在下太阴乙未乙干失刚，使金运稍衰，只有轻微肺热，形不成寒水来复，其后三年则化成疫疠，名为金疠，其症状与金疫相似，治法也相同。金运虚是火气胜，寒水来复。

二、甲子年后三年化疫

巳亥之岁，君火升天，主室天蓬，胜之不前。又厥阴未迁正，则少阴未得升天，水运以至其中者。君火欲升，而中水运抑之，升之不前，即清寒复作、冷生旦暮。民病伏阳，而内生烦热，心神惊悸，寒热间作；日久成郁，即暴热乃至，赤风瞳翳，化疫，温疠暖作，赤气彰而化火疫，皆烦而躁渴，渴甚，治之以泄之可止。

厥阴不退位，即大风早举，时雨不降，湿令不化，民病温疫，疵疠风生，民病皆肢节痛，头目痛，伏热内烦，咽喉干引饮。

少阴不迁正，即冷气不退，春冷后寒，暄暖不时，民病寒热，四肢烦痛，腰脊强直。木气虽有余，而位不计于君火边也。

巳亥之岁，阳明降地；主室地形，胜而不入。又或遇太阳未退位，即阳明未得降，即火运以至。火运承之不下，即天清而肃，赤气乃彰，暄热反作。民皆昏倦，夜卧不安，咽干引饮，懊热内烦，天清朝暮，暄还复作。久而不降，伏之化郁，天清薄寒，远生白气。民病掉眩，手足直而不仁，两胁作病，满目晄晄。

少阳不退位，即热生于春，暑乃后化，冬温不冻，流水不冰，蛰虫出见，民病少气，寒热更作，便血上热，小腹坚满，小便赤沃，甚则血溢。

阳明不迁正，则暑化于前，肃杀于后，草木反荣。民病寒热鼽嚏，皮毛折，爪甲枯焦，甚则喘嗽息高，悲伤不乐。热化乃布，燥化未令，即清劲未行，肺金复病。

假令甲子阳年，土运太窒，如癸亥天数有余者，年虽交得甲子，厥阴犹尚治天，地已迁正，阳明在泉，去岁少阳以作右间，即厥阴之地阳明，故不相和奉者也。癸己相会，土运太过，虚反受木胜，故非太过也，何以言土运太过，况黄钟不应太窒，木既胜而金还复，金既复而少阴如至，即木胜如火而金复微，如此则甲己失守，后三年化成土疫，晚至丁卯，早至丙寅，土疫至也，大小善恶，推其天地，详乎太乙。

又只如甲子年，如甲至子而合，应交司而治天，即下己卯未迁正，而戊寅少阳未退位者，亦甲己下有合也，即土运非太过，而木乃乘虚而胜土也，金次又行复胜之，即反邪化也。阴阳天地殊异尔，故其大小善恶，一如天地之法旨也。（《素问·本病论》）

假令甲子，刚柔失守，刚未正，柔孤而有亏，时序不令，即音律非从，如此三年，变大疫也。详其微甚，察其浅深，欲至而可刺，刺之，当先补肾俞，次三日，可刺足太阴之所注。又有下位己卯不至，而甲子孤立者，次三年作土疠，其法补泻，一如甲子同法也。其刺已毕，又不需夜行及远行，令七日洁，清净斋戒。所有自来。肾有久病者，可以寅时面向南，净神不乱思，闭气不息七遍，以引颈咽气顺之，如咽甚硬物，如此七遍后，饵舌下津令无数。（《素问·刺法论》）

根据以上内容可总结如图附录-2。

甲子为太过阳年，虽然得交司天位，但上一年司天的癸亥厥阴之气还在司天没有退位，而少阴司天年的在泉之气阳明已就位在泉。上一年癸亥厥阴司天年的在泉之气少阳相火已退位到右间，出现了癸亥厥阴司天和己卯阳明在泉的形势，下己和上癸相会，土运虽太过，因失其位，土虚反受木克，故不得算阳年甲运太过，而且六律的黄钟（太宫）不应太窒，木既胜土，则燥金之气来复，金既来报复而少阴司天之气忽至，则木胜助火反来克金，故金之复气必微，如此则甲己失守，其后三年当化成土疫（病位在脾），甚则快到丙寅年，微则慢到丁卯年，土疫就发生，

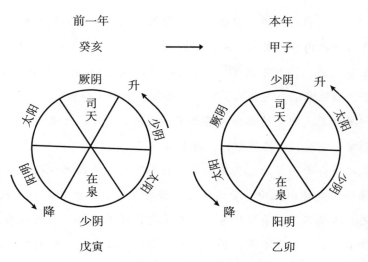

图附录-2 甲子年发疫图

至其病发生的大小轻重程度，则要看发病之年司天在泉的气数盛衰及北斗（太乙）所指之月份而定。所以，《素问·刺法论》说："假令甲子，刚柔失守，刚未正，柔孤而有亏，时序不令，即音律非从，如此三年，变大疫也。"

上说甲子不迁正位，而在泉的阳明迁到了正位。再说甲子司天迁升正位，而在泉己卯阳明没有迁正到在泉之位，还是上一年戊寅少阳相火在泉不退位，则司天的甲运和在泉的己运上下不能合德，反与戊寅相合，土运就不是太过了，此时木乃乘虚来克土，土之子燥金又行复气来胜木，即金反化成病邪（清燥胜，木火郁）。如此，司天之气和在泉之气不同，所以产生的疫疠，其大小善恶，和司天在泉的变化一样。土运虚是风木胜，燥金来复。

三、丙寅年三年后化疫

丑未之年，少阳升天，主窒天蓬，胜之不前。又或遇太阴未迁正者，即少阳未升天也，水运以至者？升天不前，即寒雾反布，凛冽如冬，水复涸，冰再结，暄暖乍作，冷复布之，寒暄不时。民病伏阳在内，烦热生中，心神惊骇，寒热间争。以成久郁，即暴热乃生，赤风气瞳翳，化成疫疠，乃化作伏热内烦，痹而生厥，甚则血溢。

太阴不退位，而取寒暑不时，埃昏布作，湿令不去，民病四肢少力，食饮不下，泄注淋满，足胫寒，阴痿，闭塞，失溺小便数。

少阳不迁正，即炎灼弗令，苗莠不荣，酷暑于秋，肃杀晚至，霜露不时。民病痎疟骨热，心惊惊骇，甚时血溢。

丑未之岁，厥阴降地，主窒地晶，胜而不前。又或遇少阴未退位，即厥阴未降下，金运以至中。金运承之，降之末下，抑之变郁，木欲降下，金运承之，降而不下，苍埃远见，白气承之，风举埃昏，清躁行杀，霜露复下，肃杀布令。久而不降，抑之化郁，即作风躁相伏，暄而反清，草木萌动，杀霜乃下，蛰虫未见，惧清伤藏。

厥阴不迁正，即风暄不时，花卉萎萃，民病淋溲，目系转，转筋，喜怒，小便赤。风欲令寒由不去，温暄不正，春正失时。

假令丙寅阳年太过，如乙丑天数有余者，虽交得丙寅，太阴尚治天也，地已迁正，厥阴司地，去岁太阳以作右间，即天太阴而地厥阴，故地不奉天化也。乙辛相会，水运太虚，反受土胜，故非太过，即太簇之管，太羽不应，土胜而雨化，水复即风，此者丙辛失守其会，后三年化成水疫，晚至己巳，早至戊辰，甚即速，微即徐，水疫至也，大小善恶推其天地数，乃太乙游宫。又只如丙寅年，丙至寅且合，应交司而治天，即辛巳未得迁正，而庚辰太阳未退位者，亦丙辛不合德也。即水运亦小虚而小胜，或有复，后三年化疠，名曰水疠，其状如水疫，治法如前。（《素问·本病论》）

假令丙寅，刚柔失守，上刚干失守，下柔不可独主之，中水运非太过，不可执法而定之，布天有余，而失守上正，天地不合，即律吕音异，如此即天运失序，后三年变疫。详其微甚，差有大小，徐至即后三年至，甚即首三年至，当先补心俞，次五日，可刺肾之所入。又有下位地甲子，辛巳柔不附刚，亦名失守，即地运皆虚，后三年变水疠，即刺法皆如此矣。其刺如毕，慎其大喜欲情于中，如不忌，即其气复散也，令静七日，心欲实，令少思。（《素问·刺法论》）

根据以上内容可总结如图附录–3。

丙寅为太过阳年，虽然得交司天位，但上一年司天的乙丑太阴之气还在司天没有退位。

然而少阳司天年的在泉之气厥阴已就位在泉。上一年乙丑太阴司天年的在泉之气太阳已退位到右间，出现了乙丑太阴司天和辛巳厥阴在泉的形势，所以在泉地气不能承奉司天之气所化。下辛和上乙相会，水运太虚，反受土克，故不得算阳年丙水运太过，而且太簇与太羽不相应，湿土胜而雨化，木气复则风胜，这是丙辛失守其会，其后三年当化成水疫（病位在肾），甚则快到戊辰年，微则慢到己巳年，甚者其至速，微者其至迟，水疫就要发生，至其病发生的大小轻重程度，则要看发病之年司天在泉的气数及北斗（太乙）所指之月份而定。所以，《素问·刺法论》说："假令丙寅，刚柔失守，上刚干失守，下柔不可独主之，中水运非太过，不可执法而定之，布天有余，而失守上正，天地不合，即律吕音异，如此即天运失序，后三年变疫。详其微甚，差有大小，徐至即后三年至，甚即首三年至。"

上说丙寅不迁正位，而在泉的厥阴迁到了正位。再说丙寅司天迁升正位，而在泉辛巳厥阴没有迁正到在泉之位，还是上一年庚辰太阳在泉不退位，则司天的丙运和在泉的辛运上下不能合德，使水运小虚而有小胜小

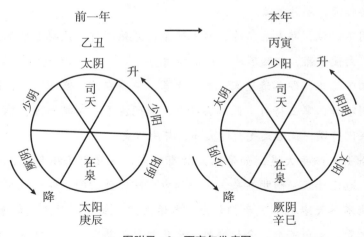

图附录–3　丙寅年发疫图

复，其后三年则化成疫疠，名为水疠，其症状与水疫相似，治法也相同。水运虚是湿土胜，风木小复。

四、壬午年三年后化疫

巳亥之岁，君火升天，主室天蓬，胜之不前。又厥阴未迁正，则少阴未得升天，水运以至其中者。君火欲升，而中水运抑之，升之不前，即清寒复作，冷生旦暮。民病伏阳，而内生烦热，心神惊悸，寒热间作；日久成郁，即暴热乃至，赤风瞳翳，化疫，温疠暖作，赤气彰而化火疫，皆烦而躁渴，渴甚，治之以泄之可止。

厥阴不退位，即大风早举，时雨不降，湿令不化，民病温疫，疵废风生，民病皆肢节痛，头目痛，伏热内烦，咽喉干引饮。

少阴不迁正，即冷气不退，春冷后寒，暄暖不时。民病寒热，四肢烦痛，腰脊强直。木气虽有余，而位不过于君火也。

巳亥之岁，阳明降地；主室地彤，胜而不入。又或遇太阳未退位，即阳明未得降，即火运以至。火运承之不下，即天清而肃，赤气乃彰，暄热反作。民皆昏倦，夜卧不安，咽干引饮，懊热内烦，天清朝暮，暄还复作。久而不降，伏之化郁，天清薄寒，远生白气。民病掉眩，手足直而不仁，两胁作痛，满目𥈤𥈤。

阳明不退位，即春生清冷，草木晚荣，寒热间作，民病呕吐暴注，食饮不下，大便干燥，四肢不举，目瞑掉眩。

太阳不迁正，即冬清反寒，易令于春，杀霜在前，寒冰于后，阳光复治，凛冽不作，雾云待时。民病温疠至，喉闭溢干，烦躁而渴，喘息而有音也。寒化待燥，犹治天气，过失序，与民作灾。

假令壬午阳年太过，如辛巳天数有余者，虽交得壬午年也，厥阴犹尚治天，地已迁正，阳明在泉，去岁丙申少阳以作右间，即天厥阴而地阳明，故地不奉天者也。丁辛相合会，木运太虚，反受金胜，鼓非太过也，即蕤宾之管，太角不应，金行燥胜，火化热复，甚即速，微即徐，疫至大小善恶，推疫至之年天数及太乙。又只如壬至午，且应交司而治之，即下丁酉未得迁正者，即地下丙申少阳未得退位者，见丁壬不合德也，即丁柔干失刚，亦木运小虚也，有小胜小复。后三年化疠，名曰木疠，其状如风疫，法治如前。（《素问·本病论》）

假令壬午，刚柔失守，上壬未迁正，下丁独然，即虽阳年，亏及不同，上下失守，相招其有期，差之微甚，各有其数也，律吕二角，失而不和，同音有日，微甚如见，三年大疫，当刺脾之俞，次三日，可刺肝之所出也。刺毕，静神七日，勿大醉歌乐，其气复散，又勿饱食，勿食生物，欲令脾实，气无滞饱，无久坐，食无太酸，无食一切生物，宜甘宜淡。又或地下甲子、丁酉失守其位，未得中司，即气不当位，下不与壬奉合者，亦名失守，非名合德，故柔不附刚，即地运不合，三年变疠，其刺法一如木疫之法。（《素问·刺法论》）

根据以上内容可总结如图附录-4。

壬午为太过阳年，虽然得交司天位，但上一年司天的辛巳厥阴之气还在司天没有退位。然而少阴司天年的在泉之气阳明已就位在泉。上一年辛巳厥阴司天年的在泉之气少阳相火已退位到右间，出现了辛巳厥阴司天和丁酉阳明在泉的形势，在泉不奉司天，下丁和上辛相会，木运太虚，反受金克，故不得算阳年壬运太过，而且蕤宾与太角不相应，金行而燥气胜，

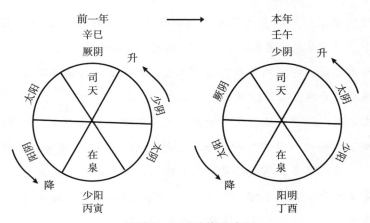

图附录-4　壬午年发疫图

309

则火之气来复，甚者其至速，微者其至迟，及其疫至，其病发生的大小轻重程度，则要看发病之年司天在泉的气数及北斗（太乙）所指之月份而定。所以，《素问·刺法论》说："假令壬午，刚柔失守，上壬未迁正，下丁独然，即虽阳年，亏及不同，上下失守，相招其有期，差之微甚，各有其数也，律吕二角。失而不和，同音有日，微甚如见，三年大疫。"

上说壬午不迁正位，而在泉的阳明迁到了正位。再说壬午司天迁升正位，而在泉丁酉阳明没有迁正到在泉之位，还是上一年丙寅少阳相火在泉不退位，则司天的壬运和在泉的丁运上下不能合德，即在下阳明丁柔干失刚，木运小虚而有小胜小复，其后三年则化成疫疠，名为木疠，其症状与木疫相似，治法也相同。

木运虚是燥金清气胜，火气小复。

五、戊申年三年后化疫

丑未之年，少阳升天，主窒天蓬，胜之不前。又或遇太阴未迁正者，即少阳未升天也，水运以至者？升天不前，即寒雾反布，凛冽如冬，水复涸，冰再结，暄暖乍作，冷复布之，寒暄不时。民病伏阳在内，烦热生中，心神惊骇，寒热间争。以成久郁，即暴热乃生，赤风气瞳翳，化成疫疠，乃化作伏热内烦，痹而生厥，甚则血溢。

太阴不退位，而取寒暑不时，埃昏布作，湿令不去，民病四肢少力，食饮不下，泄注淋满，足胫寒，阴痿，闭塞。失溺小便数。

少阳不迁正，即炎灼弗今，苗莠不荣，酷暴于秋，肃杀晚至，霜露不时。民病痎疟骨热，心悸惊骇，甚时血溢。

丑未之岁，厥阴降地，主窒地晶，胜而不前。又或遇少阴未退位，即厥阴未降下，金运以至中。金运承之，降之未下，抑之变郁，木欲降下，金运承之，降而不下，苍埃远见，白气承之，风举埃昏，清躁行杀，霜露复下，肃杀布令。久而不降，抑之化郁，即作风躁相伏，暄而反清，草木萌动，杀霜乃下，蛰虫未见，惧清伤藏。

厥阴不退位，即大风早举，时雨不降，湿令不化，民病温疫，疵废风生，民病皆肢节痛，头目痛，伏热内烦，咽喉干引饮。

少阴不迁正，即冷气不退，春冷后寒，暄暖不时。民病寒热，四肢烦痛，腰脊强直。木气虽有余，而位不过于君火也。

假令戊申阳年太过，如丁未天数太过者，虽交得戊申年也，太阴犹尚治天，地已迁正，厥阴在泉，去岁壬戌太阳以退位作右间，即天丁未，地癸亥，故地不奉天化也。丁癸相会，火运太虚，反受水胜，故非太过也，即夷则之管，上太徵不应，此戊癸失守其会，后三年化疫也，速至庚戌，大小善恶，推疫至之年天数及太乙。又只如戊申，如戊至申，且应交司而治天，即下癸亥未得迁正者，即地下壬戌太阳未退位者，见戊癸未合德也，即下癸柔干失刚，见火运小虚也，有小胜或无复也，后三年化疠，名曰火疠也，治法如前。(《素问·本病论》)

假令戊申，刚柔失守，戊癸虽火运，阳年不太过也，上失其刚，柔地独主，其气不正，故有邪干，迭移其位，差有浅深，欲至将合。音律先同，如此天运失时，三年之中，火疫至矣，当刺肺之俞。刺毕，静神七日，勿大悲伤也，悲伤即肺动，而其气复散也，人欲实肺者，要在息气也。又或地下甲子、癸亥失守者，即柔失守位也，即上失其刚也，即亦名戊癸不相合德者也，即运与地虚，后三年变疠，即名火疠。(《素问·刺法论》)

根据以上内容可总结如图附录-5。

戊申为太过阳年，虽然得交司天位，但上一年司天的丁未太阴之气还在司天没有退位。然而少阳司天年的在泉之气厥阴已就位在泉。上一年丁未太阴司天年的在泉之气太阳寒水已退位到右间，出现了丁未太阴司天和癸亥厥阴在泉的形势，在泉不奉司天化气，下癸和上丁相会，火运太虚，反受水克，故不得算阳年戊运太过，而且夷则与太徵不相应，此时戊癸失守其会，其后三年当化成火疫（病位在心），甚则快到庚戌年，大小轻重程度，则要看发病之年司天在泉的气数及北斗（太乙）所指之月份而定。所以，《素问·刺法论》说："假令戊申，刚柔失守，戊癸虽火运，阳年不太过也，上失其刚，柔地独主，其气不正，故有邪干，迭移其位，差有浅

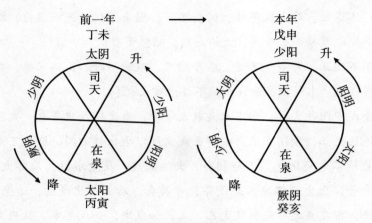

图附录－5　戊申年发疫图

深，欲至将合，音律先同，如此天运失时，三年之中，火疫至矣。"

　　上说戊申不迁正位，而在泉的厥阴迁到了正位。再说戊申司天迁升正位，而在泉癸亥厥阴没有迁正到在泉之位，还是上一年壬戌太阳在泉不退位，则司天的戊运和在泉的癸运上下不能合德，即在下癸柔干失刚，火运小虚，而有小胜小复，其后三年则化成疫疠，名为火疠，其症状与火疫相似，治法也相同。火运虚是寒水胜，湿土来复。

附录三　针灸临床记录

　　我在这里的针灸临床记录，不是医案记录，而是有关穴位针感的记录。

　　胃俞穴：针感可达乳头、乳房、头面部发热、全头部发胀。

　　肝俞穴：针感可达章门、期门穴及头面部，头面部有热感，头部胀感。针刺右侧肝俞穴，针感还可达右侧手臂、双侧下肢。

　　左侧足三里穴：针感可达右侧眼部及面部。

　　目窗穴：针感可见全头部发热、发胀，有时可全身发热。

　　头维穴：针感可见全头部发热、发胀。

　　翳明穴：针感先是同侧发胀、面部发热，后来是对侧胀感比同侧重，随后是鼻梁两侧发胀憋闷较甚。

　　龈交穴：针感发凉、发胀，达上唇部。

　　志室穴：针感局部发胀，可向同侧下肢放射，向上至同侧面部，发胀、发热。右志室针感可达剑突心窝部，自觉心满。

　　商阳穴：放血时，有麻感向上传至肩部。

　　左肾俞穴：针感局部发胀，可传至心肺部。

　　右俞府穴：针感可传至京门穴处，向上可达肺俞、魄户。

　　照海穴：针感局部发胀，向下传至足面，向上传至眼区。

　　解溪穴：针感可上达对侧目内眦。

　　承泣穴：针感可下达对侧小腿部。

　　身柱穴：针感可达肾经步廊穴。

　　心俞穴：针感可达巨阙穴。

　　膏肓穴：针感可达鸠尾穴，向上可达天髎穴。

　　膈俞穴：针感可达天髎穴。

右大巨穴：针感沿胃经下达足面部。

左大巨穴：针感沿胆经下达足部。

腰阳关穴：针感可放射至左下肢，腿部发热。

气海穴：针感可放射至右手食指内侧，针对麻木，效佳。某女，50岁，双手掌、前臂肘部及嘴唇部麻木。针气海、天枢后双上肢麻木大大减轻。又针交信穴，嘴唇麻木消失。

十二椎下（接骨穴）：针感可向下传，还可放射至右侧腰眼、腰宜穴处，此外心口处有热感。

八椎下：沿皮向下刺 0.5～1 寸，有针感向下沿脊椎传至骶骨，再顺肾经路线传至小趾，并从照海穴向足背传至左侧中趾；另一支针感通过左侧膈关穴传到左上肢外侧。

神道穴：针感可达巨阙穴。

灵台穴：针感下达十七椎下处，又通中脘和巨阙穴，另外还可传至大包穴处。

至阳穴：针感可向肩部及臂内侧传导，很似膈俞穴的路线。

悬钟（绝骨）穴：针感沿胆经上传至对侧头部，还可达同侧上腋部。一患者头痛，余思绝骨穴为髓会，单取右侧绝骨穴针之，头痛止。而左额又痛，针左阳白穴，下针而止。

天宗穴：针感可传至后头部，有疼重感；还可传达至上肢手指部，有时先达中指，后及五指，有酸麻感。针治乳痈乳痛，有神效。针乳痈时，乳汁自动外溢。按压天宗穴、手三里穴，腹部亦有反应。

医案一 焦某，女，35岁，小店南堡村人。

1988 年 12 月 5 日初诊：自诉右侧上下肢发麻、发凉，头部畏风，头痛。

治疗：于 14 时 30 分针离卦位（后大八卦方位图，下同此），即刻头痛止，右侧上下肢发麻、发凉亦愈。

12 月 7 日二诊：上午 10 时，针巽卦位，全身有热感，两耳还有热麻感。

医案二　庞某，女，38 岁，工人。

1988 年 12 月 5 日初诊：自诉左侧髋关节及腰骶痛。

治疗：于 11 时 30 分针震卦位，当即症状基本消失。

12 月 6 日二诊：自诉昨天下午干活劳累后又发疼痛。

治疗：于 10 时针坎卦位，当即症状基本消失。

12 月 7 日三诊：下午病重，痛不能弯腰。

治疗：于 15 时 30 分针离卦位、艮卦位，当时就见效。

医案三　尤某，女，55 岁，教师。

1988 年 12 月 6 日初诊：肩周炎，左上肢痛，活动受限，只能平举至肩。

治疗：于 10 时 30 分针坎卦位，当即可上举过头。

医案四　张某，女，26 岁，太原食品街工作。

1988 年 12 月 22 日初诊：左肩关节痛，余无不适。

治疗：于 11 时 15 分针离卦位，自觉左肩有热感，痛减轻。

12 月 23 日二诊：昨夜未痛。于 10 时 45 分针巽卦位，自觉左肩有热感。

12 月 24 日三诊：于 11 时 15 分针离卦位，自觉左肩有热感，且有往外散风之感。

12 月 26 日三诊：于 10 时 30 分针巽卦位，自觉左肩有热感，愈。

医案五　王某，男，43 岁，河南民工。

1989 年 1 月 20 日初诊：自诉全身痒，起风疹块。

治疗：于 15 时针兑卦位，痒立止。

医案六　段某，女，47 岁。

1990 年 10 月 11 日初诊：左半身不遂 10 个月，近日来因生气后全身疼痛走窜，流口水。

治疗：于 10 时 30 分针巽卦位，留针 20 分钟，疼痛止，流口水大大减少。

医案七　李某，女，30 岁。

1989 年 1 月 10 日初诊：自诉胸胁痛。

治疗：于 11 时针巽卦位，见效。

医案八 王某，女。

1989 年 1 月 10 日初诊：咳喘。

治疗：于 11 时针坎卦位，见效。

1 月 14 日二诊：于 10 时 30 分针坎卦位，见效。

医案九 胡某，女，40 岁。

1988 年 12 月 5 日初诊：哮喘。

治疗：于 10 时针坎卦位，留针 20 分钟，即刻见效。

12 月 6 日二诊：昨天针后未服西药，哮喘未发，唯夜间尚有点喘，但比以前减轻。如此治疗 20 多天，病情得到了控制。

以上用的是手针疗法，彭静山曾据华佗法加以改进。我总结为图附录 –6，以作说明。

在针灸临床中对我影响最大的有三件事：一是山西已故名老中医尚古愚大夫在二十世纪六七十年代推行的同经相应缪刺法，即左上肢有病针刺右下肢穴位，右上肢有病针刺左下肢穴位。当时曾整理成《同经相应取穴法与四肢疼痛等疾患的治疗》，在太原市中医界传阅，后经山西省中医研究所杨占林先生整理定名为《同经相应取穴法》，于 1986 年由山西科学教育出版社出版。

巽 辰（7—9 时） 巳（9—11 时）	离 （午 11—13 时）	坤 未（13—15 时） 申（15—17 时）
震 卯（5—7 时）		兑 西（17—19 时）
艮 寅（3—5 时） 丑（1—3 时）	坎 子（23—1 时）	乾 戌（19—21 时） 亥（21—23 时）

图附录 –6　针刺时间图

二是日本泽田健先生《针灸针髓》的以脐为中心的腹部太极卍字疗法。此法以脐为中心，左侧是东，右侧是西，下面是南，上面是北（图附录－7）。

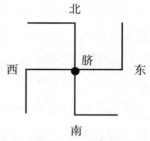

图附录 –7　腹部太极卍字疗法

左东为阳，阳降；右西为阴，阴升。所以在人体中阴阳之气，以脐眼为中心，从"左上"向"左下"降，从"左下"向"右下"转，从"右下"向"右上"升，从"右上"向"左上"转，犹如法轮的旋转。从东北向西南作一斜线，再从东南向西北作一斜线，每一条斜线的两个方向都以脐眼为中心作为交叉对称的治疗点。称作卍字形回转的诊法和治法。应用此斜线之理及阴阳旋转之理，治疗非常简便。

田合禄按：我认为泽田健先生的这一诊治方法，是天人合一法，这一太极卍字旋转法是效仿太阳周日视运动的运转。太阳周日视运动运转是天道，人体是地道，天阳对地阴，天阴对地阳，所以太极卍字在脐腹的放置是左东、右西、下南、上北。人道法于天道，即老子《道德经》所说：人法地，地法天，天法道，道法自然。而且泽田健先生的方法，已包含了尚古愚先生之法，其法较胜。

三是日本出版的《经络之研究》，该书中记载有各经原穴均有独特的过敏带。

肺经原穴太渊，在手掌小指侧半侧及头部正中线。

脾经原穴太白，左侧原穴在左下肢内侧沿脾经有带状部，以及侧头部、左颜面下半部。右侧原穴在左胸部、侧腹部、颜面部、颈部。

肾经原穴太溪，左侧原穴在腹部左侧沿肾经有带状部及侧头部。右侧原穴在胸骨到鼻梁的肾经上半部。

胃经原穴解溪，左侧原穴在左下腿胃经及侧颈、左颜面下半部。

胆经原穴丘墟，左原穴在左下肢胆经及侧颈部、前胸部有带状部。右侧原穴在足背胆经。

肝经原穴太冲，在颜面下部及大胸肌部、侧颈部。

总之，第一，刺激各经原穴均在侧头部胆经领域有过敏带；第二，各经在其原穴所属经络的部分或其他经络的部分出现过敏带。

该书还记载针刺五输穴产生针感比较强的部位，列表（表附录-1 和表附录-2）说明于下。

从表附录-1 和表附录-2 可以看出，肺、胃二经多主中脘附近的疾病。脾、胃、大肠三经多主脐部的疾病。三焦、小肠多主肩部的疾病。心、心包二经多主胸部的疾病。肝、胆、三焦多主季肋部的疾病。膀胱经多主腰背部的疾病。

表附录-1 五脏五输穴针感分布表

	肺	脾	心	肾	心包络	肝	
井木	少商	隐白	少冲	涌泉	中冲	大敦	春刺
	++ 中脘附近 （季肋部）	++ 季肋部，反对侧胸腹部大部分	+++ 肩、季肋部	+- 不明	+- 中脘附近	++ 季肋部	季肋部
荥火	鱼际	大都	少府	然谷	劳宫	行间	夏刺
	+ 中脘附近 （全腹部）	+ 关元附近、膻中附近	++ 巨阙、膻中	+- 膻中附近	+- 腔中附近	+ 不明	膻中
俞土	太渊	太白	神门	太溪	大陵	太冲	季夏刺
	+++ 中脘际近、中府附近	+++ 中脘附近、季肋部	+++ 巨阙至中脘附近	+- 季肋部	+ 不明	+ 章门附近	中脘、本募穴
经金	经渠	商丘	灵道	复溜	间使	中封	秋刺
	+- 中脘及其上下、中府附近	+- 天枢附近、中府附近	++ 肩、中府附近	+ 不明	++ 胸部	期门中府附近	中府
合水	尺泽	阴陵泉	少海	阴谷	曲泽	曲泉	冬刺
	+++ 中脘下方水分附近	++ 水分附近、中极附近	++ 不明	+- 不明	++ 胸部及中脘下方	+ 中极、关元附近	水分

表附录 –2　六腑五输穴针感分布表

	大肠	胃	小肠	膀胱	三焦	胆	
井金	商阳	厉兑	少泽	至阴	关冲	窍阴	所出
	++ 中府附近	++ 中脘附近、天枢附近	++ 中府附近、中脘下方	+ 肺俞大肠俞附近	++ 肩、脐附近	+ 全胸部	中府、天枢附近
荥水	二间	内庭	前谷	通谷	液门	侠溪	所溜
	+- 水分附近	+ 中脘附近、大巨附近	+ 肩背部	+ 肾俞	+ 肩、水分附近	+ 胸部及京门附近	水分附近
俞木	三间	陷谷	后溪	束骨	中渚	临泣	所溜
	+- 季肋部	季肋部、中脘附近	+++ 中脘附近	+++ 肝俞、胆俞附近	+++ 肩、中脘附近	++ 肩、季肋部	季肋部
原	合谷	冲阳	腕骨	京骨	阳池	丘墟	所过
	+ 天枢附近	+++ 中院附近	+ 全腹部	+ 膀胱俞附近	+++ 不明	++ 季肋部	中院部
经火	阳溪	解溪	阳谷	昆仑	支沟	阳辅	所行
	+++ 巨阙附近达心	+- 巨阙附近	+ 肩、巨阙附近	+++ 三焦俞	++ 肩、膻中附近	++ 肩、胸部	巨阙部
合土	曲池	三里	小海	委中	天井	阳陵泉	所入
	+++ 中脘附近	++ 中脘附近	+ 中脘附近	++ 脾俞胃俞附近	+ 肩、中脘附近	+ 章门附近	中脘部

按：+、– 为针感强度

天枢附近疾病：针合谷、商丘、厉兑（太极病）。

水分附近疾病：尺泽、二间、阴陵泉、少泽、曲泽、液门（太极病）。

中府附近疾病：太渊、经渠、商阳、商丘、灵道、少泽、中封（肺病）。

巨阙附近疾病：阳溪、解溪、少府、神门、阳谷（心脏病）。

膻中附近疾病：大都、少府、然谷、劳宫、支沟（心脏病）。

针刺天枢穴，针感可向上传达至同侧眼部，从同侧肩部到上肢，沿着三焦经、大肠经有比较宽大的感觉圈相连接，在指端方向，要以食指针感最强。

针刺大巨穴，针感可向上传达至同侧胃经，从锁骨上窝别走，连接三焦经。

针刺石门穴，针感向上沿任脉循行，连接三焦经。

附录四 全民第一养生食品
——粽子的来源

说起端午节，妇孺皆知，它是我国一个重要的传统节日，但说到端午节的起源，知者就很少了。

一、端午节名释

端午，又名端五、端阳、重五、重午、吃粽节、粽包节、天医节、天中节、沐兰节、龙船节、诗人节等。据巫瑞书《南方传统节日与楚文化》一书所载，荆楚故地及"五溪"流域过端午还有"大端午"和"小端午"及"大端阳""小端阳""末端阳"之分。韩致中《新荆楚岁时记》还说："秭归、兴山等鄂西地区称五月初五为头端阳，十五为中端阳，二十五为末端阳。"

小端午为农历五月初五，大端午为农历五月十五或五月下旬，而且尤重大端午。

为什么要分大、小端午呢？大端午与小端午有什么区别呢？为什么尤重大端午呢？这得从端午节起源说起。

二、端午节起源新探

关于端午节的起源，诸家有不同的说法，其中较有影响的有以下三种。

其一，龙舟竞渡说。如闻一多在《端午考》《端（午）节的历史教育》文中说，端午节是远古吴越民族祭祀龙图腾的节日，主要活动内容是祭祀、包粽子和赛龙舟。陈久金等认为，龙舟竞渡起源于夏至"飞龙在天"的天象。

其二，采药辟邪说。《夏小正》说："此月（仲夏、端月）蓄药，以蠲除毒气。"看来五月采药之俗由来已久。《荆楚岁时记》说："五月五日鸡未鸣时……采艾以为人，悬门户上，以禳毒气。"在端午节采摘艾叶、菖蒲悬挂在门户上，进行祈祷以消灾。谚语有云："端午前都是草，到了端午都是药""端午百草皆是药"。因此，端午节是采药、制药的大好时机，故端午节又有"天医节"之称。陈绍棣说："辟邪、除毒、祛瘟、止恶应是端午之源的主流。"

其三，祭祀、纪念说。闻一多说："端午节是吴越民族祭祀龙图腾的日子。"一说是纪念屈原的死难日，等等。

我们认为，以上所说都是表面上的东西，端午节起源的实质是源于古人的天文历法活动。下面的探索将说明这一问题。

荆楚故地及"五溪"流域为什么尤重"大端午"呢？因为"大端午"是在农历的五月十五日，此时正值夏至节。唐汉良《端午与夏至》一文对此有考证。据南朝（梁）宗懔《荆楚岁时记》记载，新竹箬叶，节日裹粽（即包粽子），是在夏至（农历五月中旬）。那么夏至是什么节日呢？夏至是太阳运行到北回归线的时间，太阳"最当中"，故称"天中节"，如明代田汝成《西湖游览志余》及吴自牧《梦粱录》都说五月五日为"天中节"。这一天是北半球白天最长、夜间最短的时候，是北半球进入最热的时候，是阳极转阴生的时候，即一阳生的时候。太阳运行到北回归线上时候，北回归线之地则日中无影，在古代要进行立杆测日影而调制历法的大刑纪念活动。

正此之道，以日冬至日始，人主不出宫，商贾人众不行者五日，兵革伏匿不起。人主与群臣左右从乐五日，天下人众亦在家从乐五日，以迎日至之大礼。人主致八能之士，或调黄钟，或调六律，（或调五音）或调五声，或调五行，或调律历，或调阳阳，政德所行，八能以备，人主乃纵八能之士击黄钟之钟，人敬称善言以相。乃权轻重，释黄钟之公，称黄钟之重，击黄钟之磬。公卿大夫列士乃使八能之士击黄钟之鼓，鼓用革焉……天地以扣（声）应黄钟之音，得蕤宾之律应，则公卿大夫列士以德贺于主人。因诸政所请行五官之府，各受其当声调者，诸气和，则人主以礼赐公卿大夫列士。五日仪定，地之气和，人主公卿大夫列士之意得，则阴阳之晷如度数。夏日至之礼，如冬日至之礼，舞八乐，皆以肃敬为戒。黄钟之音调，诸气和，人主之意慎（得），则蕤宾之律应；磬声和，则公卿大夫列士诚信，林钟之律应。此谓冬日至成天文，夏日至成地理。鼓用黄牛皮，鼓圆径五尺七寸。瑟用桑木，瑟长五尺七寸。间音以箫，长尺四寸。故曰：冬至之日，立入神，树八尺之表，日中规其晷之如度者，则岁美，人民和顺；晷不如度者，则其岁恶……晷进则水，晷退则应旱，进尺二寸则月食，退尺则日食。……晷不如度数则阴阳不和，举错不得发号出令置官立吏，使民不得其时则晷为之进退，风雨寒暑为之不时。(《通卦验》)

　　《周易·复卦象传》对此也有记载。冬至、夏至都要进行这种活动，所以古人就把这两个节日定为岁首，规定为过年日。如陈久金、卢央、刘尧汉《彝族天文学史》所载彝族十月太阳历就是以夏至和冬至为过年日，夏至过大年，冬至过小年。王晖在《古文字于商周史新证》中说，殷历岁首即在夏至所在的农历五月，食麦、种黍之时，提出"殷历建午"说。因此，《左传》说："先王之正时也，履端于始，举正于中，归余于终。履端于始，序则不衍。"《素问·六节藏象论》说："立端于始，表正于中，推余于终，而天度毕矣。"端，指岁首；立端，即确定岁首。表，圭表，或立杆，测日影的仪器。表正，就是校正时令，计算日月进程，推算余闰。又晋人周处《风土记》说："端者，始也，正也。"或曰直也。则端午有始于日中无影的正午之意。这都与太阳的天象位置有密切关系。直到春秋战国之际，岁首还称之为"端月"。古时五与午通，农历的五月，又称"午月"，故称"端午"。这就是端午节的真正来源。所以赵东玉说："端午节最早源于夏至这一节气。"及晋时，端午与夏至节俗还是一致的。

　　周处《风土记》说："俗以菰叶裹黍米，以淳浓灰汁煮之，令烂熟。

于五月五日及夏至啖之。一名粽，一名角黍。"

赵东玉说："直至近世，端午节的节俗活动在江南的许多地区仍是在夏至日举行。著名民俗学家江绍原曾在《广东志书》《湖广志书》《吴郡县志》《浙江志书》及《湖北通志》等文献中，找到了夏至日食粽、竞渡等传统的端午节节俗活动记载。这足以说明，古之端午节源于夏至的痕迹斑斑俱在，亦证明《后汉书·礼仪志》所言确乎有理有据。"司马彪《续汉书》中述："汉代五月五日端午风俗源自夏商周时的夏至节，而且古人将端午与夏至相会在同一天称为'龙花会'。"

从字义来说，端，从立从耑，又端同耑。王晖从卜辞中所记发现在殷历岁首是"立黍"的时候，"立黍"犹言种黍、置黍。《说文解字》："耑，物初生之题也。上象生形，下象其根也。"徐锴系传："题犹额也，端也，古发端之耑直如此而已。"说明夏至前后是种黍之时，或岁始之时。

再进一步说，端午节应该是起源于太阳运动到北回归线日中无影时的测时活动，故曰端午——正午。因为日中无影日不一定都在夏至日，或前或后，如中央电视台报道，2005 年的农历五月初五（公历 6 月 11 日）正是日中无影日，所以端午节或在夏至前，或在夏至后。这一说法有没有文献根据呢？请看以下《拾遗记》的一段记载。

（周昭王）时东瓯献二女，一名延娟，二名延娱，……此二人辨口丽辞，巧善歌笑，步尘上无迹，行日中无影。及昭王沦于汉水，二女与王乘舟，夹拥王身，同溺于水。故江汉之人，至今思之，立祠于江湄。数十年间，人于江汉之上，犹见王与二女，乘舟戏于水际。至暮春上巳之日，禊集祠间，或以时鲜甘味，采兰杜包裹，以沈水中。或结五色纱囊盛食，或用金铁之器，并沈水中，以惊蛟龙水虫，使畏之不侵此食也。其水傍号曰招祇之祠……（《拾遗记》）

此"日中无影"，实暗示出"夏至"矣，是说在夏至时投粽子于江中。而夏至节是按太阳历划分的，与农历朔望月不一致，故不固定在农历五月十五日，其范围是从五月初一到五月三十日。

既然端午节起源于太阳运行到北回归线时古人的测日影活动，而北回归线正好穿越吴越地域，因此端午节起源地正如闻一多所说，当是吴越地区。

陈久金等人认为，《夏小正》记载的是十月太阳历，是夏代的历法，以夏至、冬至为过年日。王晖认为，殷历也是以夏至为岁首。殷人行火历，仲夏五月正是大火中天。如《夏小正》说："五月……初昏，大火中。"《尚书·尧典》说："日永星火，以正仲夏。"这就是说，至少在夏商时代就以"端月"为岁首了，其起源很早。陈绍棣《中国风俗通史》两周卷记载，周代已有端午节，说明至迟在周代已有端午节了。

至于后世为什么把五月五日定为端生节，民俗学家江绍原说："初民总不免把数目认为神秘之物。五月既为阴气始盛之月，则五之数显然与诸不祥有很密切的连锁；五月中与五有关系之日为五、十五、二十、二十五等日，此诸日之中又以初五为最，于是五月初五——重五，被认为是阴气始盛之日，所以也是最宜送不祥之日。"

此说不无道理。我们认为，与五有关的日中无影日最早是五月初五（如2005年农历五月初五），故最终将五月初五定为端午节。

吴越地区并非都是当地吴越民族人，也有北方人。陈久金说："夏桀败亡之时曾奔依南巢，这是由于夏人与越人建有同盟和婚姻关系的原因。夏亡之后也有相当数量的夏人融于越族，故有越奉夏祀之说。正是由于这个原因，越虽位在南方，在天文地理分野上却与夏同属北方。夏人和越人都以龟蛇（蛇即龙）为图腾。夏人以龟或以三足鳖为图腾，越人以蛇（龙）为图腾。龟蛇合称，正象征着夏越民族间的联姻关系。"又说：以龙为图腾的东夷族也有人南下融入了吴越民族之中。而且《说文解字》说："闽，东南越，蛇种。"顾炎武《天下郡国利病书》引《潮州志》也说："南蛮为蛇种。"就是说越人是蛇的后代。《列子·黄帝》说："夏后氏，蛇身，人首。"即说夏族人以蛇为图腾。所以吴越地区和中原都有端午节活动，都崇龙，并将其作为夏商岁首去庆祝，将端午定为"龙的传人"的"龙的节日"。

三、从夏至性质探讨端午节民俗活动

赵东玉说:"端午节既源于夏至,则端午节的早期性质,也就决定于夏至乃至整个夏至日所在的五月的性质了。"那么夏至和五月有什么特性呢?

是月也(农历五月),命乐师修鞉鞞鼓,均琴瑟管箫,执干戚戈羽,调竽笙埙箎,饬钟磬祝敔枧敔。命有司为民祈祀山川百原(源),大雩帝,用盛乐。乃命百县雩祭祀百辟卿士有益于民者,以祈谷实。农乃登黍。是月也,天子以雏尝黍……

是月也,日长至,阴阳争,死生分。君子斋戒,处必掩身,欲静无躁,止声色,无或进。薄滋味,无致和,退嗜欲,心气定。百官静,事无刑,以定晏阴之所成。鹿角解,蝉始鸣,半夏生,木堇荣。

是月也,无用火于南方,可以居高明,可以远眺望,可以登山陵,可以处台榭。(《吕氏春秋·仲夏纪》)

《礼记·月令》也有此记载。

仲夏之夜,万物方盛,日夏至,阴气萌作,恐物不茂……汉兼用之。故以五月五日朱索五色印为门户饰,以难止恶气。(《后汉书·礼仪志》)

五月芒种后,阳气始亏,阴匿将萌,暖气始盛,虫蠹并兴……是月也,阴阳争,血气散,夏至先后各十五日薄滋味,勿多食。(北魏贾思勰《齐民要术》)

古人根据天人相应的观点,据夏至前后天地规律,制定了端午节的民俗活动。

1. 占天候

根据端午节的起源性质,可知端午节最主要的活动是占天候,现在人们已经不知道它的重要性了,所以谈论端午节的学者几乎不提及这一活动了,即使有也是一笔带过。古人占天候大概有以下两方面内容。

其一,用立杆测日影方法预测年景好坏,如前文所引《通卦验》说:"日中规其晷之如度者,则岁美,人民和顺;晷不如度者,则其岁恶……

晷进则水，晷退则旱，进尺二寸则月食，退尺则日食。"

其二，用《内经》五运六气学观察气象预测年景好坏。如《吕氏春秋·仲夏纪》说："仲夏行冬令，则雹霰伤谷，道路不通，暴兵来至；行春令，则五谷晚熟，百螣时起，其国乃饥；行秋令，则草木零落，果实早成，民殃于疫。"端午日晴，主年丰。谚云："端午有雨是丰年""五月初五下一阵，家家添个黄谷囤""端阳有雨乐苗禾"等。

又如《武陵竞渡略》说："划船不独禳灾，且以卜岁"，即保留了端午节龙舟竞渡的最古老的风俗内涵与形式。

2. 吃粽子

五月也就是夏至月，也就是午月，夏天五月的主气是少阳相火，故气候炎热。在这样的时空环境里有什么特征呢？请看《伤寒论·辨脉法第一》："五月之时，阳气在表，胃中虚冷，以阳气内微，不能胜冷，故欲著复衣；十一月之时，阳气在里，胃中烦热，以阴气内弱，不能胜热，故欲裸其身。"又说，"问曰：凡病欲知何时得？何时愈？答曰：假令夜半得病者，明日日中愈；日中得病者，夜半愈。何以言之？日中得病，夜半愈者，以阳得阴则解也。夜半得病，明日日中愈者，以阴得阳则解也。"《伤寒例》又说："冬至以后，一阳爻升，一阴爻降也；夏至以后，一阳气下，一阴气上也。"一年里的五月夏至，就是一天中的日中；一年里的十一月冬至，就是一天中的夜半。张仲景在这里说："五月之时，阳气在表，胃中虚冷"，这个时候正是盛夏季节，为什么会怕冷而"欲著复衣"呢？因为夏五月之时，盛阳向上、向外，一方面阳气得到了消耗而虚，一方面盛极则反，而一阴生于内。天人相应，善言天者，必有验于人，故在人则"阳气在表，胃中虚冷"。如《素问·金匮真言论》说："长夏善病洞泄寒中。"到了冬天十一月，正是隆冬封藏的季节，盛寒在外，阳气潜藏于内，即所谓一阳生于内，故在人则表现出"阳气在里，胃中烦热"。那么在临床中，张仲景是如何处理这种特征的呢？请看下文。

《伤寒论》第 176 条：伤寒，脉浮滑，此表有热，里有寒，白虎汤主之。

按：所有的伤寒注家，都认为"里有寒"显然有误，应"里有热"。真是天大的误会、梦呓之语。其实这里的"表有热，里有寒"，正是对"五月之时，阳气在表，胃气虚冷"的表述。这在《内经》里也有表述，如少阳司天之政，曰"风热参布，云物沸腾，太阴横流，寒乃时至，凉雨并起。民病寒中，外发疮疡，内为泄满"。白虎汤由知母、石膏、炙甘草、粳米四味组成，张仲景用知母、石膏清热，用炙甘草、粳米甘温温中。既然有人说白虎汤证是表里俱热，为什么张仲景不用甘寒生津养胃呢？反用炙甘草、粳米甘温药呢？真是误人子弟呀！

针对夏至这一特性，古人发明了粽子这一食品用来养生。粽子，由黍米（即黏黄米）或糯米和大枣制成。糯米，甘温或苦温。《本草纲目》："暖脾胃。"黍米，甘温。《别录》："益气，补中。"李时珍说："按罗愿云，黍者暑也。以其象火，为南方之谷。盖黍最黏滞，与糯米同性，其气温暖……孟氏谓其性寒，非矣。"大枣，甘温。补脾胃。所以，粽子是甘温补脾胃之食，正是针对"五月之时，阳气在表，胃气虚冷"而制成的养生保健的食品。《吕氏春秋》载五月正是"农乃登黍"。登，进也，献也。为什么要在这个时候献黍呢？因为黍米是此时的养生保健佳品。王晖根据卜辞考证，认为农历五月夏至前后正是种黍的时候。

吃粽子的风俗在我国大概起源于商周时代，文字记载首见于汉代。东汉许慎《说文解字》载："粽，芦叶裹米也。"之后，晋代周处《风土记》云："仲夏端午，烹鹜角黍。"南朝（梁）宗懔《荆楚岁时记》则云："夏至节日食粽。"以后文献记载就更多了。

3. 天医节

根据夏至的特性，古人还发明了时间疗法，如前文所说"夜半得病者，明日日中愈；日中得病者，夜半愈"，民间称之为"天医"，故称端午节为"天医节"。一日的日中与夜半，以年言之，就是夏至与冬至，故有了冬病夏治疗法。

另外，佩兰浴、燃烟堆、洒药酒、戴香包、插艾等都是为了祛湿和避毒。

4. 恶月与禳灾

如前《吕氏春秋》所说，五月是阳极阴生，即阳气始亏、阴气始生的时候，是阴与阳、死与生激烈斗争的一个月，因此古人将五月视为恶月、毒月、凶月、死月。如《荆楚岁时记》说："五月，俗称恶月，多禁。"《史记·孟尝君传》说，"婴曰：'五月子长与户齐，将不利父母'。"《风俗通》说："俗说五月五日生心子，男害父、女害母。"又说："俗说五月到官，至免不迁。"至于五月为什么是恶月、凶月？杨琳认为来自于古人的岁时观念，他说："古人为何认为养五月所生之子不利父母呢？五月是公阴阳交替的时节。子女生长，应于阳气，父母老成，应于阴气，养子则是助阳，助阳则是克阴，故云不利父母。"有的学者则认为：五月仲夏暑热来临，毒虫滋生，易犯疾疫。其实，这就是中国传统的吉凶日观念。张巨湘研究《杨公忌日》得出，黑道凶日多在朔月和望月左右。就一年来说，则在仲冬的农历十一月和仲夏五月。中央电视台报道，2005年6月24日（农历五月十八日）日月地三体一线，广州一带发生了少见大海潮。古人还认为，阳气生为吉，阴气生为凶，五月阳始亏、阴始生，故为凶月。这说明五月为恶月、凶月的真正源头是天象。故越章人的风俗是祭祀"杨公庙"，曰："章籍颇习于苗，所祀神有杨公庙者，水、旱、疾必祷。"

五月阴气生，雨湿增多，容易滋生虫毒、瘟疫，故要除毒辟邪。如《夏小正》说："此月（仲夏、端月）蓄药，以蠲除毒气。"《荆楚岁时记》说："五月五日鸡未鸣时，采艾……收以灸病甚验。是日采艾以为人，悬门户上，以禳毒气。"家家于门上插艾与菖蒲。艾，苦辛温，五月五日采。《本草纲目》说："温中，逐冷，除湿。"菖蒲，五月五日采。俗语云：端午节的菖蒲，过初六没有用。《本草从新》说："辛苦而温，芳香而散，开心孔，利九窍，明耳目，发声音，祛湿除风，逐痰消积，开胃宽中，疗噤口毒痢。"《本经》说："主风寒湿痹。"总之，艾、菖蒲，性味苦辛温，苦温燥湿，芳香化湿，温中祛寒，是治阴气之品。

另外，喝雄黄酒、戴香囊、佩兰浴等都是为了祛湿毒，辟邪气。

5.龙舟竞渡

龙舟竞渡是吴越民族端午节的一项重要活动内容，许多文献都有记载，不赘述。问题是为什么要赛龙舟，并与龙蛇联系起来？其一，夏至一阴生，雨湿增多，龙蛇是水生动物，龙能兴云作雨，是水神，如四海龙王之类。吴越民族对龙图腾崇拜，就是对水神的崇拜，就是要避免阴气——雨湿为灾。其二，吴越人多水上作业，也与雨水、大海潮有密切关系。其三，雨水与农业有密切关系。祭祀水神——龙，就是为了风调雨顺、五谷丰登。进行龙舟比赛，一方面敬龙祭龙"祈谷实"；另一方面，就是为了战胜水神，发挥人类的主观能动性。

夏至前后，"阴阳争，死生分"，所以宋公文等认为，是龙——水神死而复生的时候。这是从天道周期运动认识的。龙随阳气而升降，从冬至到夏至，阳气由生而盛，从"潜龙"到"飞龙在天"；从夏至到冬至，阳气由亏而伏，龙也降而潜。

总之，端午节的民俗活动以以上五项活动为主，其后增添了纪念屈原、伍子胥等内容，都是附会，不是端午节的本来内涵。

四、端午节文化模型——白蛇传

《白蛇传》就是依据端午节文化内涵写成的一部作品，时间发生在端午节，主要人物有白蛇、青蛇、许仙、法海等。青蛇代表春夏上升的阳气和升腾之龙（春天主青色），白蛇代表秋冬下降的阳气和降潜之龙（秋天主白色），故白蛇被法海压在塔下，喻其潜藏也。白蛇产子，许仙服灵芝，表示龙的死而复生。白蛇、青蛇与法海水上大战，就是龙舟竞渡的表示。白蛇看病，取灵芝救许仙，法海让许仙喝雄黄酒，显示"天医"之义。白蛇、青蛇和许仙，不就是《拾遗记》所载周昭王和二女之事的翻版吗？二女（阴）夹周昭王（阳），不就是一阳陷入二阴之中的坎水卦卦象吗？不就是龙潜水中吗？其他众多内涵，限于篇幅，此处不再赘述。

后　记

　　几十年的寒窗月夜，从黑发到白发，安安静静做学问，苦乐相伴也自得。我读唐代诗人杜牧的《山行》就有这种感觉。

　　　　远上寒山石径斜，白云生处有人家。

　　　　停车坐爱枫林晚，霜叶红于二月花。

　　学习之路曲曲折折，其中有苦有乐、有发现、有突破、有思索，虽有寒意而乐趣无穷。

　　学海无涯苦作舟，到达岸边无尽头；顶的大风千层浪，龙门鲤鱼乘小舟。

　　中华传统文化以《周易》为活水源头，易道的主要精神是天人合一，说起天人合一，几乎成了人们的口头禅，人人都说。然而天与人合在哪里？从什么时候开始相合？相合有什么反应？相合后的表现形式是什么？却没有人能讲得通，今天我把它讲通了，非常高兴。《周易》有天道、人道，人道法于天道，当以天道为根本，可是自魏晋以来，被王弼扫象之后，多从人道讲易，弃本求末，天道被淹没久矣。余有感于此，为《周易》复本古义，从《中国古代历法解谜：周易真原》（1999 年出版），到《周易真原：中国最古老的天学科学体系》（2004 年版）、《周易与日月崇拜》（2004 年版）的出版，从天文历法方面复原建成了《周易》的天道理论体系，虽有不足，足以安我心灵。

　　我是中医工作者，从《中医外感三部六经说》（1990 年版）一书开始，经过《生命与八卦：医易启悟》（1991 年版）、《中医内伤火病》（1993 年版）、《中医运气学解秘》（2002 年版）、《五运六气临床应用大观》（2005 年版）、《疫病早知道：五运六气大预测》（2006 年版）、《中医太极医学》（2006 年版）的阐述，到《医易生命科学》完稿为止，我已建立起一套完整的切合临床实用而又易学易用的中医理论新体系——田氏医学：中医太极三部六经体系，这一理论体系将外感、内伤、五运六气、养生和《周易》融为一体，纲目条理，以简驭繁，很便于学习应用，而且在临床上简练有效，很受读者欢迎。

此生有幸，老天有情加惠于我，完成此两大理论体系贡献给社会，幸矣，特记于此，以报天恩。

并以此献给我尊敬的父亲、母亲，以报答他们千辛万苦的养育之恩。

田合禄

参考文献

[1] 李如辉.发生藏象学 [M].北京：中国中医药出版社，2003.

[2] 计沙.未来医学思维 [M].北京：中国医药科技出版社，1999.

[3] 计沙.探寻病之源——临床第三只眼 [M].上海：上海中医药大学出版社，2006.

[4] 姚鼎山等.生命在于和谐——生态健康之路 [M].北京：化学工业出版社，2006.

[5] 李卫东.人有两套生命系统 [M].西宁：青海人民出版社，1997.

[6] 李卫东.生命终极之门——《黄帝内经》迷局大揭底 [M].北京：中国长安出版社，2006.

[7] 阮元.十三经注疏 [M].北京：中华书局，1991.

[8] 宋书功.中国古代房室养生集要 [M].北京：中国医药科技出版社，1991.

[9] 张介宾.类经图翼 [M].北京：人民卫生出版社，1965.

[10] 张其成.易图探秘 [M].北京：中国书店出版社，2004.

[11] 田合禄，田峰.周易真原 [M].太原：山西科学技术出版社，2004.

[12] 王洪聪，冉再.“异义”不异（二）——也释“两仪”[J].中医函授通讯，1990（02）：4-5.

[13] 王文清.先有鸡还是先有蛋——著名科学家谈生命部源 [M].南京：广西师范大学出版社，1999.

[14] 邵雍.皇极经世书 [M].郑州：中州古籍出版社，1993.

[15] 周荣基.咽唾养生 [M].成都：四川古籍出版社，1989.

[16] 李戎.中国唾液养生 [M].成都：四川人民出版社，2000.

[17] 福州市人民医院校释.脉经校释 [M].北京：人民卫生出版社，1984.

[18] 王大有.图说太极宇宙 [M].北京：人民美术出版社，1998.

[19] 浙江省气功科学研究会、《气功》杂志编辑部.中国气功四大经典讲解 [M].杭州：浙江古籍出版社，1988.

[20] 陈樱宁.黄庭经讲义 [M].上海：上海翼化堂善书局，1934.

[21] 周楣声.黄庭经医疏 [M].合肥：安徽科学技术出版社，1991.

[22] 杜琼，张超中.黄庭经注译 [M].北京：中国社会科学出版社，2004.

[23] 张君房.云笈七签 [M].北京：华夏出版社，1996.

[24] 南京中医学院校释.诸病源候论校释 [M].北京：人民卫生出版社，1982.

[25] 田合禄，田峰.周易与日月崇拜 [M].北京：光明日报出版社，2004.

[26] 王全年.走近中医 [M].北京：中医古籍出版社，2004.

[27] 郭俊义.易经应用大观 [M].南昌：江西高校出版社，1997.

[28] 侯本慧.市场螺旋周期分析与应用 [M].北京：航空工业出版社，1998.

[29] 苗孝元，姜在生.易之道 [M].济南：齐鲁书社，2002.

[30] 舒伟光.自然辩证法原理 [M].吉林：吉林人民出版社，1984.

[31] 黄栢中.螺旋规律 [M].北京：地震出版社，2004.

[32] 王全年.中医圈里的生命思考 [M].北京：中医古籍出版社，2005.

[33] 田合禄.中医太极医学 [M].太原：山西科学技术出版社，2006.

[34] 徐小林.对1600名妇女行经时间与月相关系的调查报告 [J].陕西中医，1986（5）：210-212.

[35] 占春昌.出生时间节律探讨 [J].北京中医学院学报，1987，10（5）.

[36] 刘长林，滕守尧.易学与养生 [M].沈阳：沈阳出版社，1998.

[37] 吴敦序.中医基础理论 [M].上海：上海科学技术出版社，1995.

[38] 徐培平，周东浩.营卫钩玄 [N].中国中医药报，2005-11-8（4）.

[39] 杨如哲.从某些生理指标探讨人体昼夜的阴阳变化 [J].上海中医药杂志，1981（8）：47.

[40] 沈自尹.肾的研究 [M].2 版.上海：上海科技出版社，1981.

[41] 钱永益.从祖国医学看人体节律 [J].上海中医药杂志，1980（5）：15.

[42] 田合禄，田蔚.中医运气学解秘——医易宝典 [M].太原：山西科学技术出版社，2002.

[43] 张其成 . 易学与中医 [M]. 北京：中国书店出版社，2001.

[44] 徐振林 .《内经》五运六气学 [M]. 上海：上海科技文献出版社，1990.

[45] 王立早 . 子年流注传真 [M]. 南昌：江西人民出版社，1983.

[46] 王锡宁 . 论人体巨系统的解剖构成原理——结绳原理 [J]. 医学理论与实践，1993（1）：40–43+15.

[47] 张其成 . 开放的圆——中国传统生命科学得哲学命题 [J]. 中国中医基础医学杂志，1997（3）：12–15.

[48] 田合禄 . 五运六气临床应用大观 [M]. 太原：山西科学技术出版社，2005.

[49] 王大有 . 天人合一养生 [M]. 北京：中国时代经济出版社，2006.

[50] 袁珂 . 山海经校注 [M]. 上海：上海古籍出版社，1980.

[51] 尹真人弟子 . 性命圭旨 [M]. 上海：上海古籍出版社，1989.

[52] 尹荣方 . 神话求原 [M]. 上海：上海古籍出版社，2003.

[53] 雷顺群 .《内经》多学科研究 . 南京：江苏科学技术出版社，1990.

[54] 张君房 . 云笈七签 [M]. 北京：华夏出版社，1996.

[55] 张其成 . 金丹养生的秘密——《太乙金华宗旨》语译评价 [M]. 北京：华夏出版社，2005.

[56] 张文江 . 中国传统气功学词典 [M]. 太原：山西人民出版社，1989.

[57] 李道纯 . 中和集 [M]. 上海：上海古籍出版社，1990.

[58] 韩致中 . 新荆楚岁时记 [M]. 上海：上海文艺出版社，2001.

[59] 闻一多 . 闻一多全集 [M]. 上海：三联书店，1982.

[60] 陈久金，卢莲蓉 . 中国节庆及其起源 [M]. 上海：上海科技教育出版社，1989.

[61] 王聘珍 . 大戴礼记解诂 [M]. 北京：中华书局，1992.

[62] 陈久金，卢央，刘尧汉 . 彝族天文学史 [M]. 昆明：云南人民出版社，1984.

[63] 王晖 . 古文字与商周史新证 [M]. 北京：中华书局，2003.

[64] 陈久金 . 星象解码——引领进入神秘的星座世界 [M]. 北京：群言出版社，2004.

[65] 赵东玉.中华传统节庆文化研究 [M].北京：人民出版社，2003.

[66] 杨琳.中国传统节日文化 [M].北京：宗教文化出版社，2000.

[67] 萧兵.中国文化的精英 [M].上海：上海文艺出版社，1989.

[68] 巫瑞书.南方传统节日与楚文化 [M].武汉：湖北教育出版社，1999.